过敏星人生存宝典

孙宝清团队 著

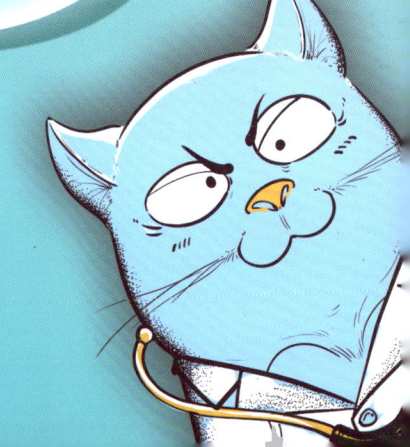

中信出版集团 | 北京

图书在版编目（CIP）数据

过敏星人生存宝典 / 孙宝清团队著 . -- 北京：中信出版社, 2025.4. -- ISBN 978-7-5217-7245-6

Ⅰ. R593.1-49

中国国家版本馆 CIP 数据核字第 2024B0V187 号

过敏星人生存宝典
著者： 孙宝清团队
出版发行：中信出版集团股份有限公司
（北京市朝阳区东三环北路 27 号嘉铭中心　邮编 100020）
承印者： 北京尚唐印刷包装有限公司

开本：880mm×1230mm　1/32　　印张：8　　字数：141 千字
版次：2025 年 4 月第 1 版　　　　印次：2025 年 4 月第 1 次印刷
书号：ISBN 978-7-5217-7245-6
定价：59.00 元

版权所有·侵权必究
如有印刷、装订问题，本公司负责调换。
服务热线：400-600-8099
投稿邮箱：author@citicpub.com

主编：孙宝清

教授、研究员、博士生导师，广州医科大学附属第一医院国家呼吸医学中心免疫部、检验部主任，国家呼吸系统疾病临床医学研究中心副主任，国家健康科普专家库首批成员，中华预防医学会过敏病预防与控制专业委员会主任委员，广东省预防医学会过敏病预防与控制专业委员会主任委员

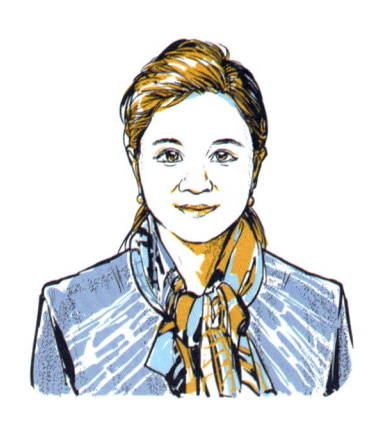

副主编：陈浩

华中科技大学同济医学院附属同济医院过敏反应科副主任，中华预防医学会过敏病预防与控制专业委员会青年委员兼秘书，湖北省医师协会变态反应医师分会委员，武汉医师协会变态反应医师分会常务委员

副主编：张冬莹

公共卫生学博士、助理研究员，广州市健康科普专家，广州市卫生健康委员会优秀人才，广东省预防医学会过敏病预防与控制专业委员会常务委员，中华预防医学会过敏病预防与控制专业委员会青年委员

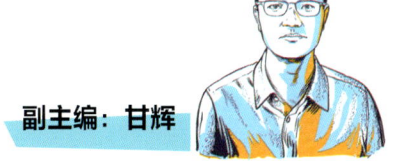

副主编：甘辉

医学博士，武汉大学中南医院皮肤科主治医师，中华预防医学会过敏病预防与控制专业委员会青年委员，湖北省免疫学会科普与教学专业委员会委员

副主编：薛明汕

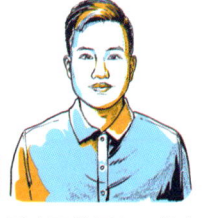

医学博士，呼吸与危重症医学医师，从事代谢组学、蛋白组学及蛋白修饰组学临床相关的小分子物质分析研究

编委

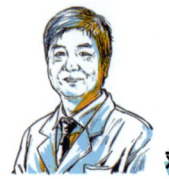

刘忠民

教授、主任技师,广东省医院协会临床实验室管理专业委员会副主任委员,广东省医师协会检验医师分会常务委员

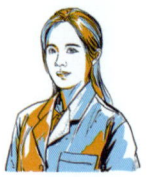

郑佩燕

副研究员、副主任技师,中华预防医学会过敏病预防与控制专业委员会委员,广东省胸部疾病学会肺部过敏学专业委员会委员,广东省预防医学会过敏病预防与控制专业委员会委员

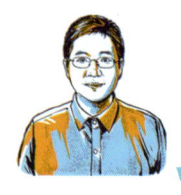

鲜墨

医学博士、副主任医师,中华预防医学会过敏病预防与控制专业委员会委员

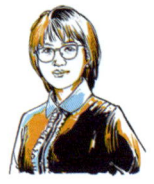

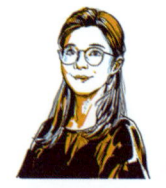

黄惠敏

助理研究员、副主任技师,广东省胸部疾病学会肺部过敏学专业委员会委员,广东省预防医学会过敏病预防与控制专业委员会委员

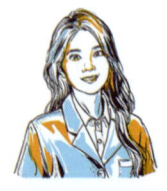

罗文婷

博士、副主任技师,中华预防医学会过敏病预防与控制专业委员会青年委员,广东省预防医学会过敏病预防与控制专业委员会委员

林卫虹

副主任技师、硕士生导师,广东省预防医学会检验医学转化与创新专业委员会常务委员兼秘书

陈涛

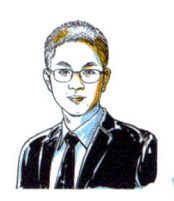

博士、副研究员、博士生导师，广州呼吸健康研究院办公室副主任，呼吸疾病全国重点实验室办公室主任

胡秋蓉

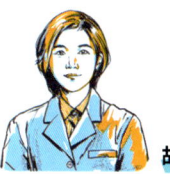

广州医科大学附属第一医院主治医师，主要研究呼吸道过敏性疾病

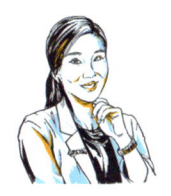

黎明

广州呼吸健康研究院办公室副主任，医学科普推广骨干

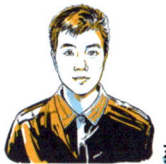

苏越明

广州呼吸健康研究院信息中心副主任，南山呼吸公众号技术负责人

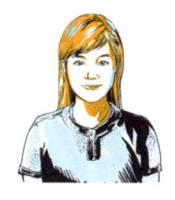

李凯萍

广州呼吸健康研究院医学科普推广骨干

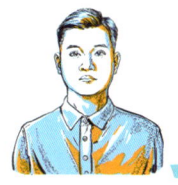

苏杰

呼吸疾病全国重点实验室办公室干事

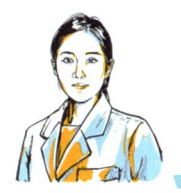

王延

广州医科大学附属第一医院外联部（市外组）主管

推荐序

在当今快节奏的生活中，过敏性疾病日益成为影响人们健康的重要因素。它不仅影响我们的生活质量，还可能对我们的日常活动产生深远的影响。面对这样的挑战，我们迫切需要有效的科普资料来帮助我们理解过敏性疾病，并采取科学的方法进行防治。

《过敏星人生存宝典》正是这样一部具有创新性和实用性的作品。作者通过富有创意的漫画形式，轻松幽默地呈现复杂的过敏相关知识，使得原本严肃的医学知识变得生动易懂。无论是过敏性疾病的根本原因、典型症状还是应对措施，这本书都提供了详细且易于理解的介绍。

作为一名长期致力于呼吸系统疾病研究的医生，我深知公众对过敏性疾病防治知识的需求。通过这本书，我们希望能够帮助大家从基础知识入手，逐步建立科学的防治观念。漫画的形式不仅能吸引各个年龄段的读者，还能有效提高他们对过敏性疾病的关注度和认知水平。

《过敏星人生存宝典》不仅是一本寓教于乐的漫画书,更是一份实用的健康指南。它将帮助读者识别过敏性鼻炎、过敏性哮喘、皮肤过敏、食物过敏、药物过敏、特殊人群过敏,并掌握应对策略,以更好地管理和预防过敏性疾病。希望这本书能够成为您生活中的良师益友,带给您更多的健康知识和生活乐趣。

钟南山
2024 年 9 月

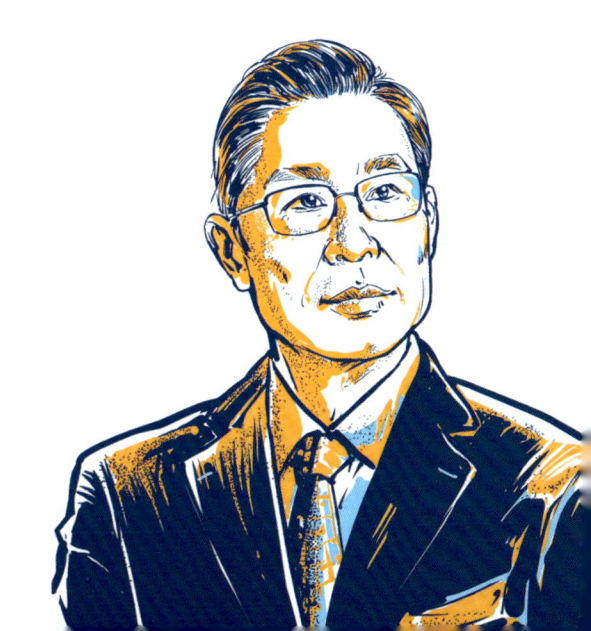

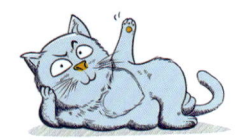

目 录

前 言
过敏一家人与蓝猫 001

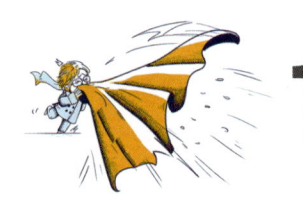

1 过敏性鼻炎大揭秘
年年花开年年来，鼻涕何时说拜拜？ 011

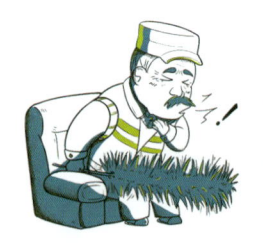

2 过敏性哮喘大揭秘
危机四伏防不住，呼吸如何畅而舒？ 051

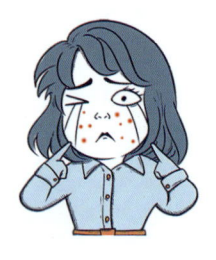

3 皮肤的叛乱：皮肤过敏大作战
云想衣裳花想容，一照镜子脸通红 083

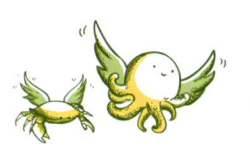

4 美味的背后：食物过敏的秘密

美味食物能解忧，过敏一来愁上愁 111

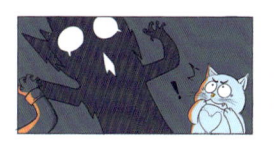

5 药物过敏的真相

药物藏有潜在害，过敏揭秘巧避开 147

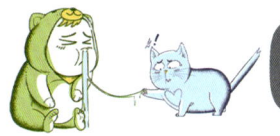

6 儿童过敏

宝贝反复患过敏，家长跟着操碎心 173

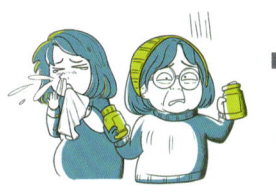

7 孕妇和老年人的过敏

一个是防卫周详，一个是漏洞百出 207

前 言

过敏一家人与蓝猫

大家好，我是学识渊博的蓝猫医生，外号"小蓝"。

有我小蓝，什么知识都不难！

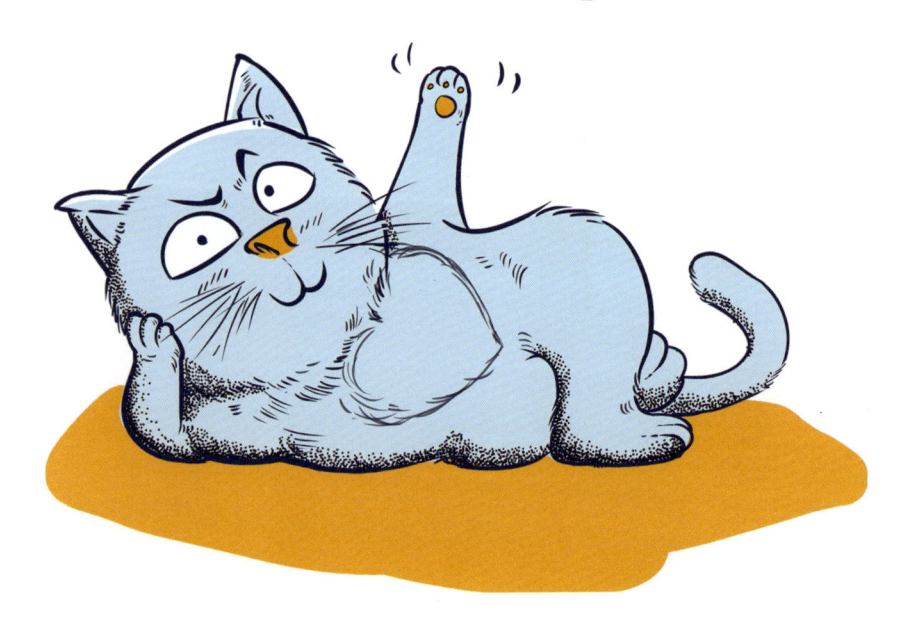

我来到一个家庭里,本来是件大喜事,一家人可以一起迎接新生活。

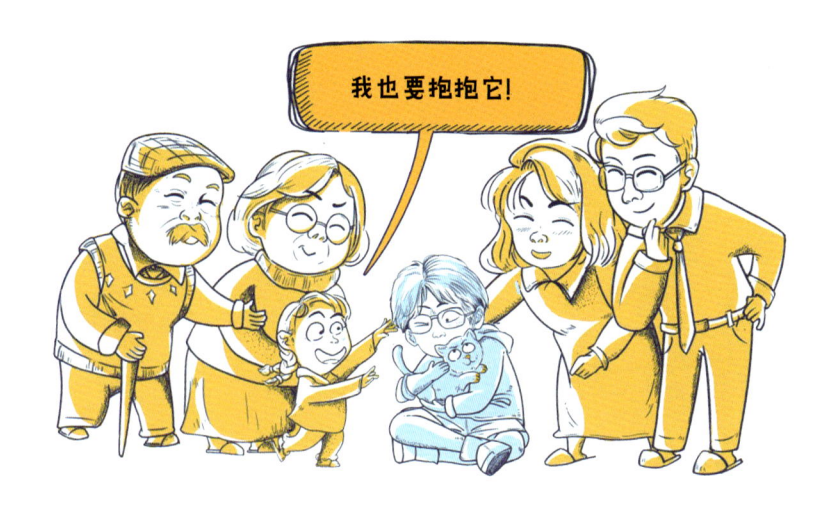

但万万没想到,家里的人都是过敏体质!

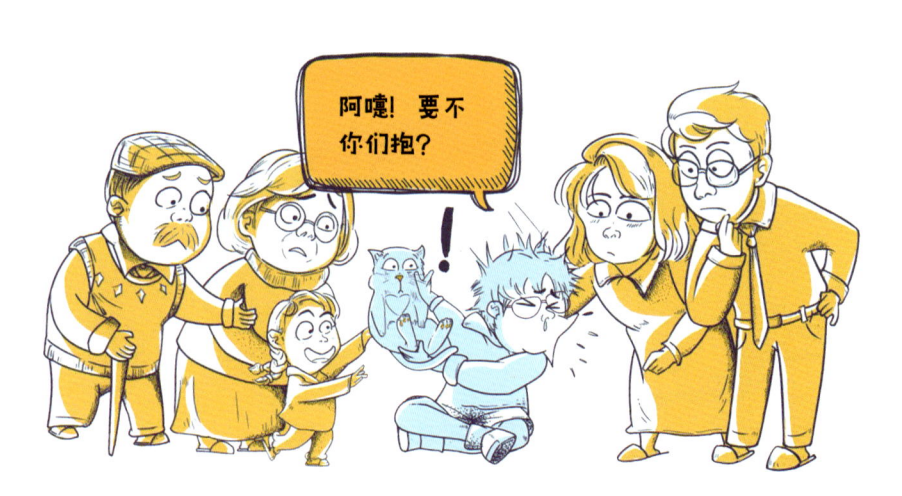

不过还好，看在我可爱的分上，他们依然收留了我。

其实，这样的过敏家庭不在少数。

早在 2011 年，WAO（世界变态反应组织）发布的白皮书就指出，全世界有 30%～40% 的人被过敏性疾病影响。这相当于：

每 10 个人里，至少有 3 个是过敏体质。

之后，WAO 又更新了一系列关于过敏性疾病的数据：

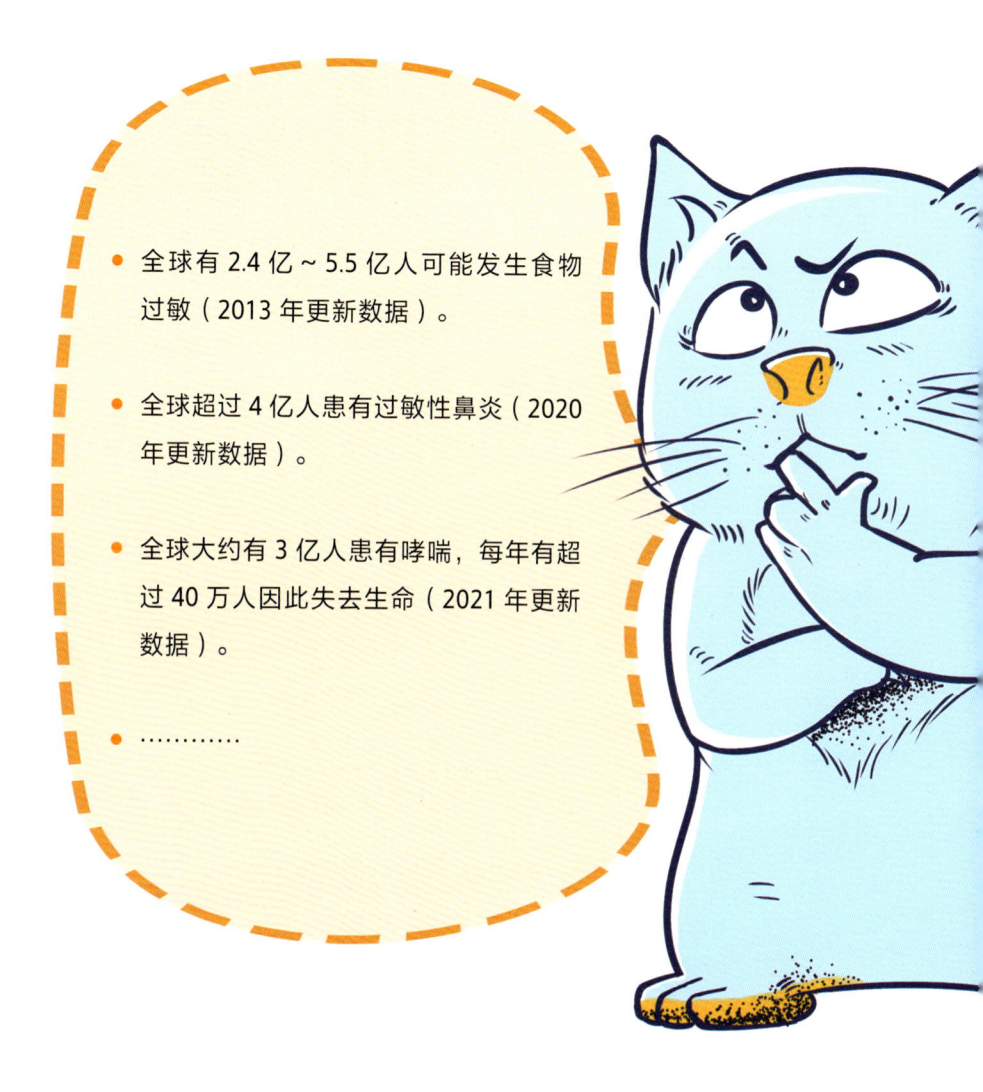

- 全球有 2.4 亿～5.5 亿人可能发生食物过敏（2013 年更新数据）。

- 全球超过 4 亿人患有过敏性鼻炎（2020 年更新数据）。

- 全球大约有 3 亿人患有哮喘，每年有超过 40 万人因此失去生命（2021 年更新数据）。

- ……

为什么患过敏性疾病的人这么多，并且呈现不断增加的趋势？这可能涉及气候变化、环境、生活方式等因素。

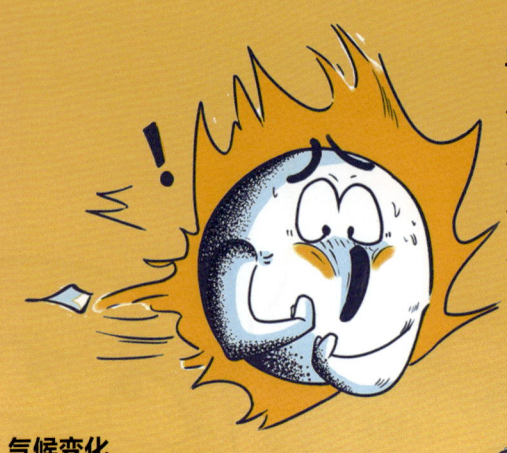

早期生活经历

早期缺少和微生物接触的经历,可能会让免疫细胞无法正确识别和应对外来物质,从而引发过敏反应。

气候变化

气候变暖延长了植物的花期,导致植物释放更多花粉,同时改变了花粉的形态,从而增加了患上过敏性鼻炎和过敏性哮喘等过敏性疾病的概率。

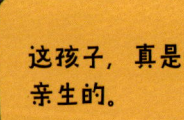

这孩子,真是亲生的。

遗传

如果家庭成员有过敏史,个体患上过敏性疾病的风险会升高。

> 这吵闹声，大半夜都没停。

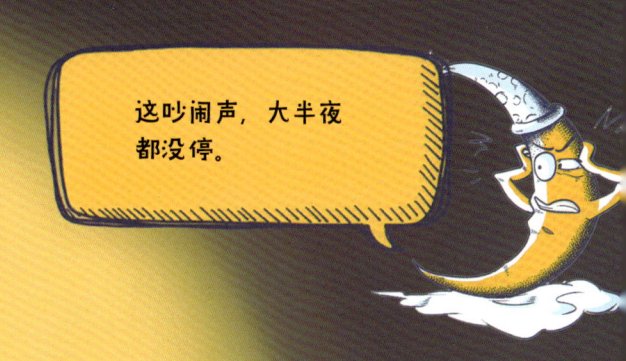

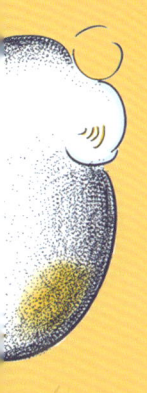

环境
现代城市化和工业化导致大气中的污染物增加，这些污染物可能刺激免疫细胞，导致过敏性疾病的发病率升高。

> 再玩儿一把游戏！今晚不睡了。

生活方式
熬夜、缺乏锻炼、过度消毒和过度使用抗生素等，都可能让免疫系统失调，免疫细胞容易过度反应，从而引发过敏性疾病。

那么问题来了：上面所说的免疫细胞，和过敏到底有什么关系？过敏的原理究竟是什么？要怎么预防和应对各种过敏性疾病？

接下来，我将会用我的知识帮助这家人更好地与过敏作战。请跟着我们的步伐，一起走进我们家的日常抗敏生活吧！

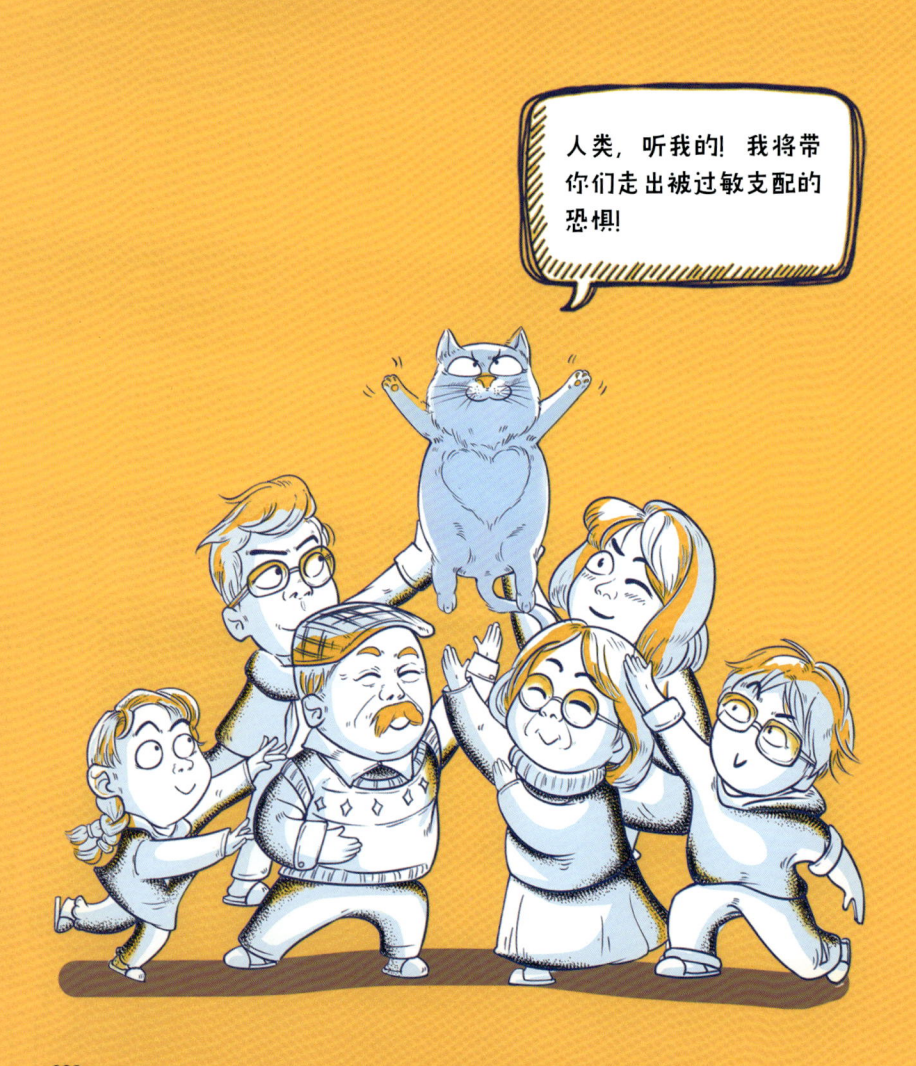

> 人类，听我的！我将带你们走出被过敏支配的恐惧！

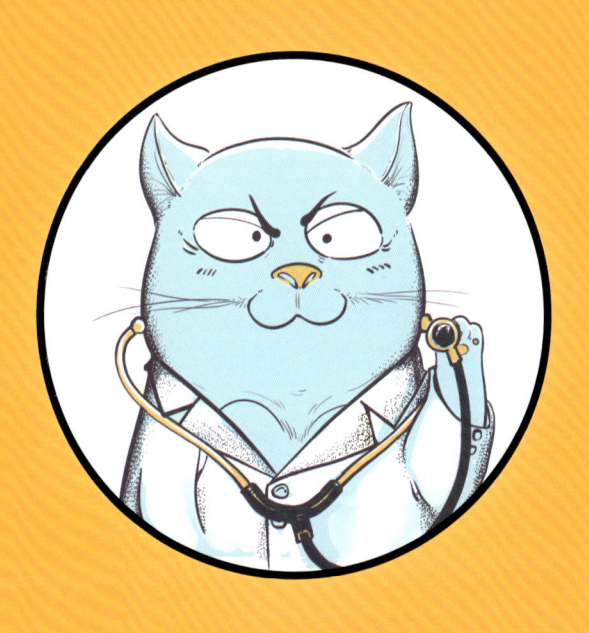

1

过敏性鼻炎大揭秘

年年花开年年来，鼻涕何时说拜拜？

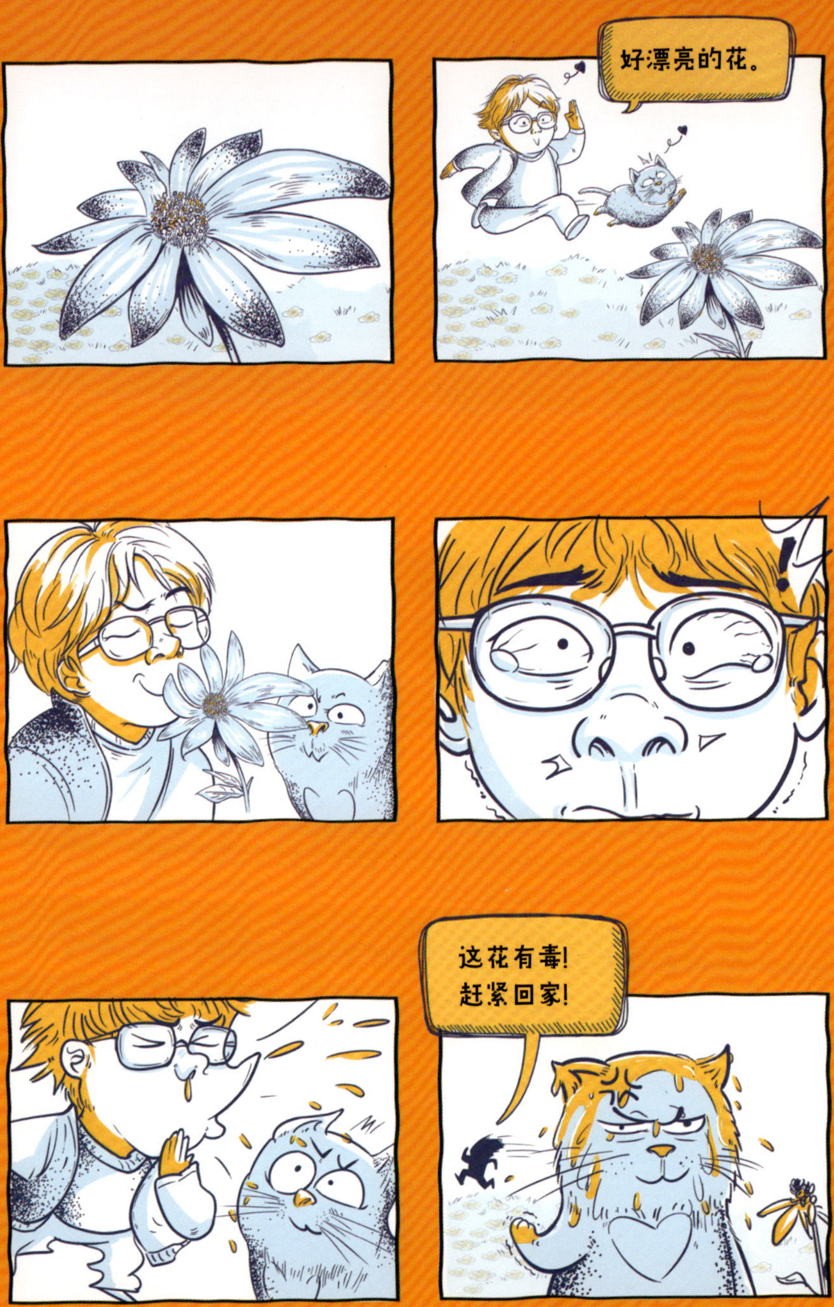
好漂亮的花。
!
这花有毒!
赶紧回家!

你是不是也有类似的烦恼？春天一到，不仅万物复苏，过敏性鼻炎（又称变应性鼻炎）也复发了——

打喷嚏、不停流鼻涕、鼻痒、鼻塞、呼吸不畅，以至于本想出门春游，享受大好时光，却要躲进室内，远离过敏原。

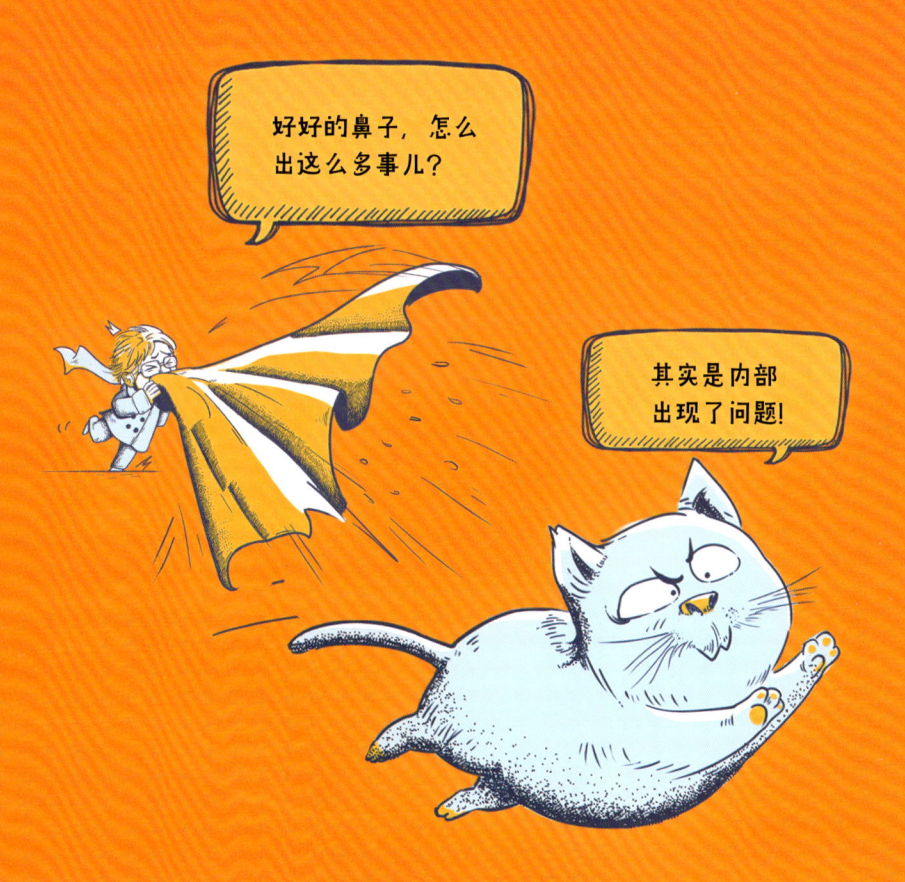

> 好好的鼻子，怎么出这么多事儿？

> 其实是内部出现了问题！

这究竟是怎么回事？让我们先走近鼻子，一探究竟。

① 知己知"鼻"
——鼻子的呼吸保卫功能

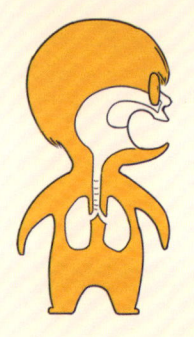

鼻子是我们呼吸系统的一部分,包括鼻腔和鼻窦两个部分,其中鼻窦又由额窦、筛窦、上颌窦、蝶窦组成。

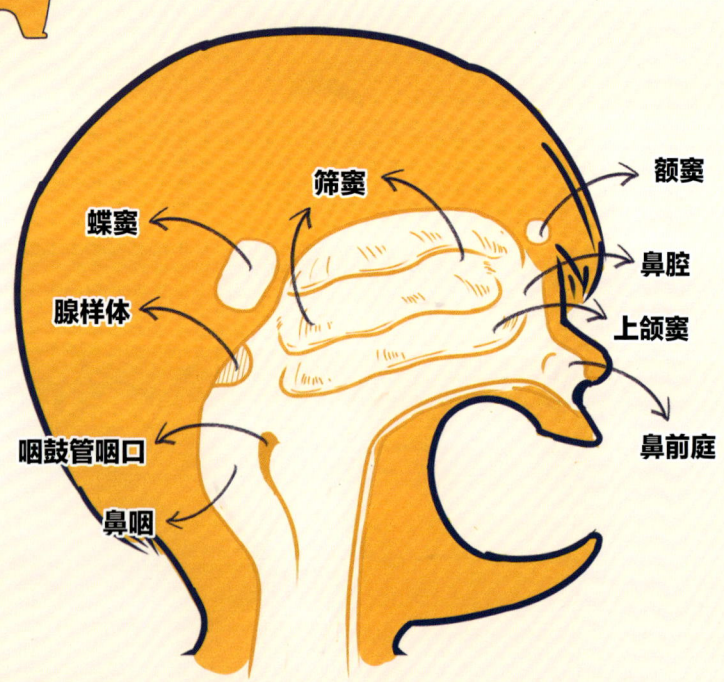

- 筛窦
- 额窦
- 蝶窦
- 鼻腔
- 腺样体
- 上颌窦
- 咽鼓管咽口
- 鼻前庭
- 鼻咽

它的内部拥有**双重防御机制**,能抵抗外来危害,守护我们的健康。

防御1：阻挡术
（非特异性防御）

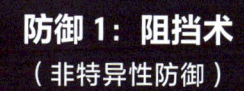

有一股力量困住了我！

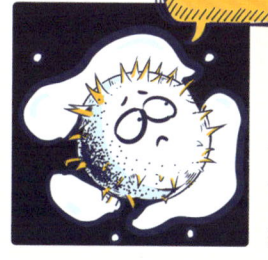

鼻子的腺体能分泌黏液，粘住空气中的灰尘、细菌、病毒。

还有一股力量把我往外推！

鼻毛能阻挡有害物质，人在打喷嚏的时候，鼻毛也能帮助把粘在黏液上的东西排到体外。

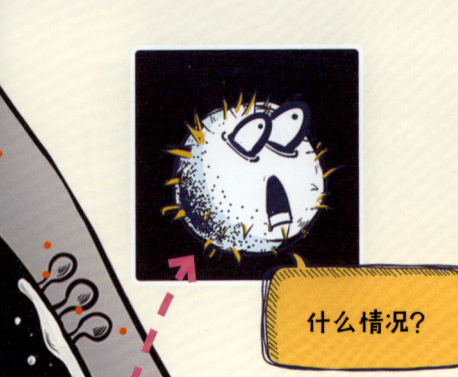

防御 2：击退大法
（特异性防御）

什么情况？

外来物质要是侥幸冲破前面的阻碍，来到了鼻黏膜，就会遇到里面的各种**免疫细胞**：

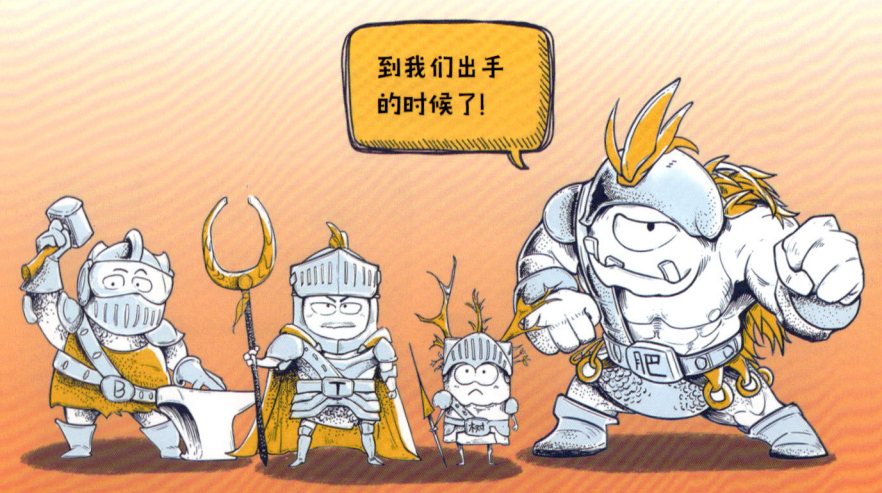

到我们出手的时候了！

B 细胞　　　T 细胞　　　树突状细胞　　　肥大细胞

免疫细胞具有"排外功能",能对进入人体的外来物质进行识别和清除。

当它们认为外来物质无害时,它们就会放行。

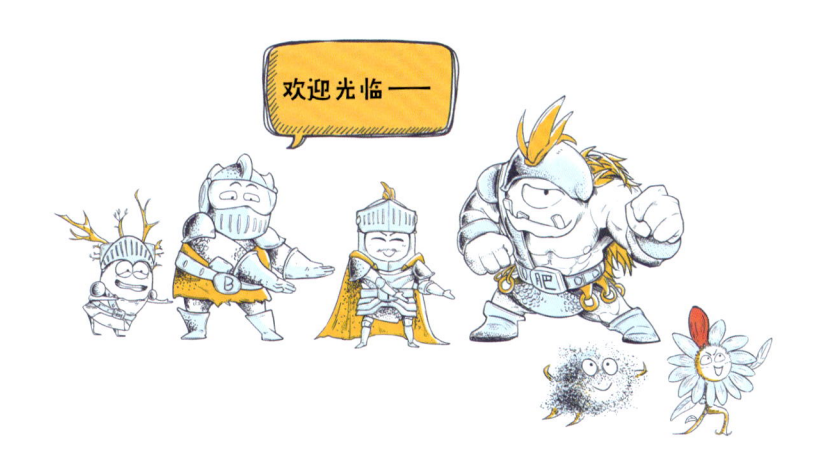

当它们认定外来物质对人体有害时,它们就会将其消灭。

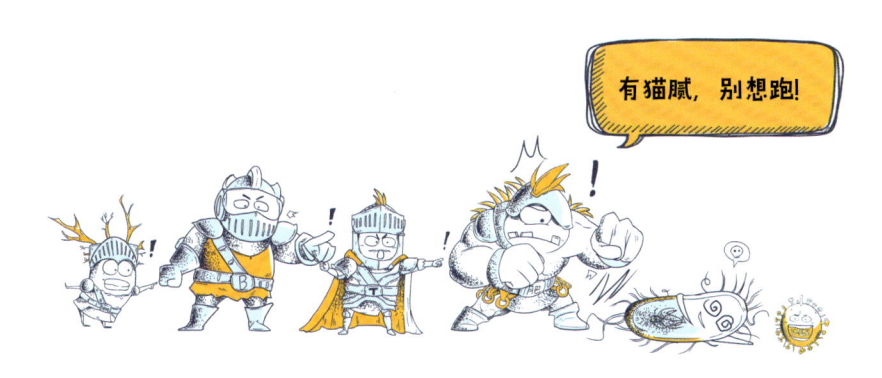

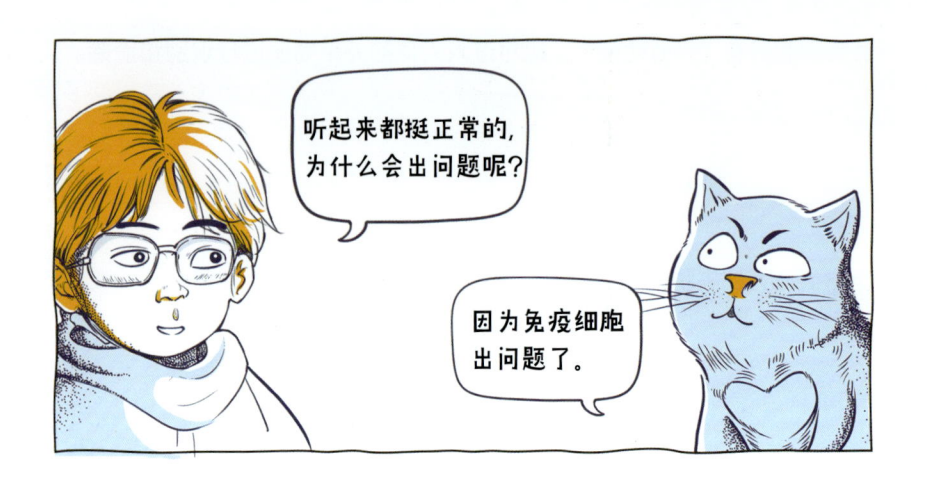

当免疫细胞的识别功能出了岔子时,身体就出事了。比如,过敏性鼻炎的主要病因是,免疫细胞"**过于敏感**",把尘螨、花粉等也判定为有害物质!

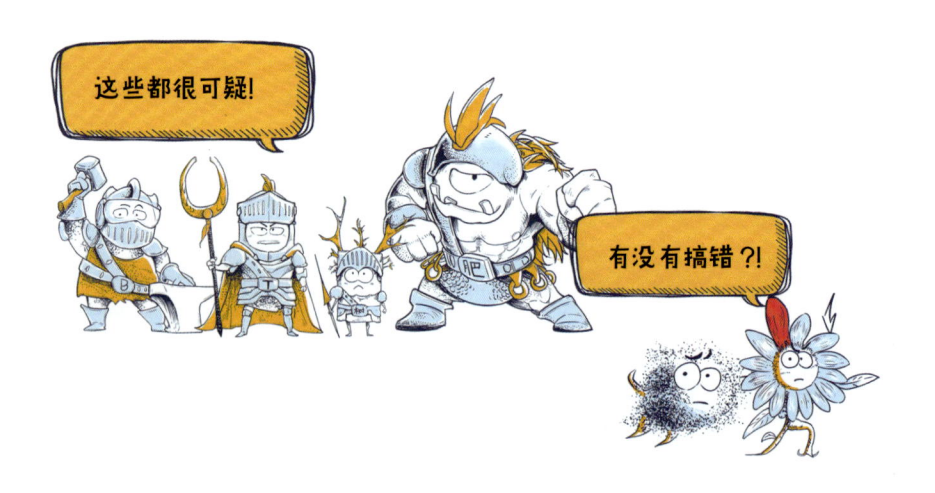

接下来我们以花粉为例,详细说说究竟发生了什么事儿。

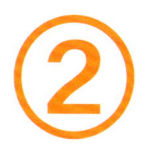

② 免疫保卫战
——过敏性鼻炎的发病机制

首遇敌人,通缉令生成

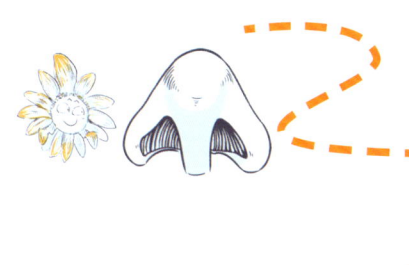

当花粉**第一次**进入人体时,它立马就惊动了树突状细胞,瞬间被吞噬。

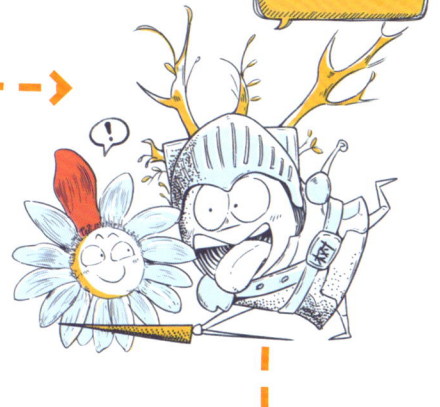

> 我来尝尝。

但是吞下去之后,树突状细胞又觉得不对劲:这东西以前没见过!

> 什么来路?

于是它带着残余的物质，赶忙去找 T 细胞报备。

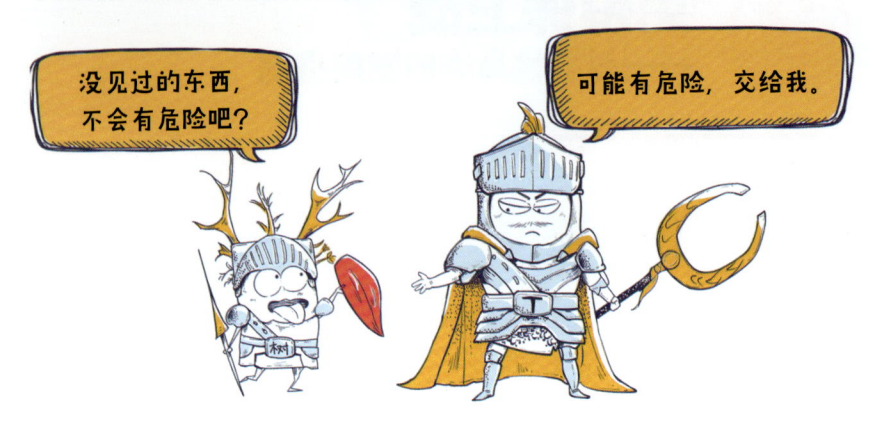

> 没见过的东西，不会有危险吧？

> 可能有危险，交给我。

注：树突状细胞会识别、捕获和加工外来物质，并将其呈递给 T 细胞，因此也被称作**抗原呈递细胞**。

T 细胞看到这个陌生的外来物质（医学上叫作**抗原**），也觉得不妥。保险起见，它向 B 细胞发出命令：必须制作出特殊的识别工具！

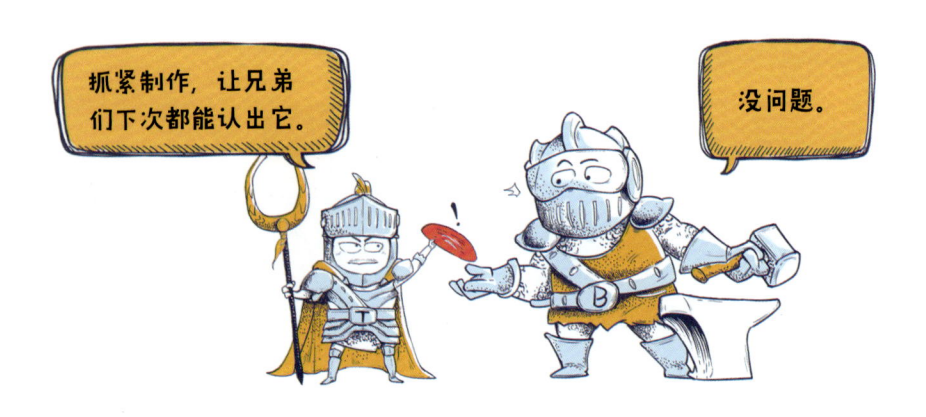

> 抓紧制作，让兄弟们下次都能认出它。

> 没问题。

接下来，B细胞会根据花粉最突出的特征，开始精心制作识别工具。

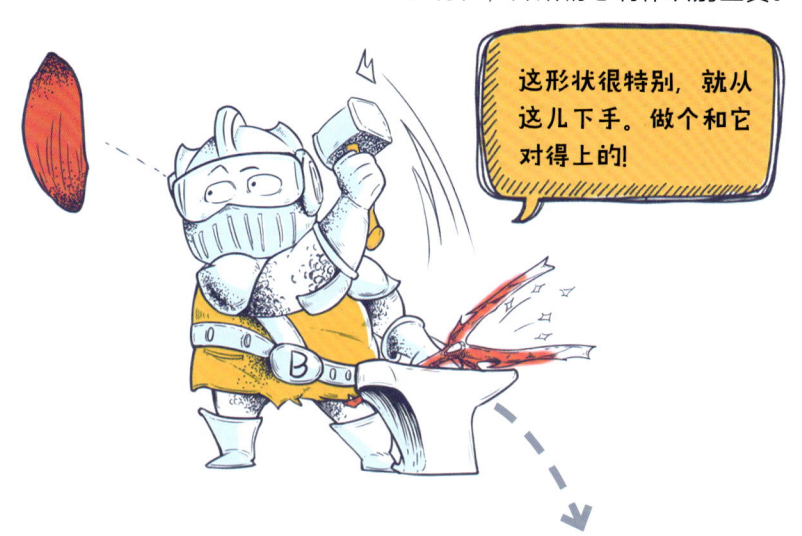

> 这形状很特别，就从这儿下手。做个和它对得上的!

在B细胞的一番捣鼓下，识别工具终于制作成功！这就是**抗体**（IgE，即免疫球蛋白E）。

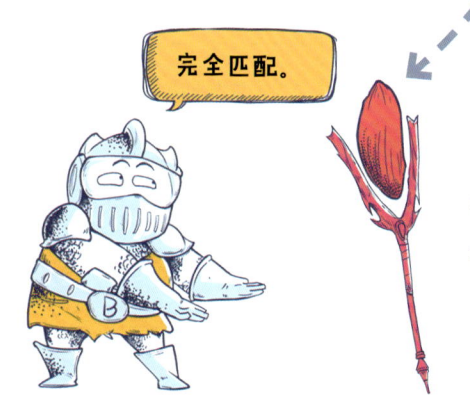

注：抗体主要靠末端像树杈一样的分子结构来识别不同的外来物质。

> 完全匹配。

有了抗体，再也不怕认不出花粉，就像拥有了**通缉令**！

1 过敏性鼻炎大揭秘

在 B 细胞的努力下,这些"通缉令"在体内不断传输,还传到了肥大细胞身边。

充满斗志的肥大细胞将"通缉令"紧握在手中,时刻保持警惕。

> 下次要是让我遇到那个危险的东西,我饶不了它!

注:IgE 会通过血管和淋巴管不断传输,并与肥大细胞表面结合。

以上就是对花粉过敏的人第一次遇到花粉时,体内免疫细胞所做出的反应,总结起来就是:

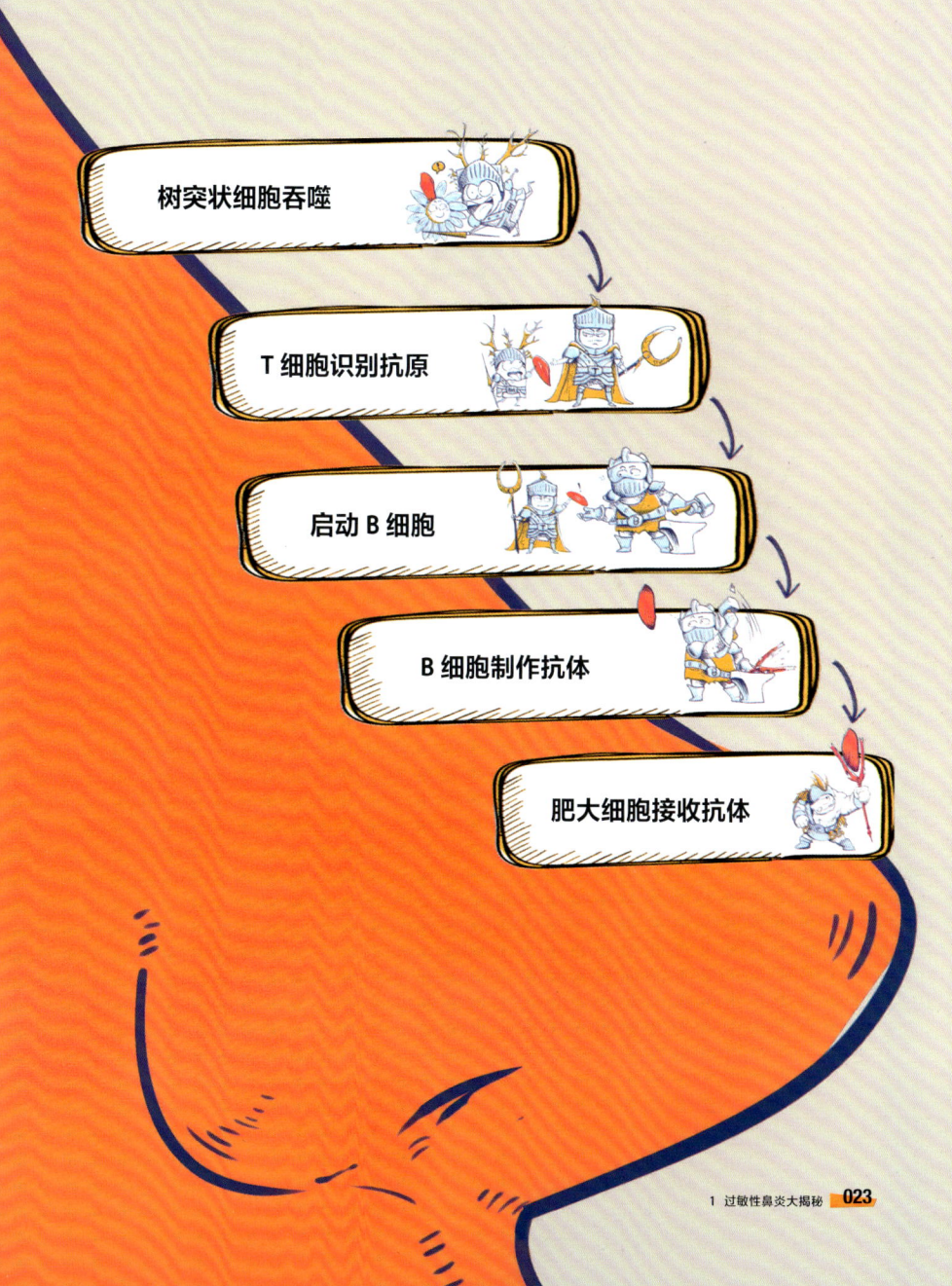

- 树突状细胞吞噬
- T 细胞识别抗原
- 启动 B 细胞
- B 细胞制作抗体
- 肥大细胞接收抗体

再遇敌人，发起攻击

当花粉过敏者第二次遇到花粉时，情况就有点儿失控了……

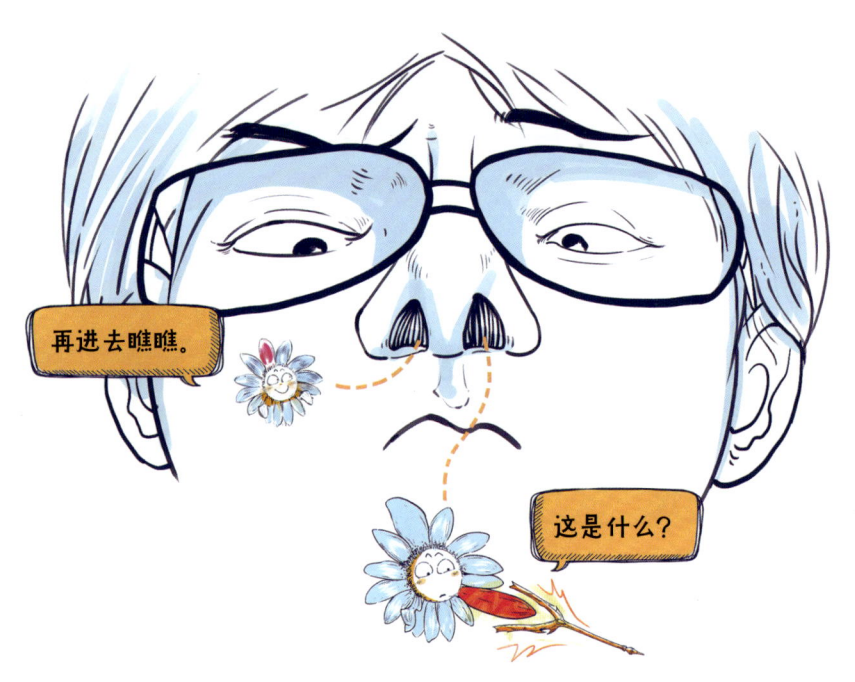

花粉再次进入人体后，会立马被抗体拦截并与其结合。这一结合，立刻激活了肥大细胞，一场战争随即爆发！

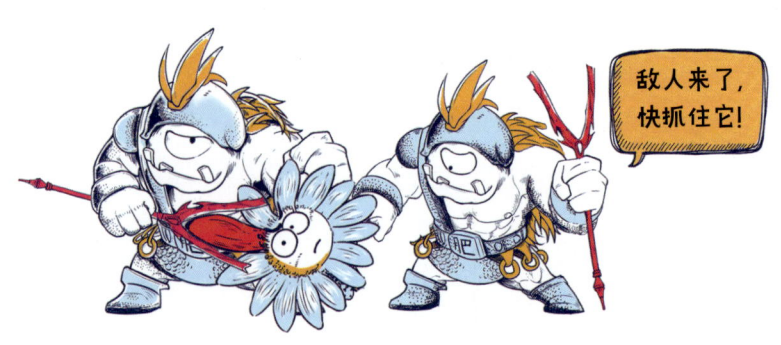

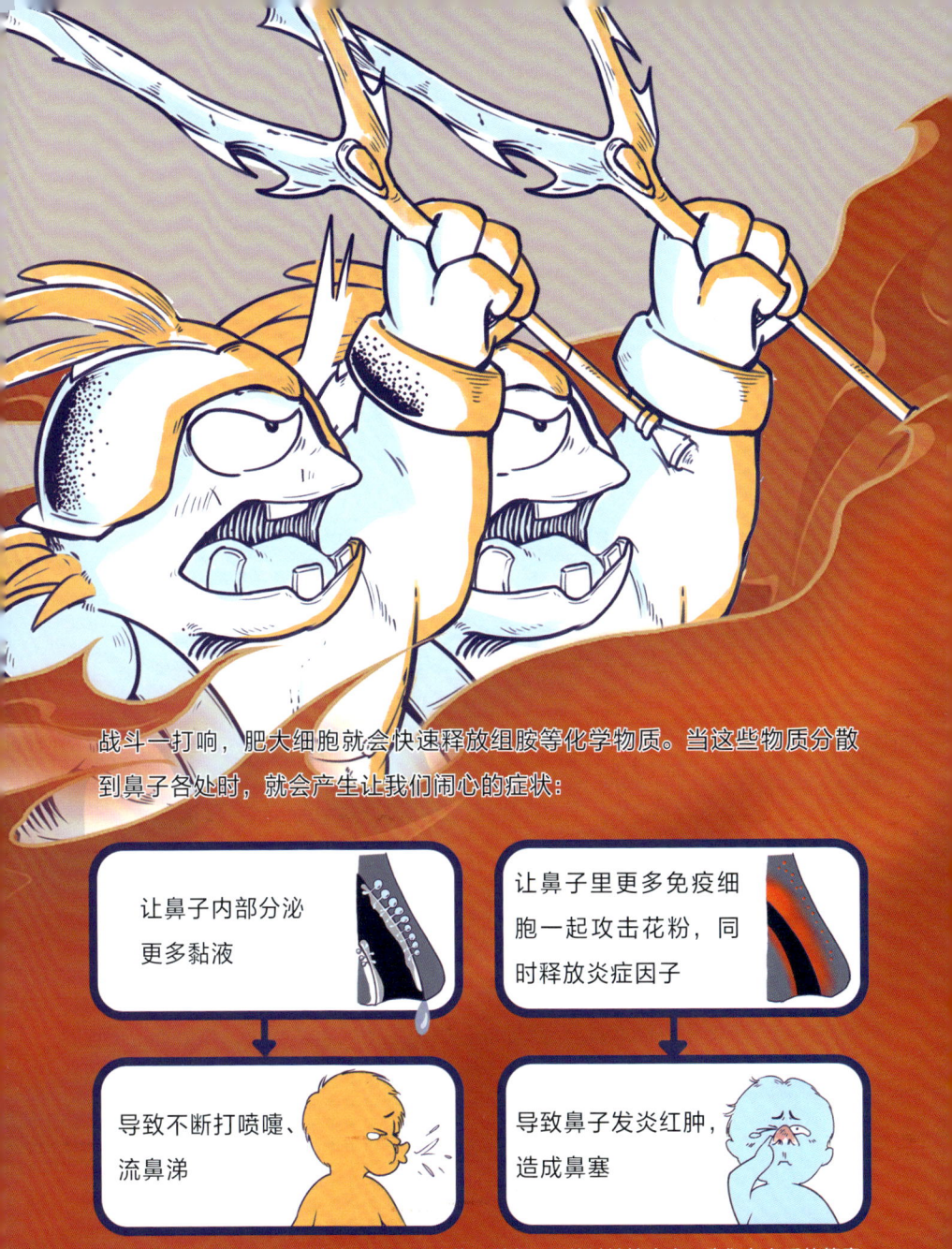

战斗一打响，肥大细胞就会快速释放组胺等化学物质。当这些物质分散到鼻子各处时，就会产生让我们闹心的症状：

让鼻子内部分泌更多黏液	让鼻子里更多免疫细胞一起攻击花粉，同时释放炎症因子
↓	↓
导致不断打喷嚏、流鼻涕	导致鼻子发炎红肿，造成鼻塞

注：组胺作用于不同器官会产生不同的症状，引发不同的过敏性疾病。我们在之后的篇章会详细介绍。

免疫细胞产生的炎症因子有时还会顺着鼻泪管进入眼睛,导致眼睛发痒、不断流泪。所以,过敏性鼻炎说白了就是——

免疫细胞的过度反击!

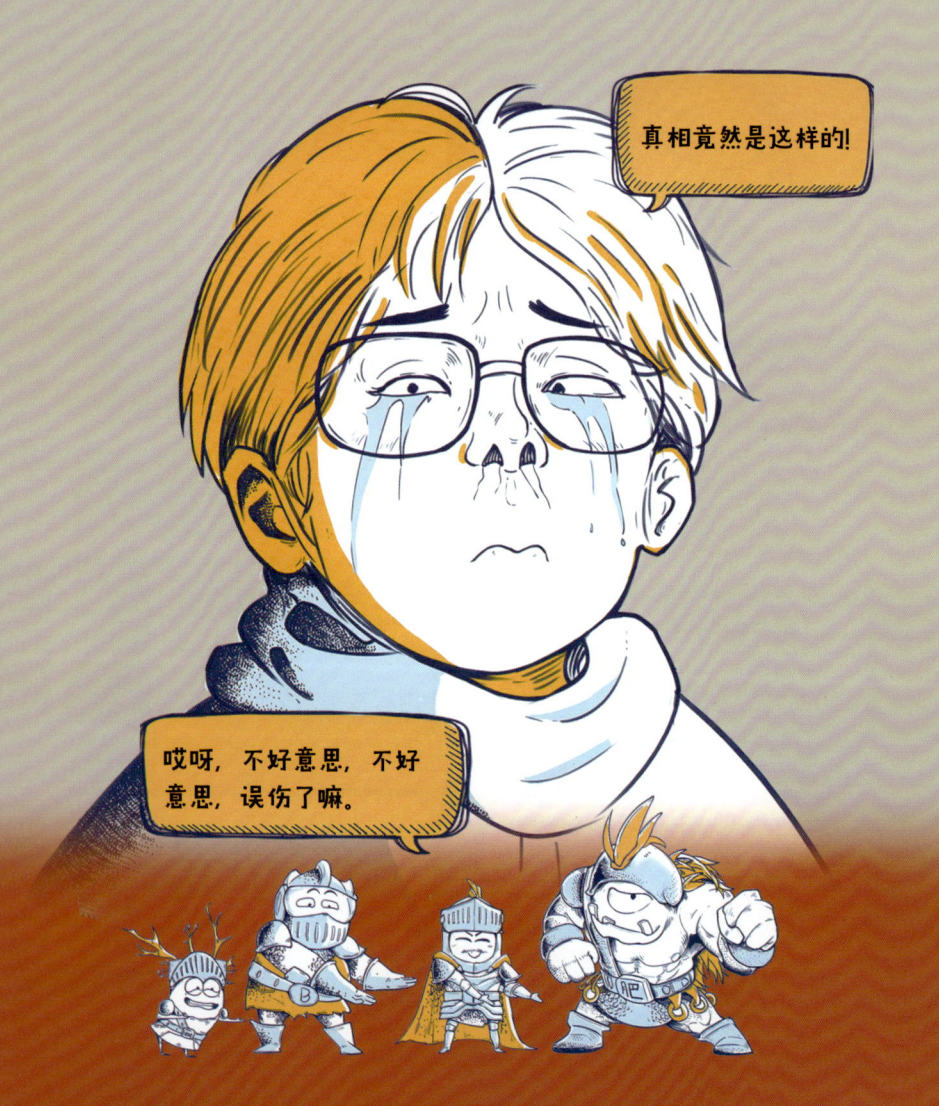

真相竟然是这样的!

哎呀,不好意思,不好意思,误伤了嘛。

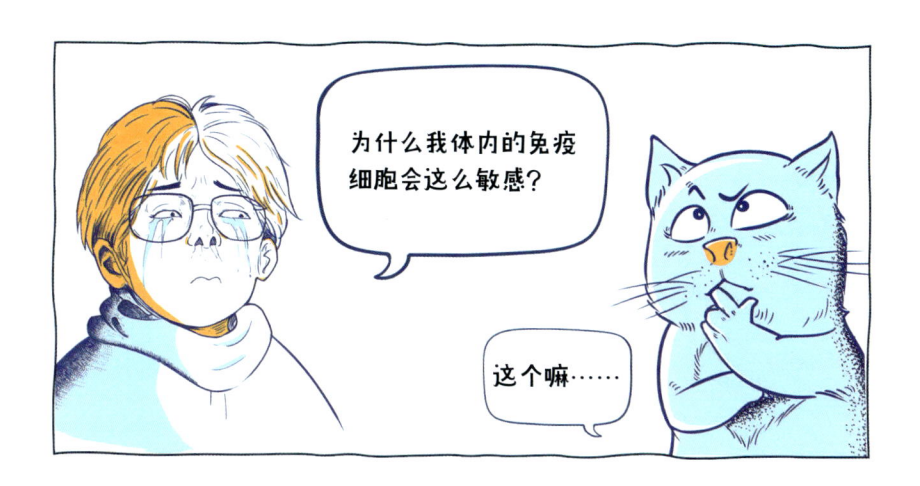

研究资料显示,这与遗传、个人所处环境等因素都有相关性。

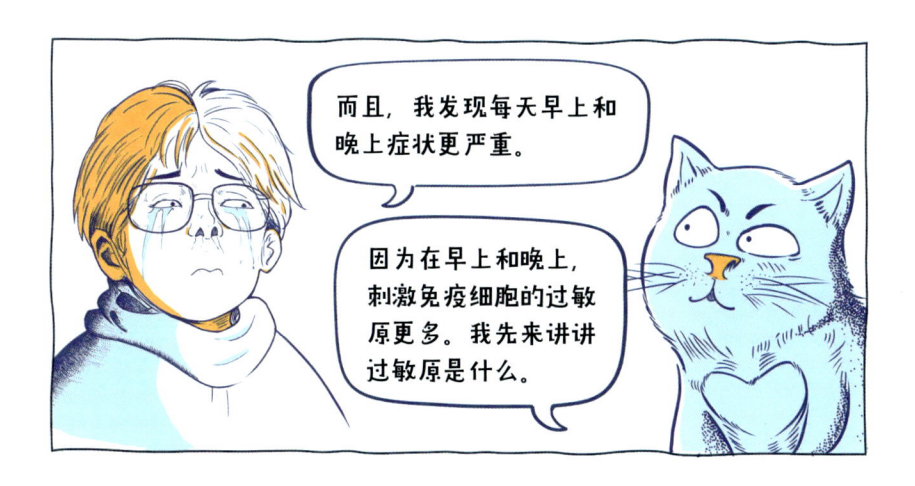

③ 过敏性鼻炎常见的过敏原有哪些？

让免疫细胞产生过敏反应的物质，被称为**过敏原**。过敏性鼻炎常见的过敏原有以下几种。

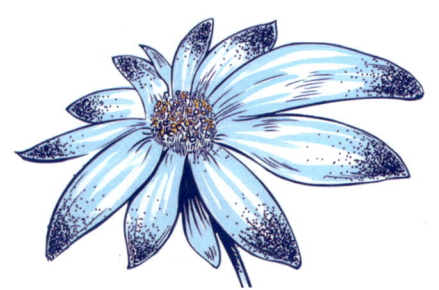

花粉：树木、牧草和野草的花粉。

宠物蛋白质：宠物的唾液（易黏附在宠物的毛发上）和尿液中的蛋白质。

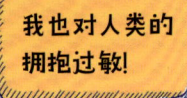

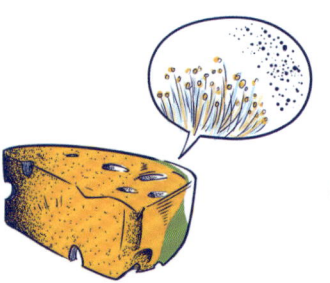

> 我也对人类的拥抱过敏！

霉菌孢子：常见于潮湿或有霉菌的环境中。

> 明明是家里的一员，竟然成了过敏原？

尘螨：通常生活在地毯、家具，以及潮湿的自然环境中。

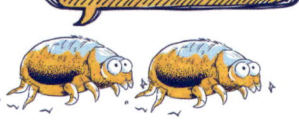

在早上和晚上，我们可能会接触更多的过敏原，导致过敏症状加重。

早上

花粉在早上释放较多；人们早起时抖动衣服和被褥，会使上面的尘螨被抖落，进入鼻腔，进而刺激免疫细胞。

晚上

使用空调或暖气，会搅动灰尘、霉菌等，使其进入鼻腔；夜晚入睡时，易吸入被子和枕头上的尘螨，引发过敏；若宠物蛋白质白天在床上累积，人们在晚上接触就会加重过敏症状。

> 太多异物，开始战斗！

> 晚上也不能停！

> 怪不得这鼻子早晚都闹事……

注：体内的一种抗炎激素（皮质醇）在晚上浓度最低，会使晚上的过敏反应更强烈。突然的冷空气和潮湿天气、抽烟等因素也会加重过敏症状。

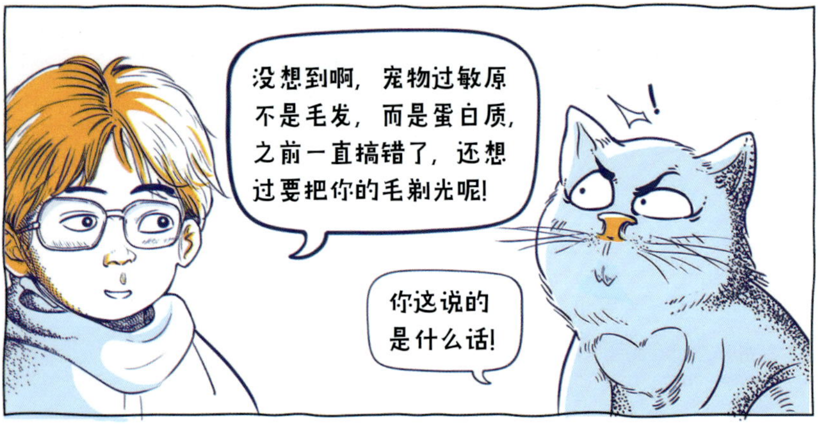
没想到啊，宠物过敏原不是毛发，而是蛋白质，之前一直搞错了，还想过要把你的毛剃光呢!
你这说的是什么话!

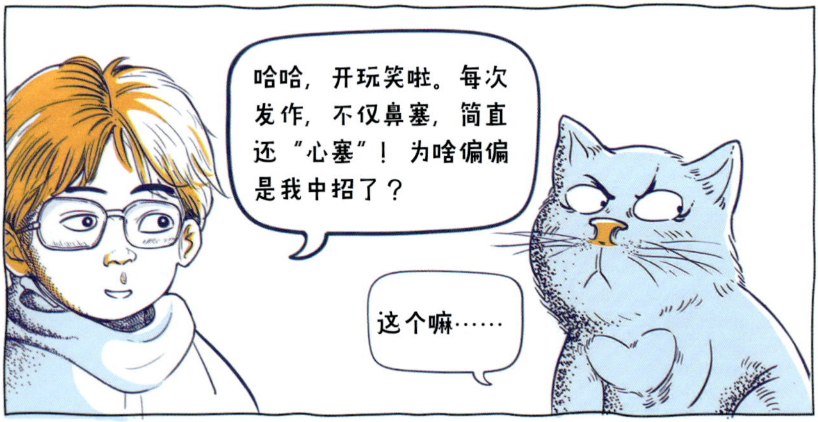
哈哈，开玩笑啦。每次发作，不仅鼻塞，简直还“心塞”！为啥偏偏是我中招了？
这个嘛……

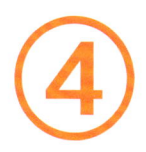

④ 哪些人容易患过敏性鼻炎?
——发病人群和环境

根据 WAO 在 2011 年发布的白皮书及其 2013 年的更新版本,全球有 10%~30% 的人患有过敏性鼻炎。通过研究,我们发现了患者的大致特点。

年龄

过敏性鼻炎可以发生在任何年龄,在青少年和成人中更为常见。

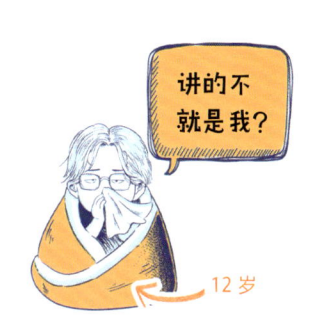

> 讲的不就是我?

12 岁

遗传与过敏史

有家族过敏史、患过其他过敏性疾病的人更容易患上过敏性鼻炎。

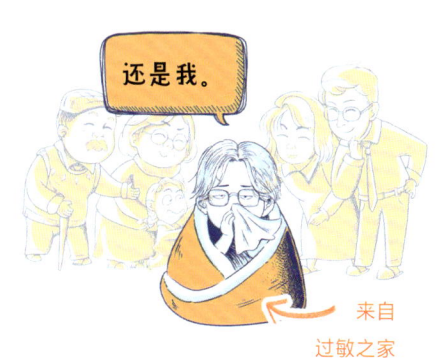

> 还是我。

来自过敏之家

生活环境

长期接触室内过敏原的人发病的概率更大。生活在南方更容易对尘螨过敏,生活在北方更容易对花粉过敏。

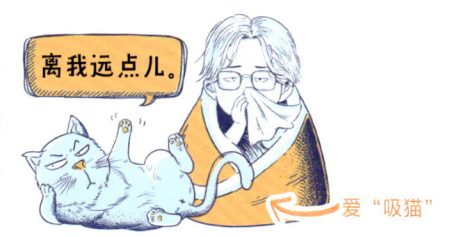

> 离我远点儿。

爱"吸猫"

城市化水平

通常一个地方的城市化水平越高,那里人群的过敏性鼻炎发病率就会越高,这涉及一个**卫生假说**:在过于干净卫生的环境中,免疫系统可能没有足够的机会适应各种微生物,所以更容易对一些物质产生过度反应。总结起来就是——

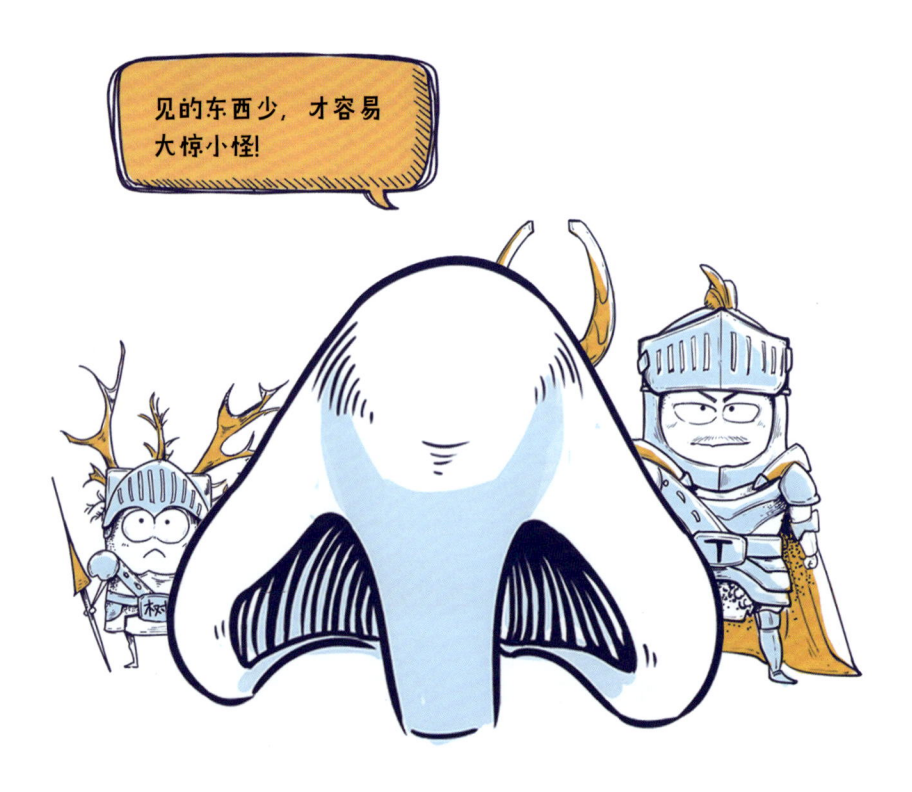

见的东西少,才容易大惊小怪!

气候

近年来,随着全球气候变暖,患过敏性鼻炎的人越来越多。这主要是因为气温的上升让植被更为茂密,花粉期更长,花粉形态也发生了改变。

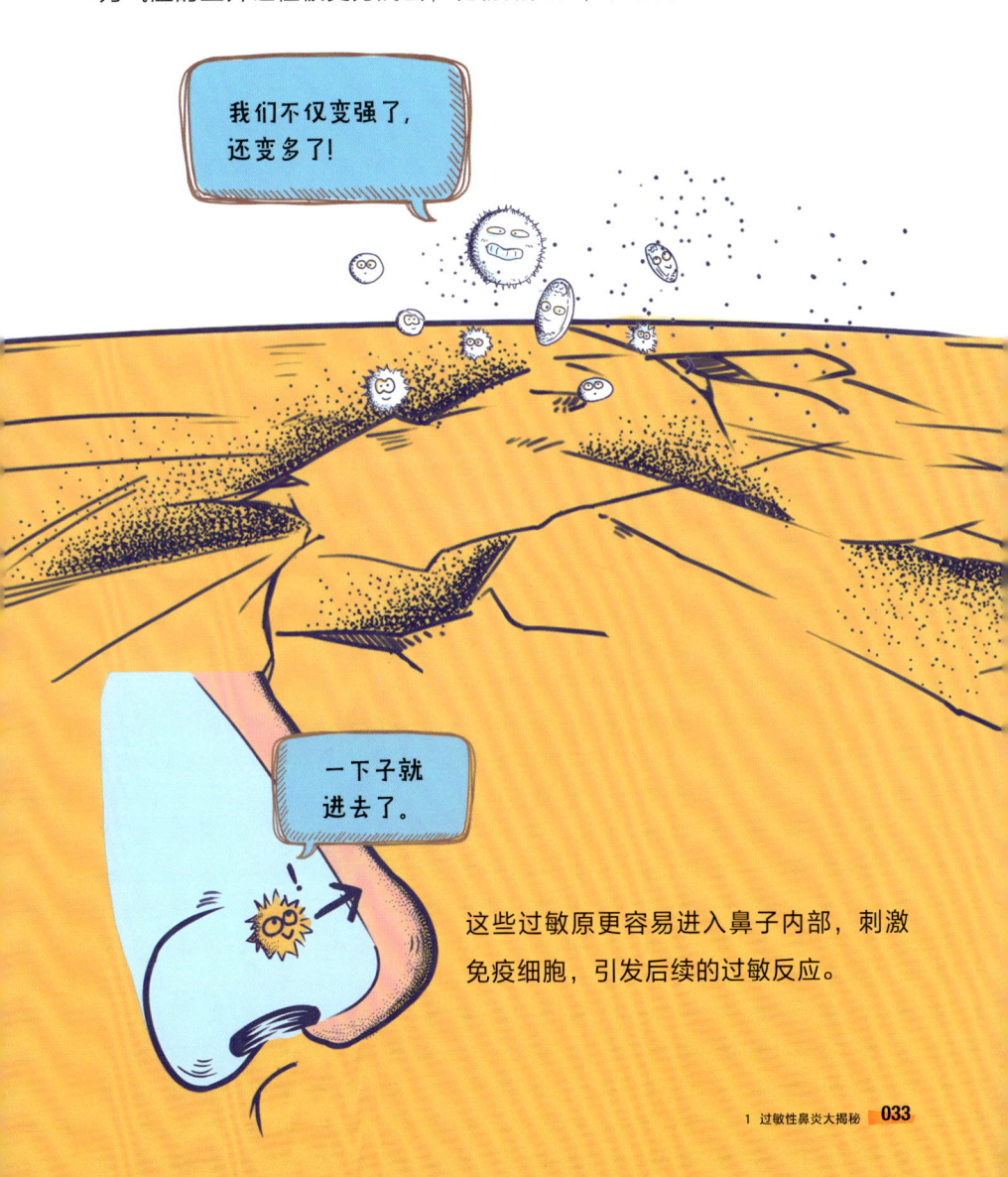

> 我们不仅变强了,还变多了!

> 一下子就进去了。

这些过敏原更容易进入鼻子内部,刺激免疫细胞,引发后续的过敏反应。

1 过敏性鼻炎大揭秘

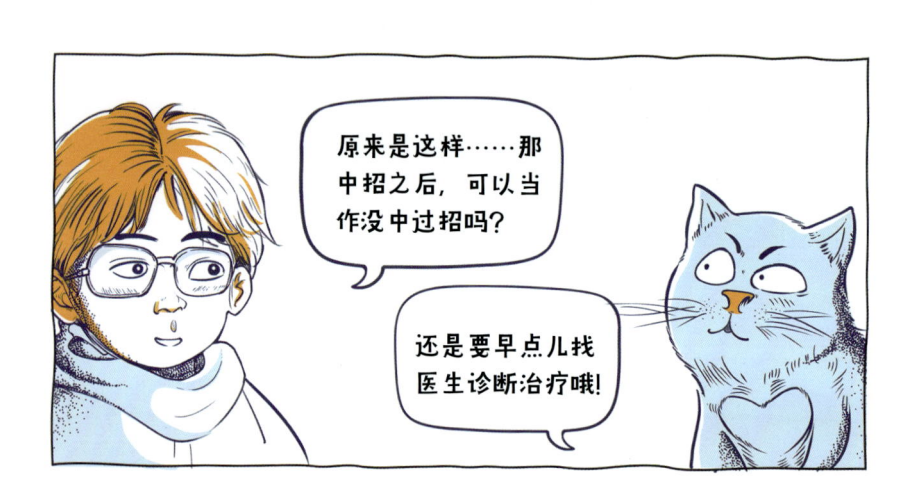

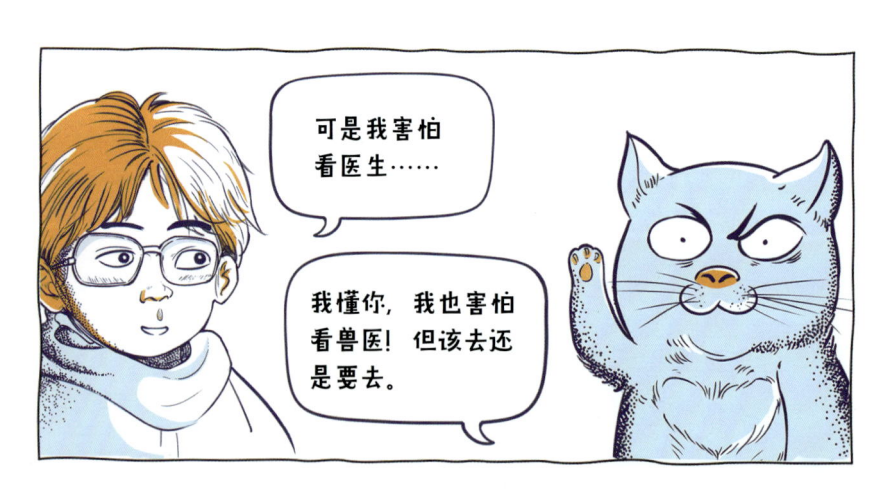

> 原来是这样……那中招之后，可以当作没中过招吗？

> 还是要早点儿找医生诊断治疗哦！

> 可是我害怕看医生……

> 我懂你，我也害怕看兽医！但该去还是要去。

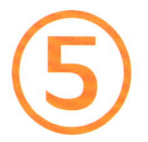

⑤ 如何诊断、治疗和预防过敏性鼻炎？

你如果有持续的打喷嚏、流鼻涕、鼻塞的症状，就要及时就医。

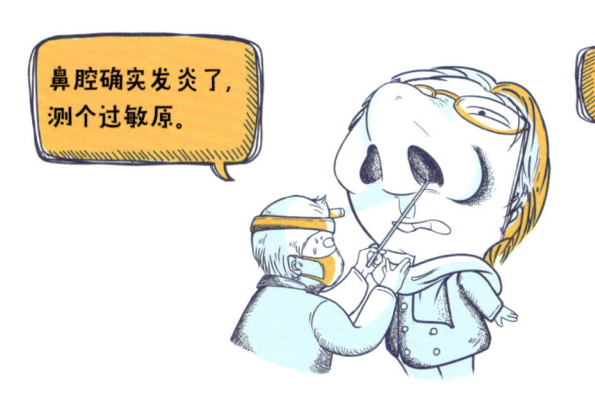

> 鼻腔确实发炎了，测个过敏原。

> 医生，快帮我看看。

常见的过敏原检测包括血清特异性 IgE 检测和皮肤点刺试验。

血清特异性 IgE 检测

抽血并检测患者血液中的 IgE 水平：

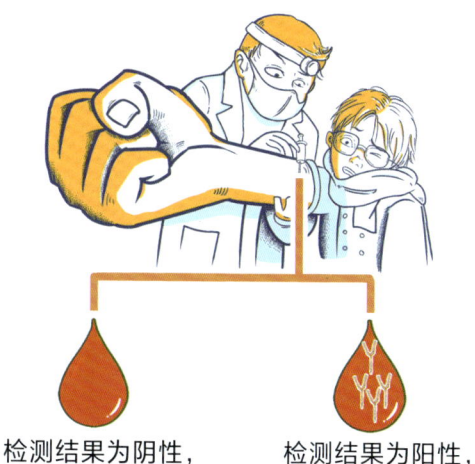

检测结果为阴性，可能不过敏。

检测结果为阳性，可能过敏。

皮肤点刺试验

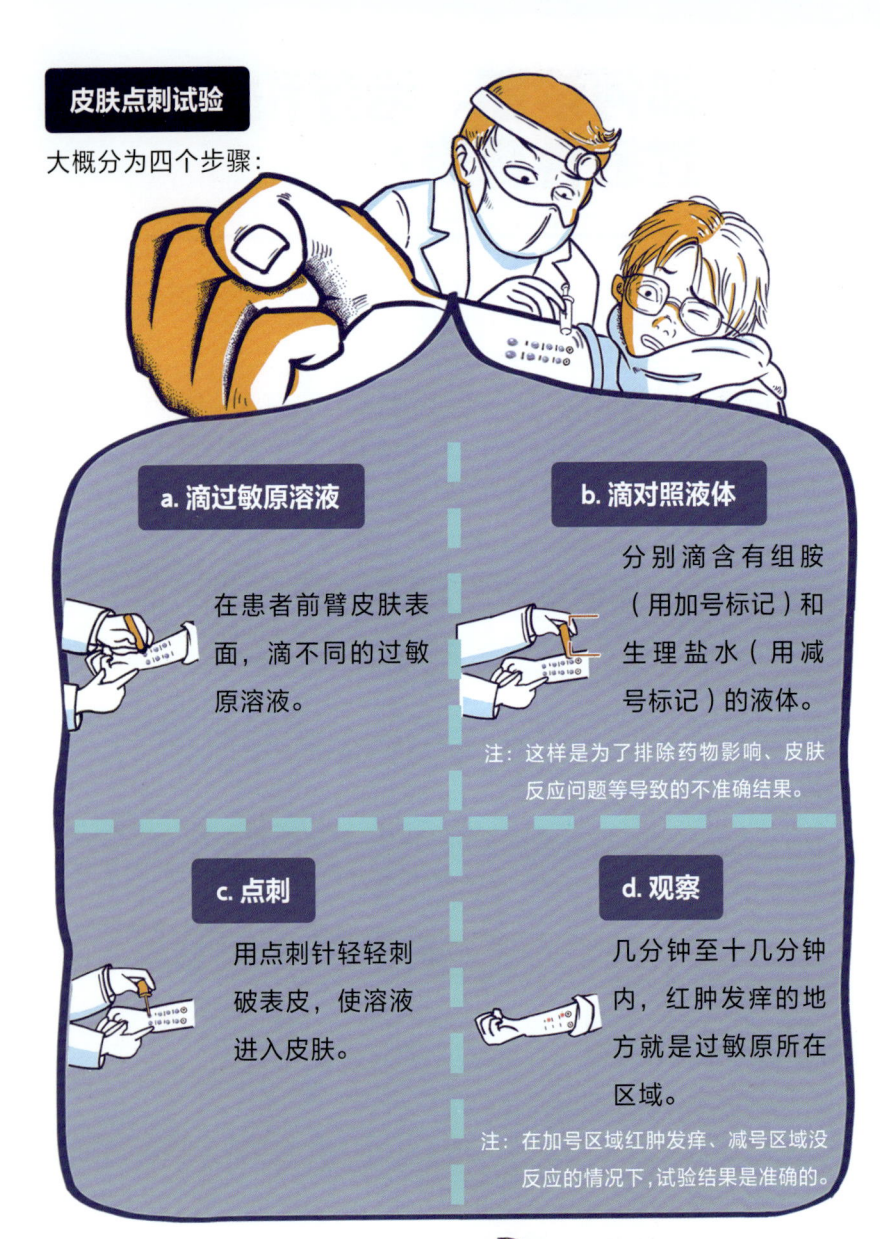

大概分为四个步骤:

a. 滴过敏原溶液

在患者前臂皮肤表面，滴不同的过敏原溶液。

b. 滴对照液体

分别滴含有组胺（用加号标记）和生理盐水（用减号标记）的液体。

注：这样是为了排除药物影响、皮肤反应问题等导致的不准确结果。

c. 点刺

用点刺针轻轻刺破表皮，使溶液进入皮肤。

d. 观察

几分钟至十几分钟内，红肿发痒的地方就是过敏原所在区域。

注：在加号区域红肿发痒、减号区域没反应的情况下，试验结果是准确的。

果然对花粉过敏。

需要注意的是，除了过敏，引发鼻炎的原因还有很多，比如：

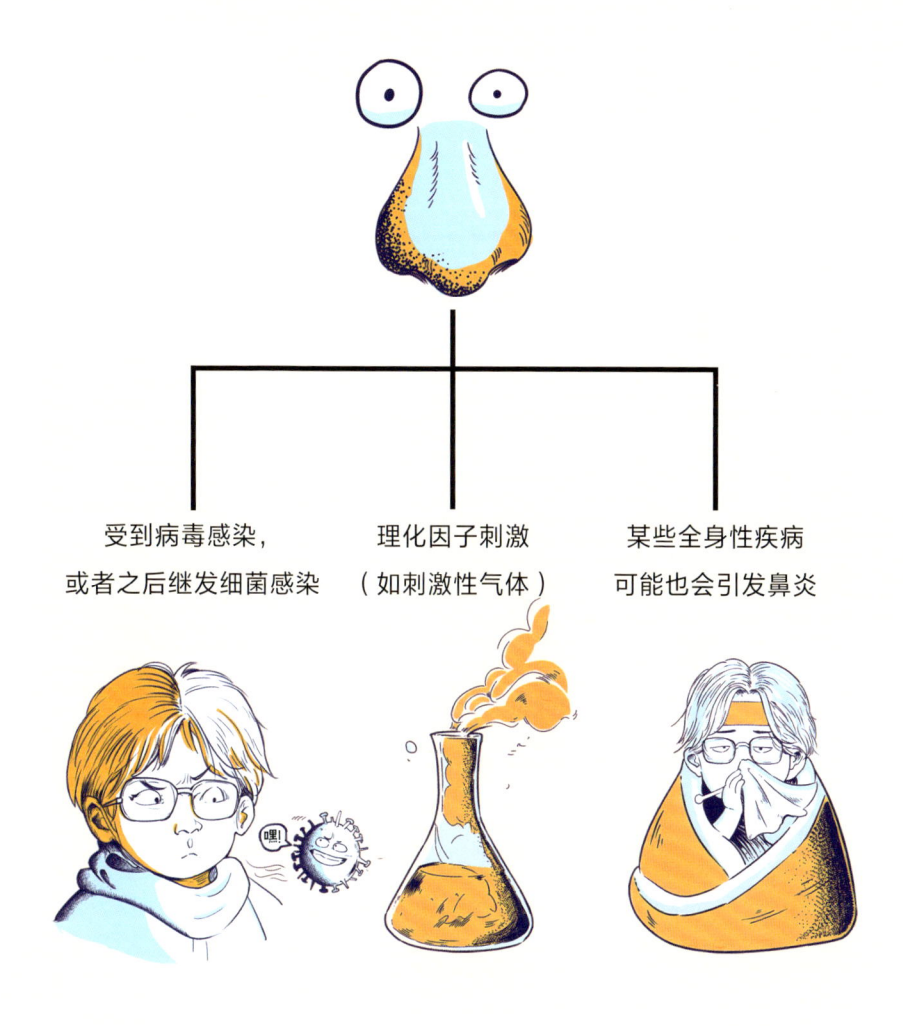

受到病毒感染，或者之后继发细菌感染

理化因子刺激（如刺激性气体）

某些全身性疾病可能也会引发鼻炎

由**流感、普通感冒**引发的感染性鼻炎，最容易和过敏性鼻炎混淆，我们来看看它们的区别。

> 注意区分,及时找医生诊断哦!

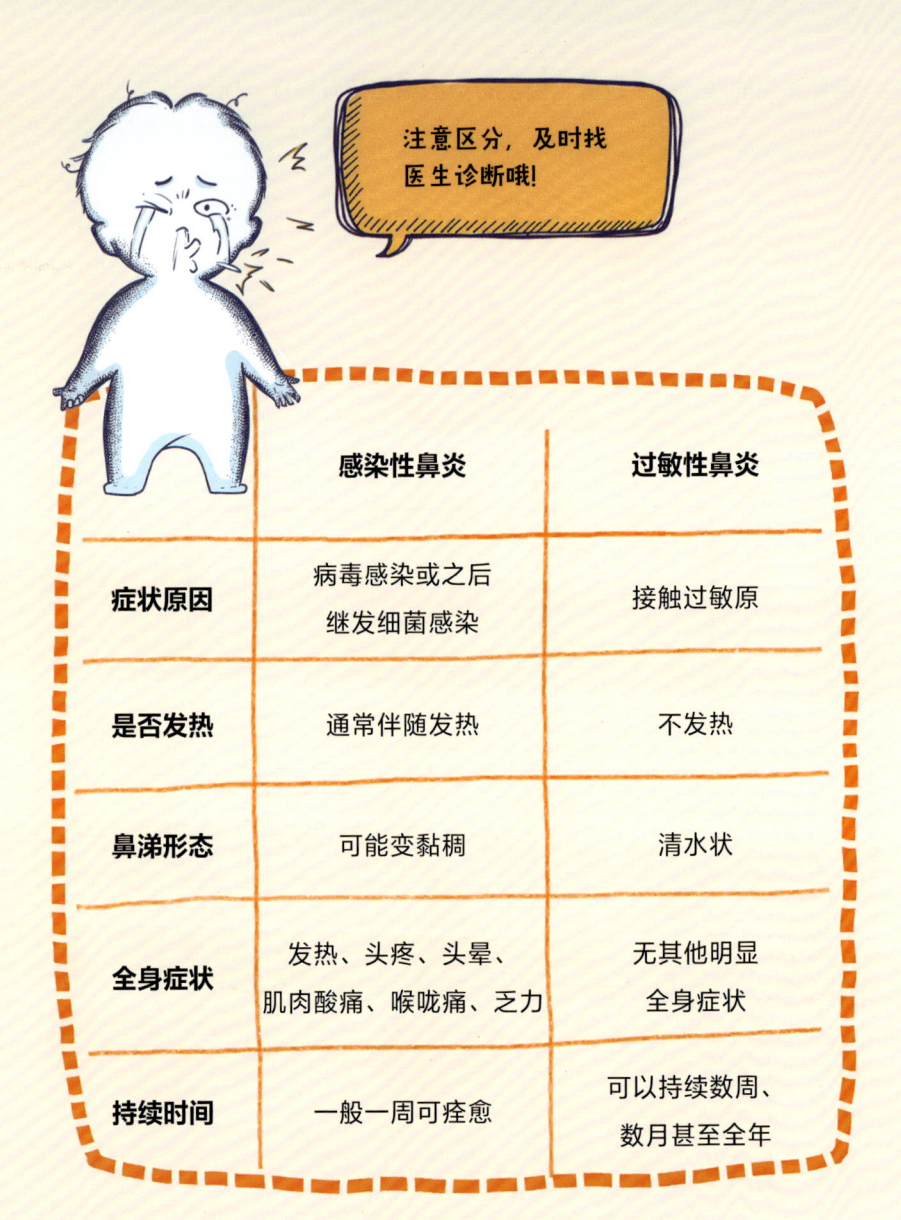

	感染性鼻炎	过敏性鼻炎
症状原因	病毒感染或之后继发细菌感染	接触过敏原
是否发热	通常伴随发热	不发热
鼻涕形态	可能变黏稠	清水状
全身症状	发热、头疼、头晕、肌肉酸痛、喉咙痛、乏力	无其他明显全身症状
持续时间	一般一周可痊愈	可以持续数周、数月甚至全年

确诊过敏性鼻炎后,我们要根据医生的指导进行治疗。

> 主要有两种治疗方法。

脱敏疗法

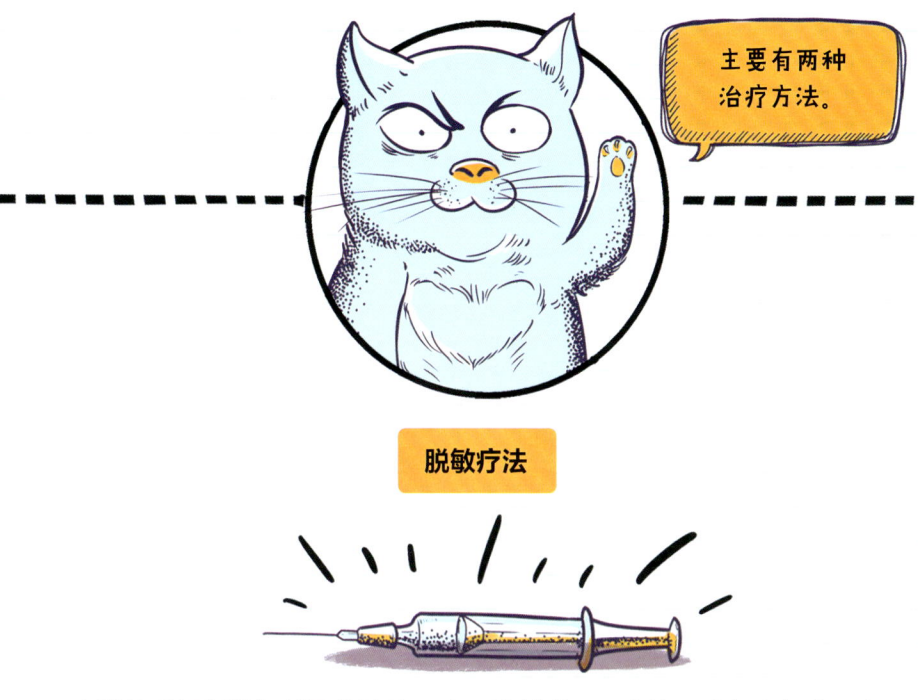

定期接受逐渐增加剂量的过敏原皮下注射或舌下点滴，让免疫细胞逐渐适应这些物质。脱敏疗法可明显减轻过敏症状，甚至在停止治疗后还可长期维持疗效。

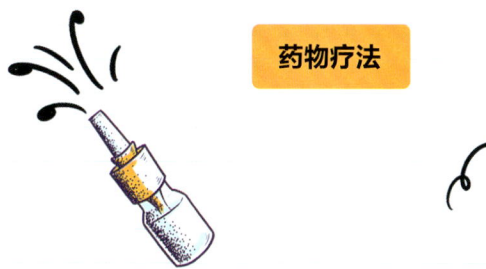

药物疗法

鼻喷剂：含有糖皮质激素的鼻喷剂（布地奈德、氟替卡松等），可以起抗炎作用。

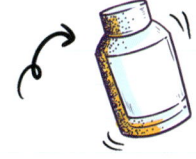

抗组胺药：如西替利嗪和氯雷他定，可阻断组胺发挥作用。

在日常生活中，**突发过敏性鼻炎**怎么办？请记住三个字：离、洗、药！

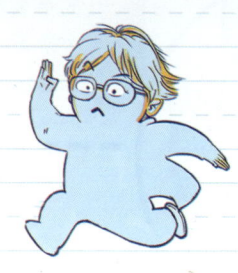

离：及时远离当下有过敏原的环境。

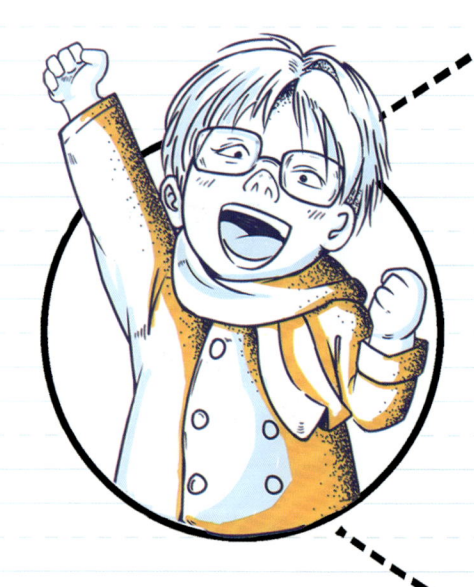

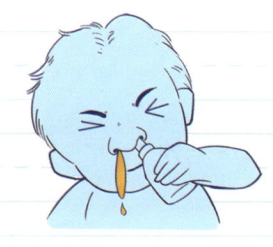

洗：使用生理性海水冲洗鼻腔。

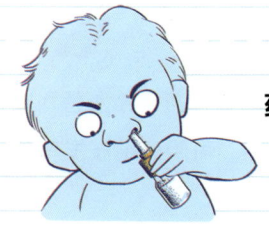

药：使用医生建议的鼻喷剂或其他药物。

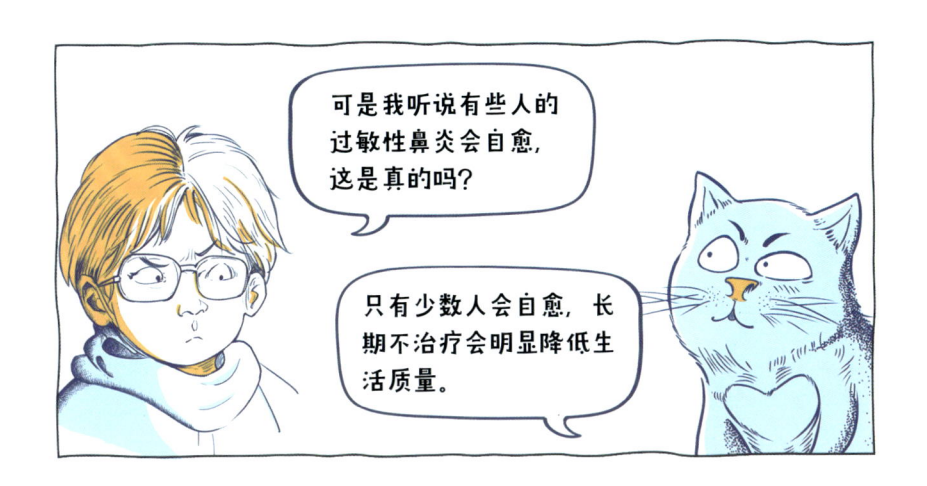

> 可是我听说有些人的过敏性鼻炎会自愈，这是真的吗？

> 只有少数人会自愈，长期不治疗会明显降低生活质量。

长期不治疗，鼻子一直处于充血和水肿的状态，可能导致多种身体不适：

头痛、头晕，影响注意力的集中。

嗅觉下降。

长期鼻塞可能影响脑部供氧，让记忆力下降。

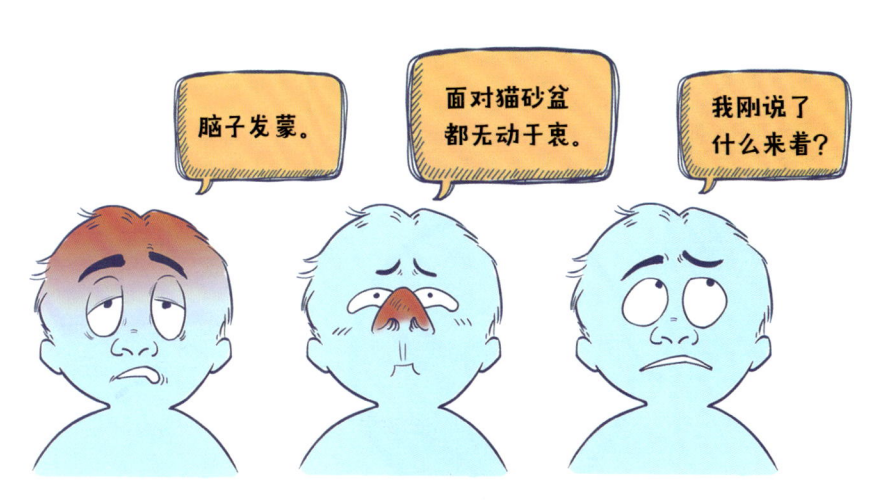

> 脑子发蒙。

> 面对猫砂盆都无动于衷。

> 我刚说了什么来着？

1 过敏性鼻炎大揭秘

炎症长期存在的话，可能会促发中耳炎、咽喉炎等，甚至引发一些更严重的并发症。

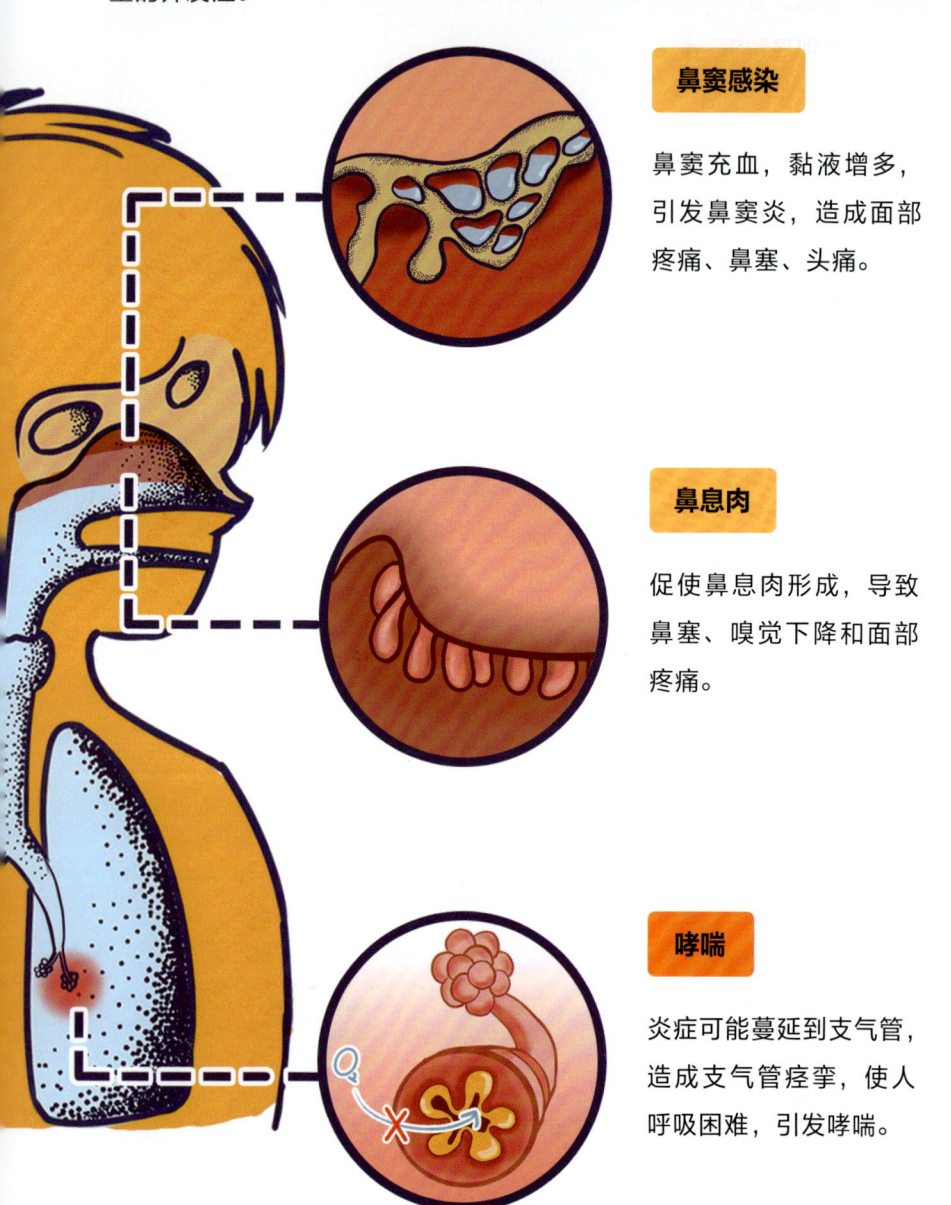

鼻窦感染

鼻窦充血，黏液增多，引发鼻窦炎，造成面部疼痛、鼻塞、头痛。

鼻息肉

促使鼻息肉形成，导致鼻塞、嗅觉下降和面部疼痛。

哮喘

炎症可能蔓延到支气管，造成支气管痉挛，使人呼吸困难，引发哮喘。

有 37% 的过敏性鼻炎患者会在 5 年内发展出哮喘，47% 的患者会在 9 年内发展出哮喘。所以，过敏性鼻炎的治疗必须引起重视，要积极进行早期治疗，特别是**脱敏治疗**。

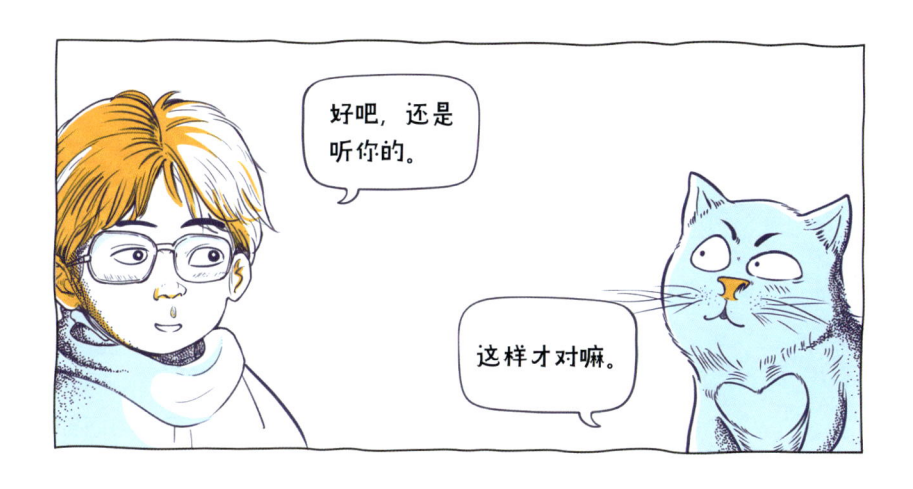

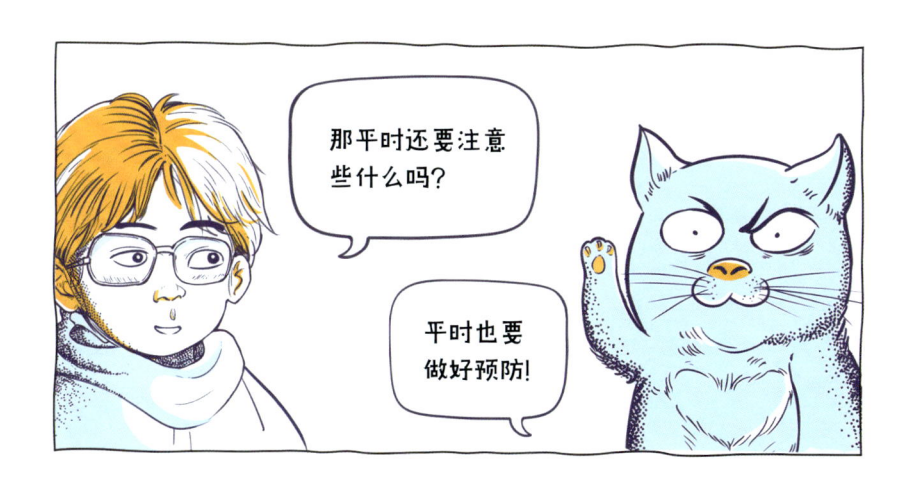

除了应对突发的过敏性鼻炎，我们在日常生活中也要注意多加预防。

清理过敏原

- 定期清洁家中，减少尘螨。

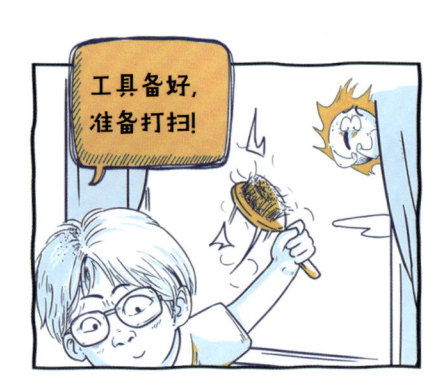

- 定期给宠物梳毛和洗澡，避免它们进卧室。

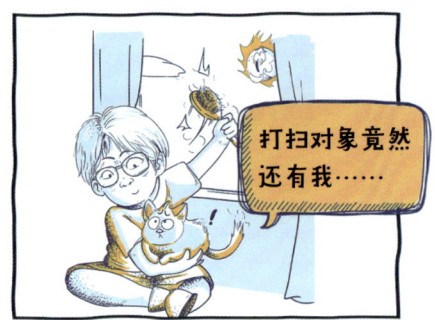

工具备好，准备打扫！

打扫对象竟然还有我……

- 花粉季节减少户外活动。

- 外出戴口罩、护目镜，做好防护；回家后及时洗脸，更换外衣。

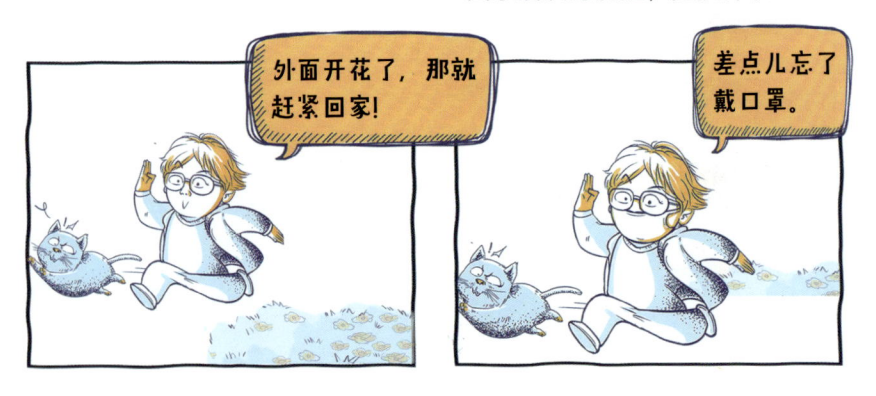

外面开花了，那就赶紧回家！

差点儿忘了戴口罩。

健康生活

经常熬夜、日夜颠倒可能更容易使免疫细胞敏感。

- 养成规律的生活作息,帮助免疫系统正常运转。

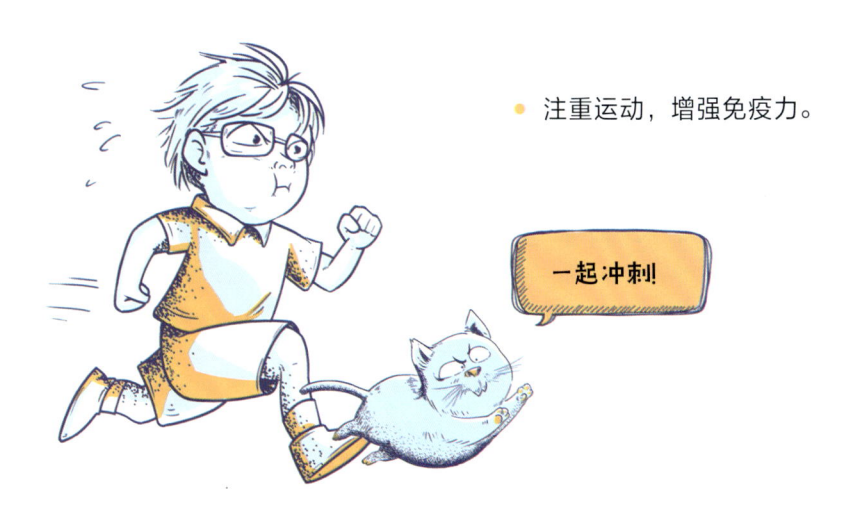

到点儿就睡。

- 注重运动,增强免疫力。

一起冲刺!

儿童预防

让孩子定期去农场或大自然环境,多接触并逐渐适应各种微生物,这有助于建立正常的免疫反应。

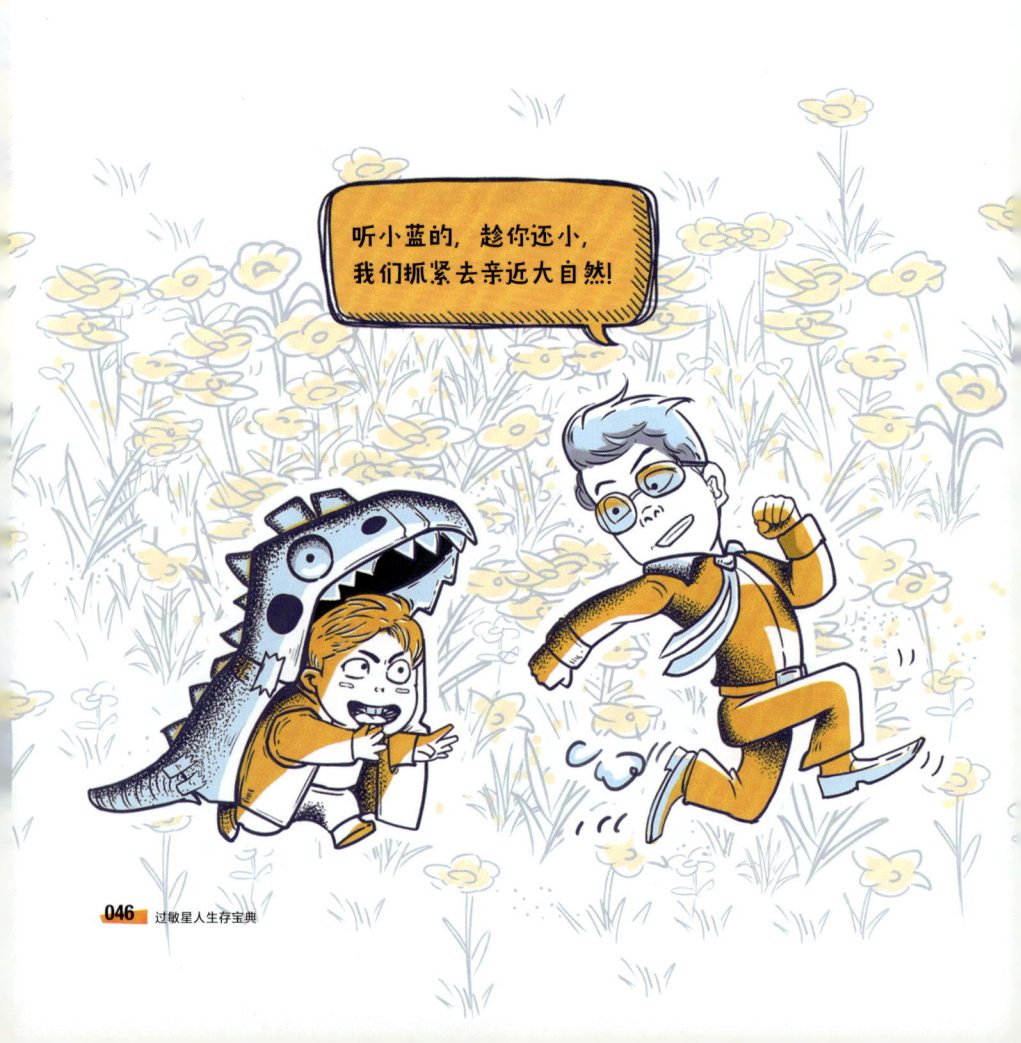

结语

随着过敏性鼻炎患者越来越多,通过了解这种疾病的发病机制、过敏原、发病人群特征、治疗和预防措施,我们就能知道如何应对它。虽然它有可能年年花开年年来,但是通过有效的治疗和预防,我们能迎来更加舒适的生活!

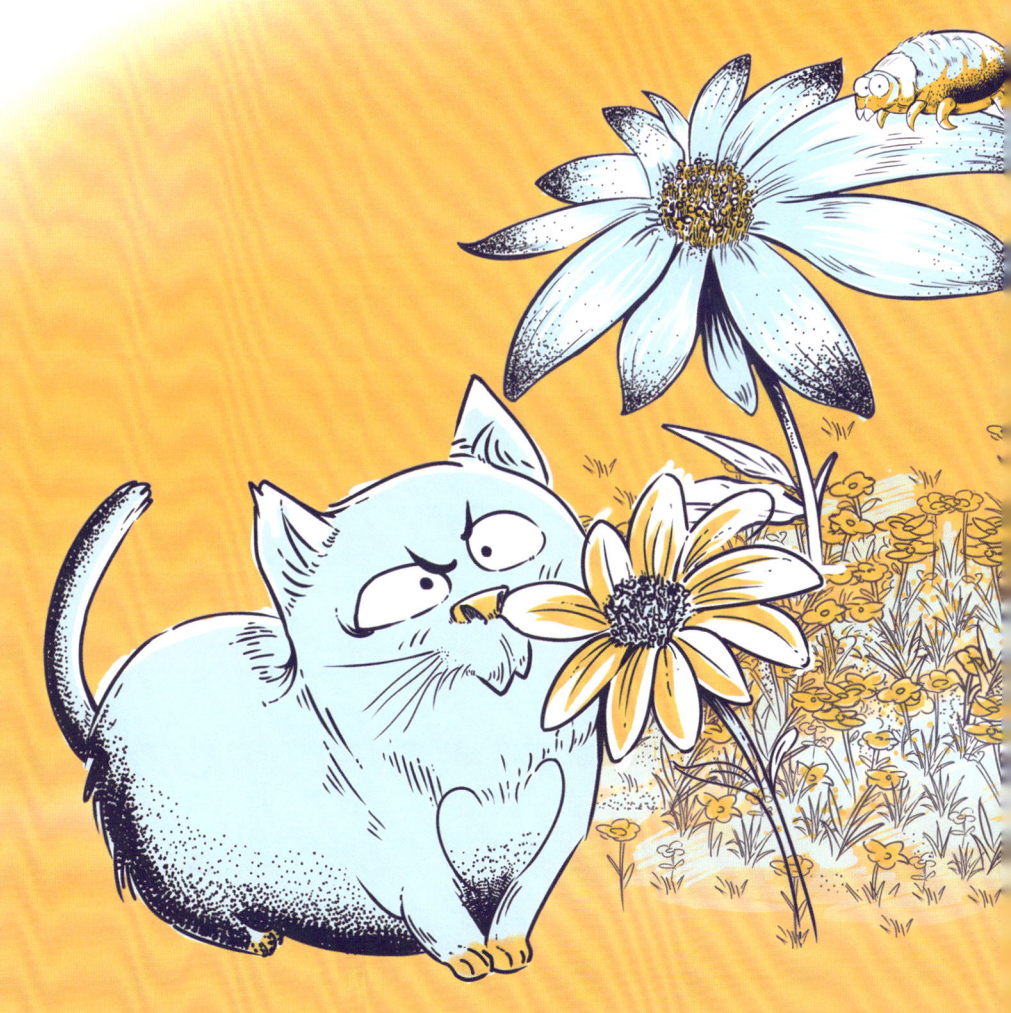

番外小知识：常见问题大解惑

过敏性鼻炎只是孩子的问题吗？
虽然儿童患病很常见，但成人同样容易患病。许多人在青少年时期或成年后才首次发病。

过敏性鼻炎能一次性根治吗？
过敏性鼻炎通常不能被一次性根治，需要长期控制。

过敏性鼻炎是一种传染病吗？
当然不是。你不会因接触患者而感染这种疾病。

过敏性鼻炎只在春天发作吗？
夏秋一些植物的花粉也会引发过敏性鼻炎。尘螨、宠物蛋白质、霉菌孢子等全年可引发过敏性鼻炎。

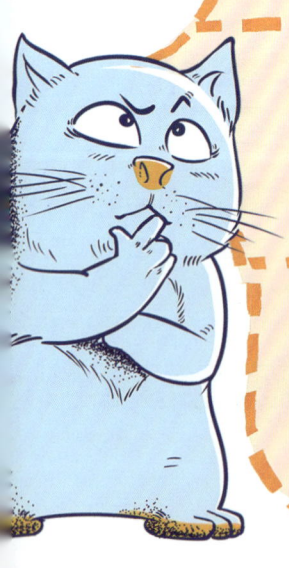

鼻用激素会影响孩子的生长发育吗？

规范使用鼻用激素对孩子的生长发育几乎没有影响。如果孩子长期因过敏性鼻炎而睡眠质量不佳，那反而不利于生长发育。

过敏性鼻炎患者可长期自行购买药物使用吗？

长时间自行使用某些喷雾可能导致药物性鼻炎。如需长期使用，请咨询医生。

儿童和成人的治疗方案一样吗？

儿童的过敏性鼻炎需要特殊的关注和治疗。请积极配合儿科医生，确保疗效最佳。

过敏性鼻炎患者应忌吃海鲜、豆类、坚果、鸡蛋等食物吗？

过敏性鼻炎与食物过敏原通常没有关系，不需要忌口。

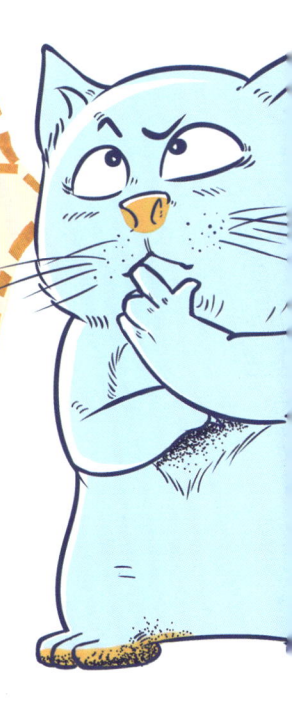

2

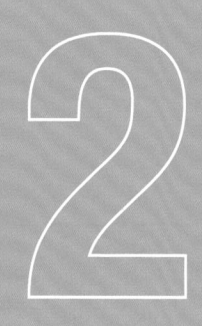

过敏性哮喘大揭秘

危机四伏防不住，呼吸如何畅而舒？

呼吸是生活中最寻常的一件事，不用刻意去做，时刻都在自然地发生。

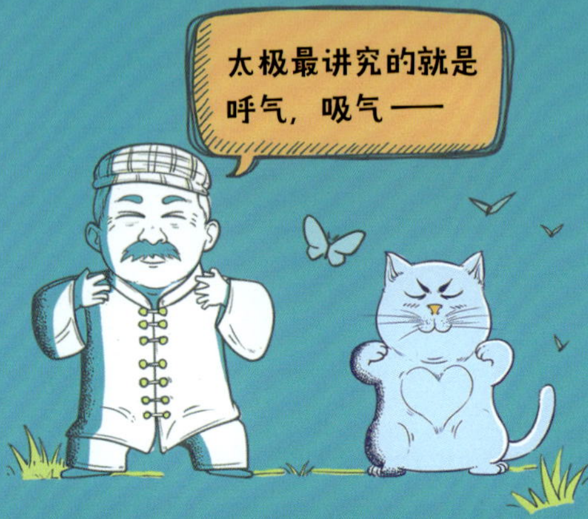

但偏偏有些人的呼吸却好像被安上了炸弹，一丁点儿刺激都能引发爆炸。

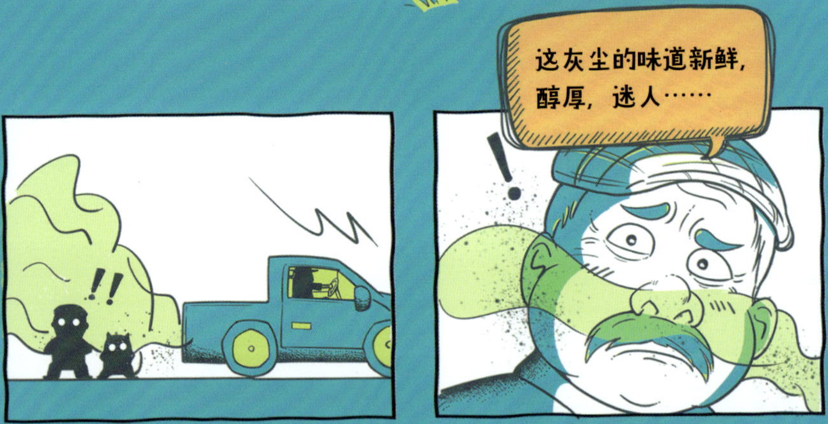

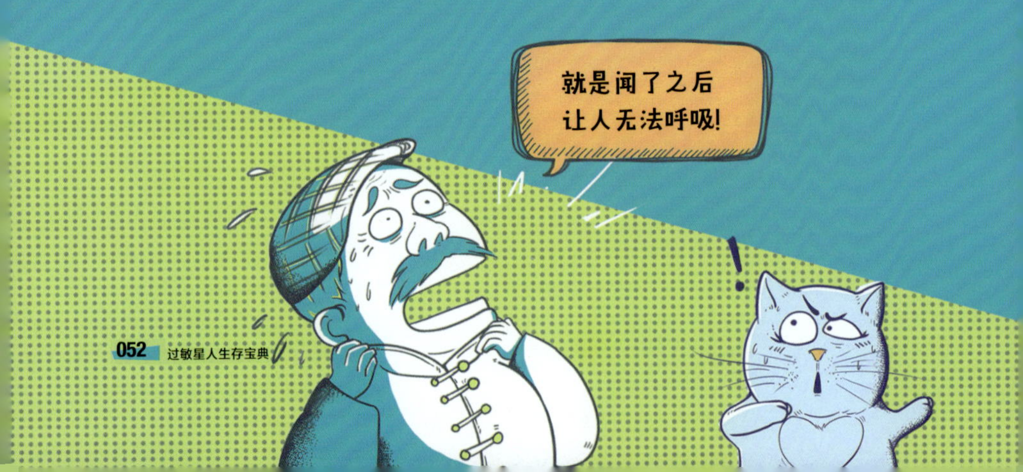

这颗不定时爆炸、拿捏呼吸的"炸弹"叫作**过敏性哮喘**。一旦爆炸，呼吸就会变得特别困难，还伴随着喘息、咳嗽、胸闷……甚至可能危及生命。

我国被哮喘威胁的人不在少数，根据《中国成人哮喘流行状况、风险因素与疾病管理现状》（2019年）和《中国过敏性哮喘诊治指南》（2019年第一版）的数据：

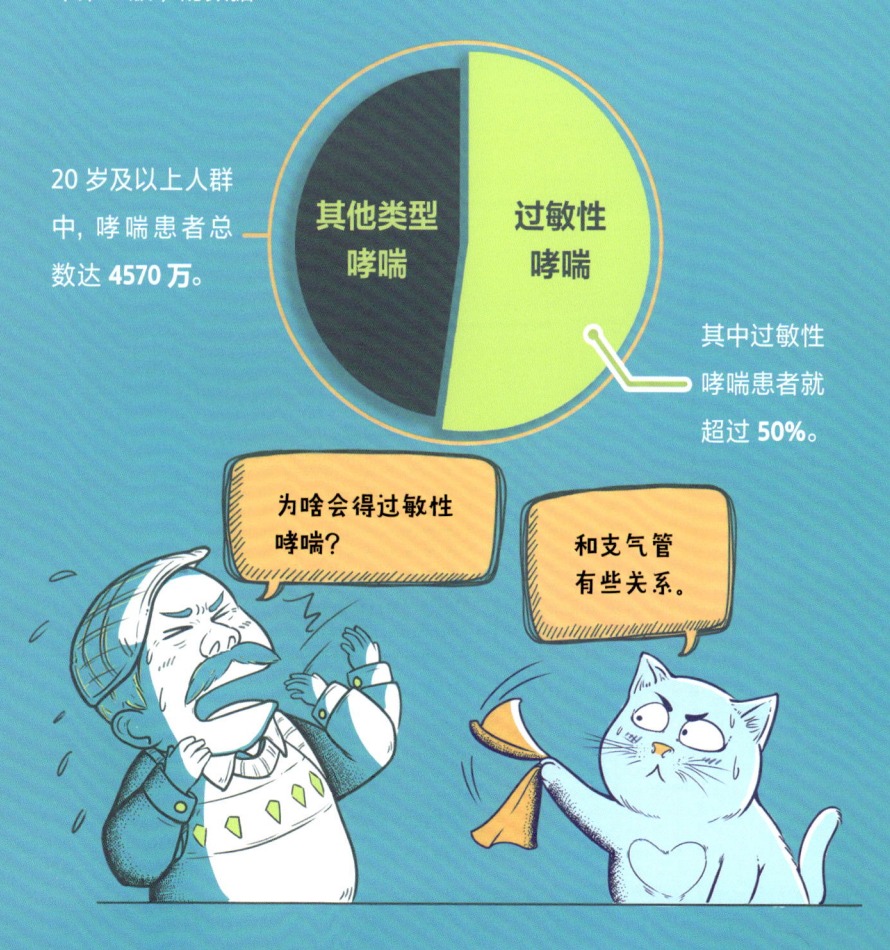

20岁及以上人群中，哮喘患者总数达 **4570万**。

其他类型哮喘

过敏性哮喘

其中过敏性哮喘患者就超过 **50%**。

为啥会得过敏性哮喘？

和支气管有些关系。

支气管是呼吸系统的一部分，我们先来了解一下呼吸系统。

① 呼吸之言
——呼吸系统的功能

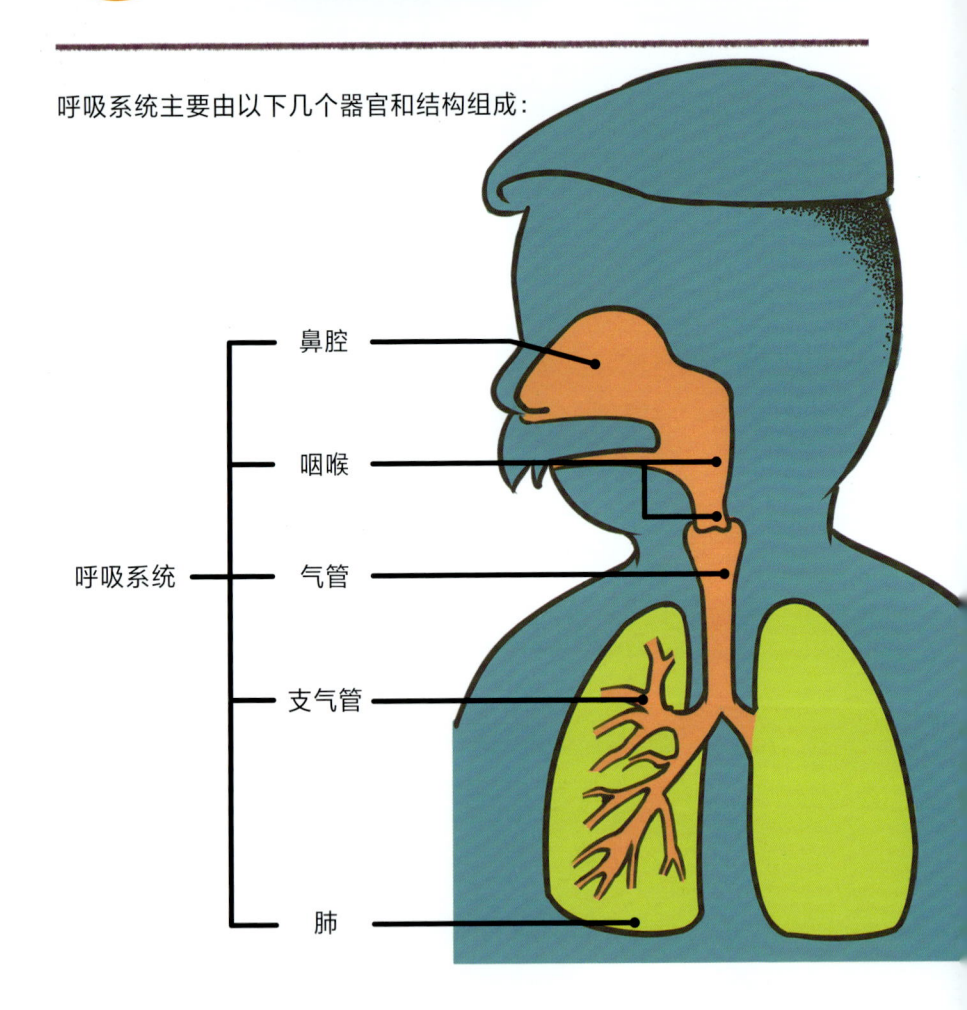

呼吸系统主要由以下几个器官和结构组成:

呼吸系统
- 鼻腔
- 咽喉
- 气管
- 支气管
- 肺

它常年营业，24小时不停工作，因为它承担了两个核心的功能：给身体供氧和帮助身体排出废气！

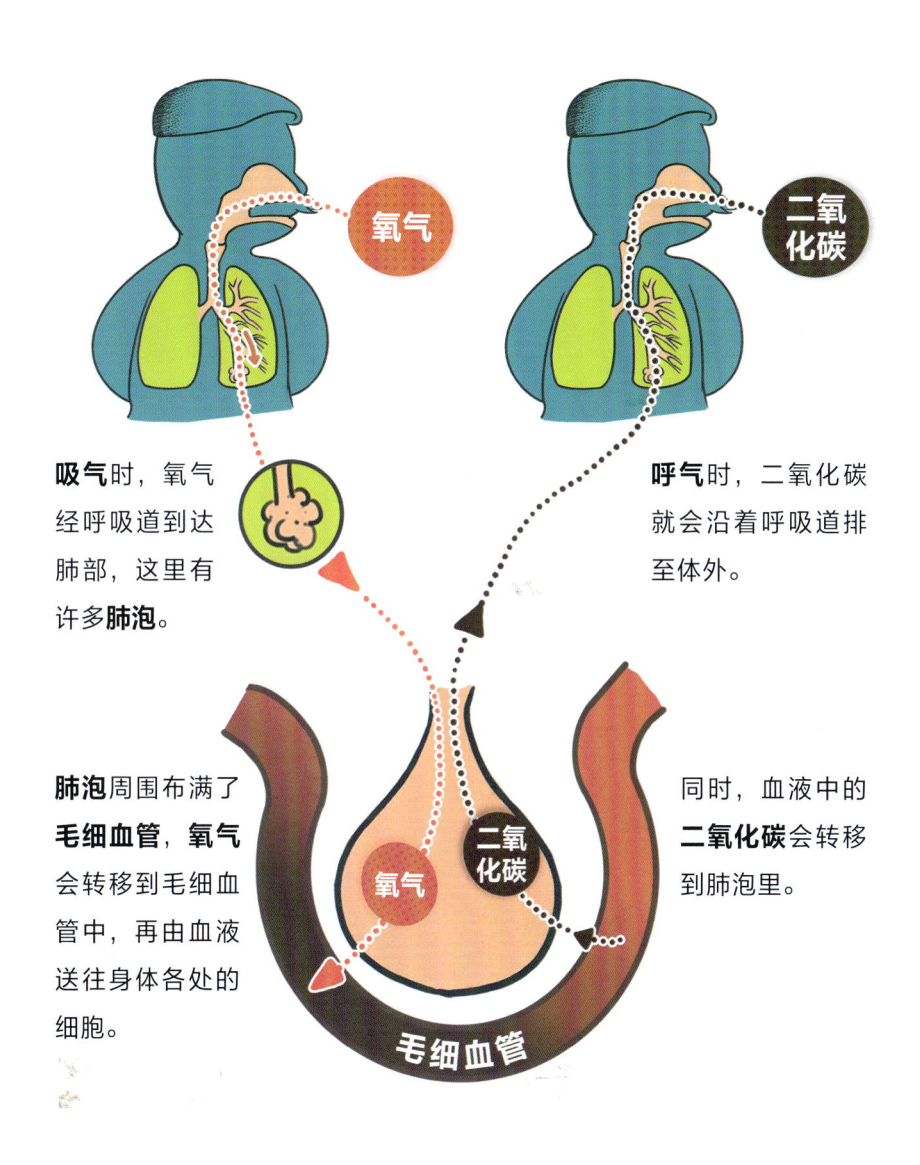

吸气时，氧气经呼吸道到达肺部，这里有许多**肺泡**。

呼气时，二氧化碳就会沿着呼吸道排至体外。

肺泡周围布满了**毛细血管**，**氧气**会转移到毛细血管中，再由血液送往身体各处的细胞。

同时，血液中的**二氧化碳**会转移到肺泡里。

呼吸系统的作用极为关键，稍有闪失，身体可能就得歇菜了，所以需要重点保护，而其中一个负责保护它的就是支气管。

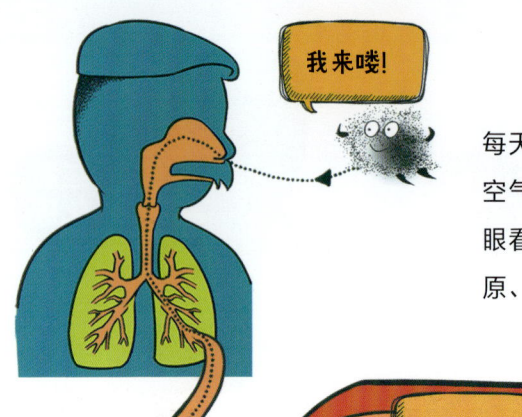

每天有大量的空气进入肺部，空气里除氧气外，还有很多肉眼看不到的有害物质，如过敏原、细菌、病毒等。

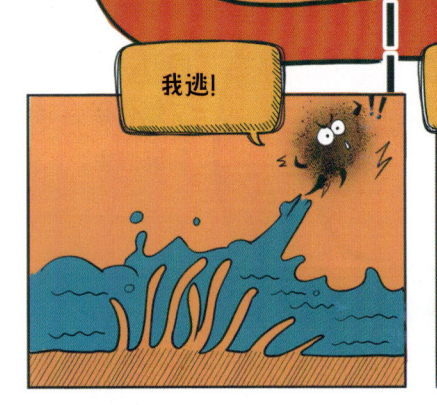

纤毛与黏液
支气管用黏液将外来物质粘住，然后纤毛把它们往外赶，最后通过打喷嚏、咳嗽排至体外。

免疫细胞
如果幸运地来到支气管的黏膜层，外来物质就会遭遇免疫细胞的审查，有害的会被当场剿灭。

支气管的保护功能

为了防止这些物质对肺部造成伤害,支气管准备了三招进行防御。以某种**外来物质进入支气管**为例:

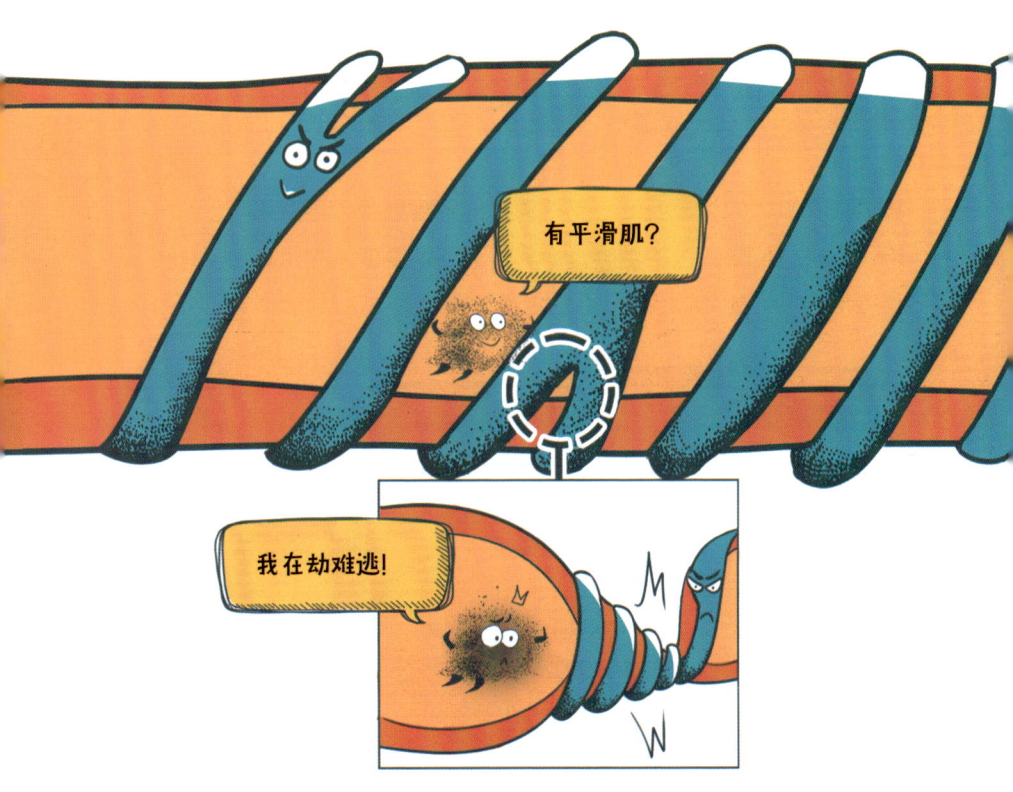

有平滑肌?

我在劫难逃!

平滑肌

平滑肌缠绕在支气管外,可以控制支气管的粗细,当有害外来物质想继续深入时,平滑肌会紧急收紧支气管来阻止它们长驱直入,等它们被清除后再放松,恢复原状。

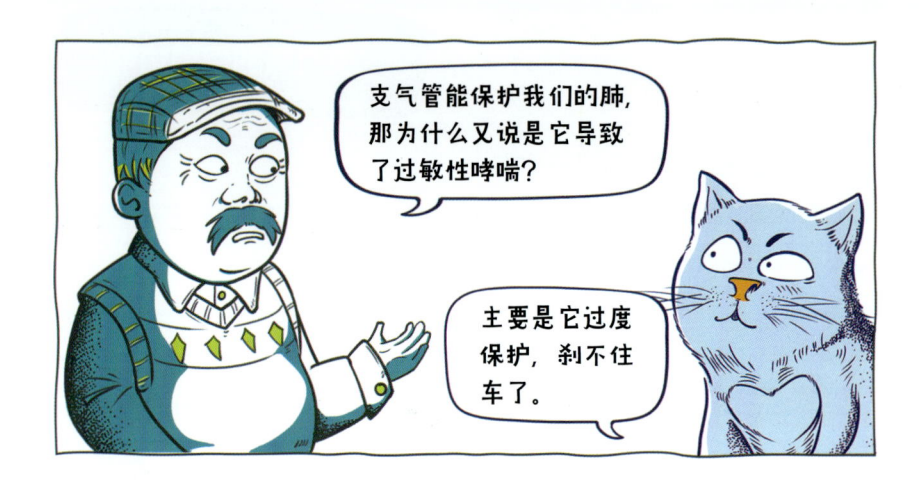

> 支气管能保护我们的肺,那为什么又说是它导致了过敏性哮喘?

> 主要是它过度保护,刹不住车了。

和过敏性鼻炎的情况类似,支气管里的**免疫细胞**和**平滑肌**可以起保护作用,可当它们变得**过于敏感**,把普普通通的尘螨、花粉等对身体无害的物质也判定为有害物质时,一场灾难就在所难免了……

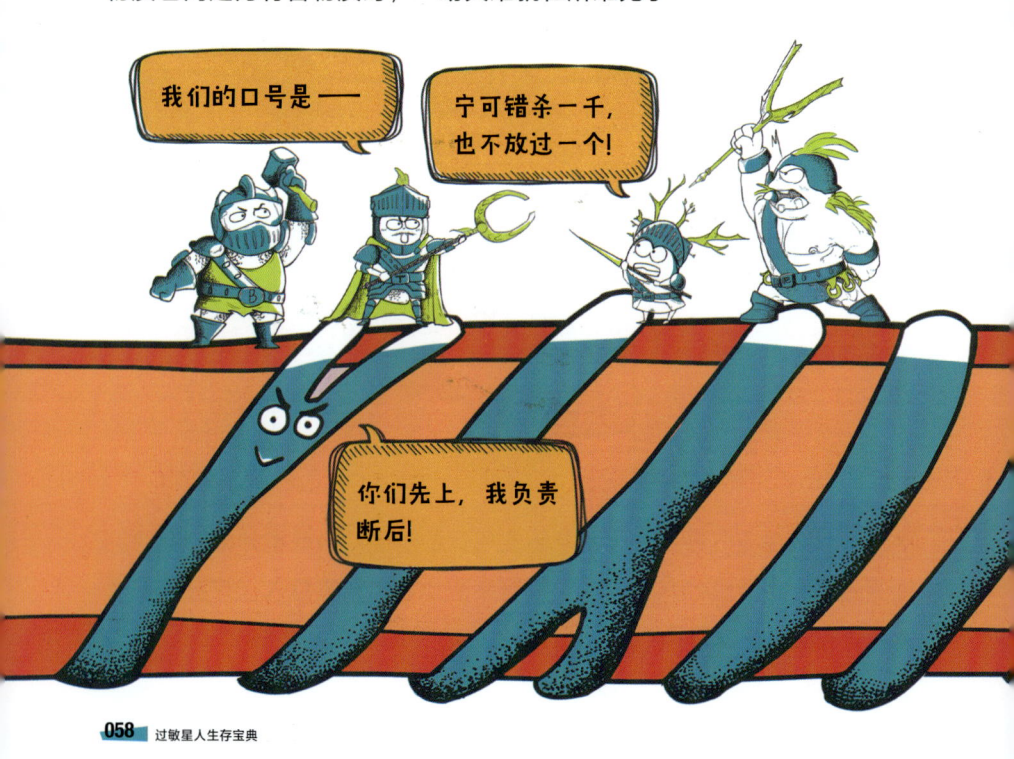

> 我们的口号是——

> 宁可错杀一千,也不放过一个!

> 你们先上,我负责断后!

② 呼吸之痛
——过敏性哮喘的发病机制

当进入支气管的无害外来物质被识别为威胁时，我们称之为**过敏原**，它们会引发支气管里的一系列过敏反应。

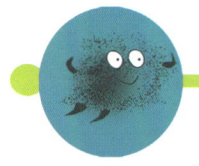

当一种过敏原**第一次**进入人体时，

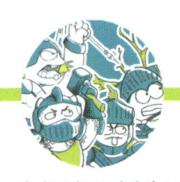

免疫细胞照例先对它研究一番，

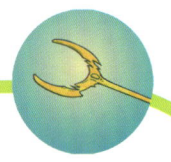

并针对它打造一款专属抗体。

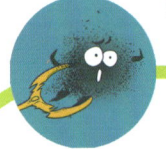

我又来了！

它会和抗体结合，引发过敏反应。

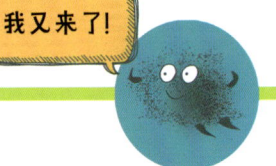

等这种过敏原再次进入时，

就过敏性哮喘患者而言，这种过敏反应会逐渐走向失控，因为支气管里的**免疫细胞和平滑肌**会过度保护。

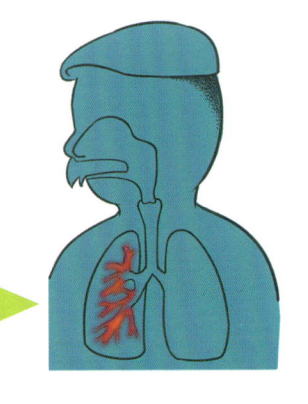

免疫细胞的过度保护

支气管里的免疫细胞,在清剿过敏原的时候会释放**炎症因子**。

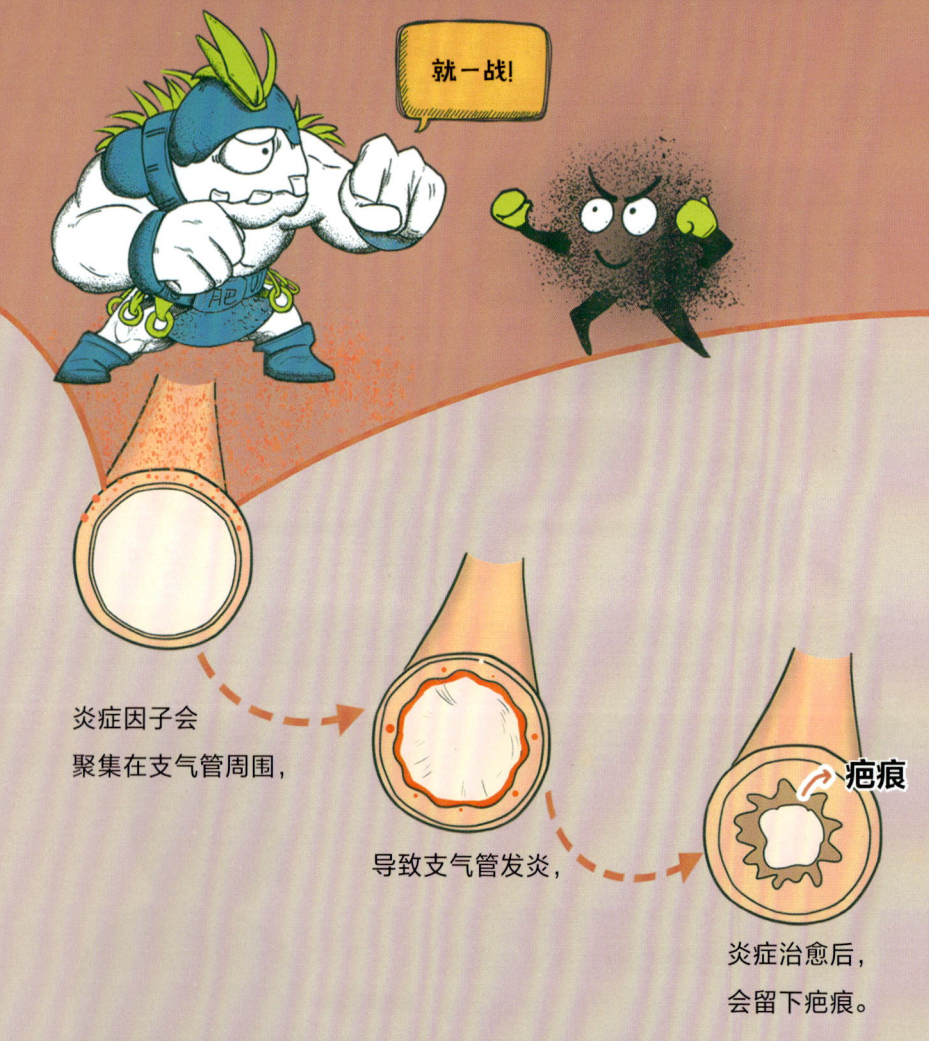

就一战!

炎症因子会
聚集在支气管周围,

导致支气管发炎,

疤痕

炎症治愈后,
会留下疤痕。

这一系列连锁反应会导致过敏性哮喘患者产生下列症状。

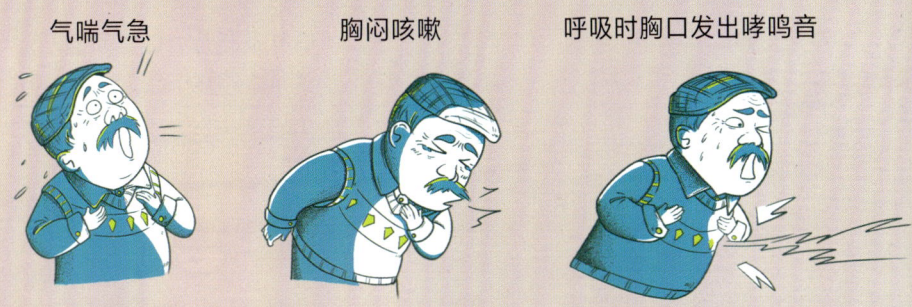

气喘气急　　　　胸闷咳嗽　　　　呼吸时胸口发出哮鸣音

一般情况下，炎症能慢慢缓解，但在过敏性哮喘患者体内，这种炎症会反复发生，支气管里因此会留下越来越厚的疤痕组织。

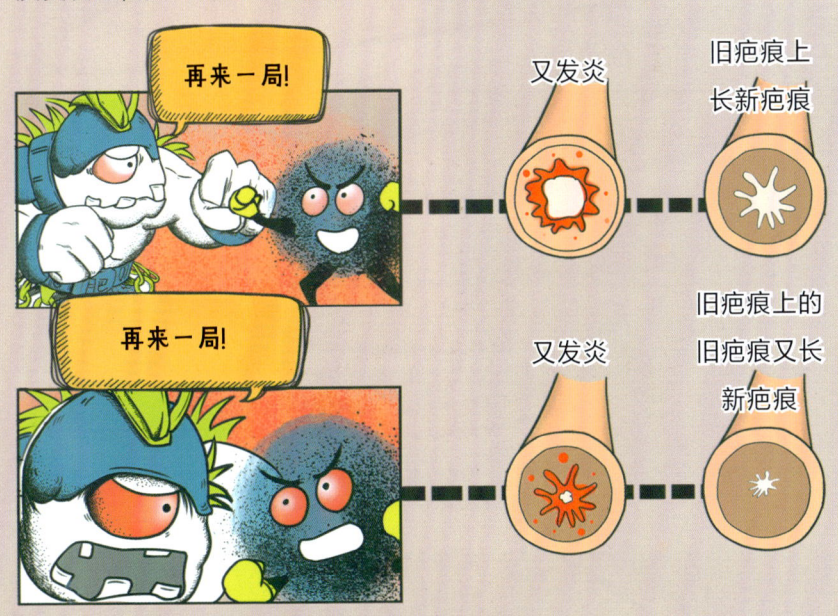

再来一局！　　　　又发炎　　　　旧疤痕上长新疤痕

再来一局！　　　　又发炎　　　　旧疤痕上的旧疤痕又长新疤痕

长此以往，最终气道变得狭窄，导致**气道重塑**。

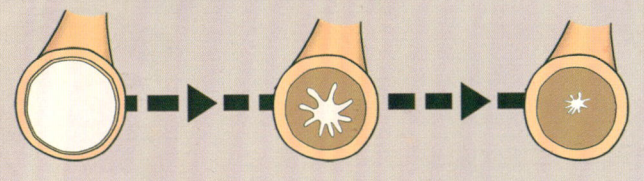

气道重塑又会进一步加重气喘气急、胸闷咳嗽及胸口哮鸣的程度。

平滑肌的过度保护

炎症因子还会波及平滑肌，让它变得极度敏感，生怕把一丁点儿坏东西放进来。于是平滑肌开始收缩，甚至把支气管完全锁死。

> 让我来断后！谁也别想从我这儿过！

> 你这不是在断后，是在让我断气！

这下不仅阻挡了过敏原，还让氧气进不来，二氧化碳出不去，导致患者难以呼吸，缺氧窒息。

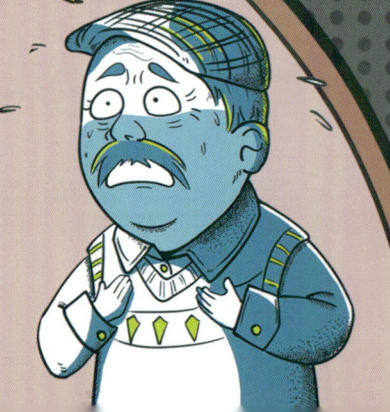

由气道重塑和平滑肌过度保护导致的症状——

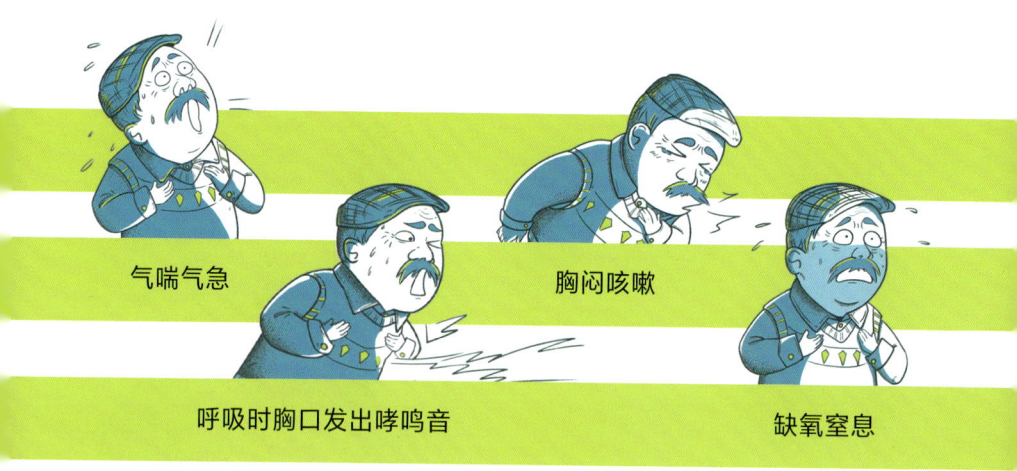

气喘气急

胸闷咳嗽

呼吸时胸口发出哮鸣音

缺氧窒息

这就是**哮喘**,而由过敏引发的哮喘就是**过敏性哮喘**!

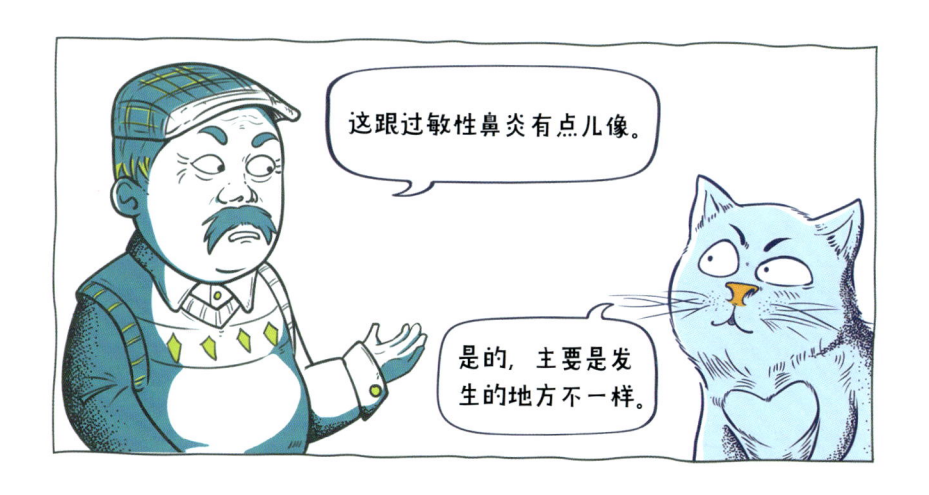

这跟过敏性鼻炎有点儿像。

是的,主要是发生的地方不一样。

同样是免疫细胞的过度反击,发生在不同的地方,会引起不同的症状,这就叫"**同源不同病**"。

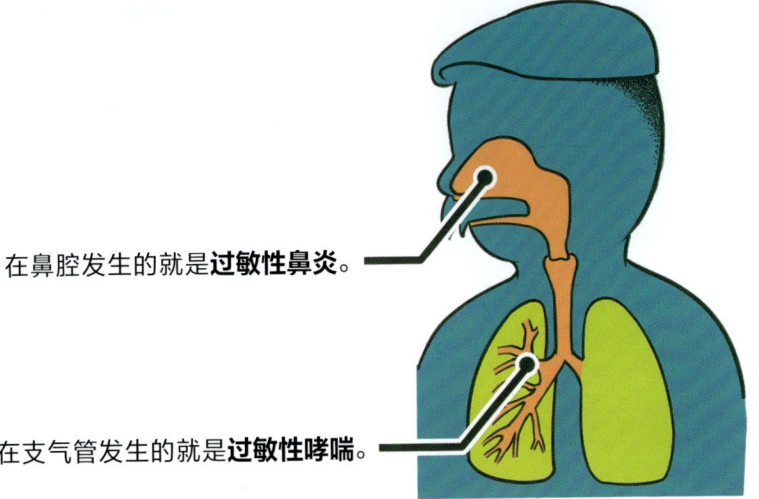

在鼻腔发生的就是**过敏性鼻炎**。

在支气管发生的就是**过敏性哮喘**。

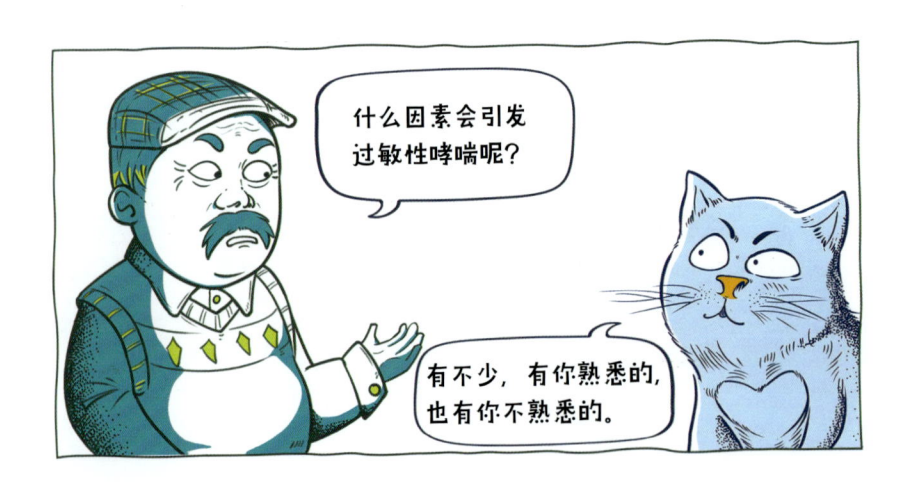

什么因素会引发过敏性哮喘呢?

有不少,有你熟悉的,也有你不熟悉的。

③ 过敏性哮喘常见的诱因有哪些？

能诱发过敏性哮喘的常见因素有花粉、尘螨、动物皮屑等。此外，还有两种大家不太熟悉的因素也会引发过敏性哮喘。

激烈情绪

大笑、过分焦虑等激烈的情绪表现会导致神经紊乱，进而造成平滑肌失控，收缩支气管，引发哮喘。

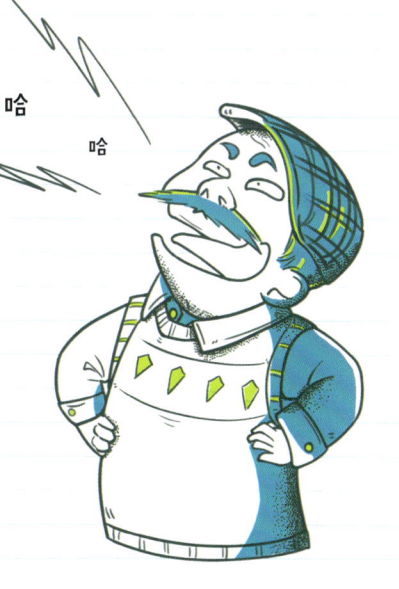

冷空气

冷空气的刺激性很强,进入支气管后,会导致免疫细胞和平滑肌过度紧张,最终引发哮喘。

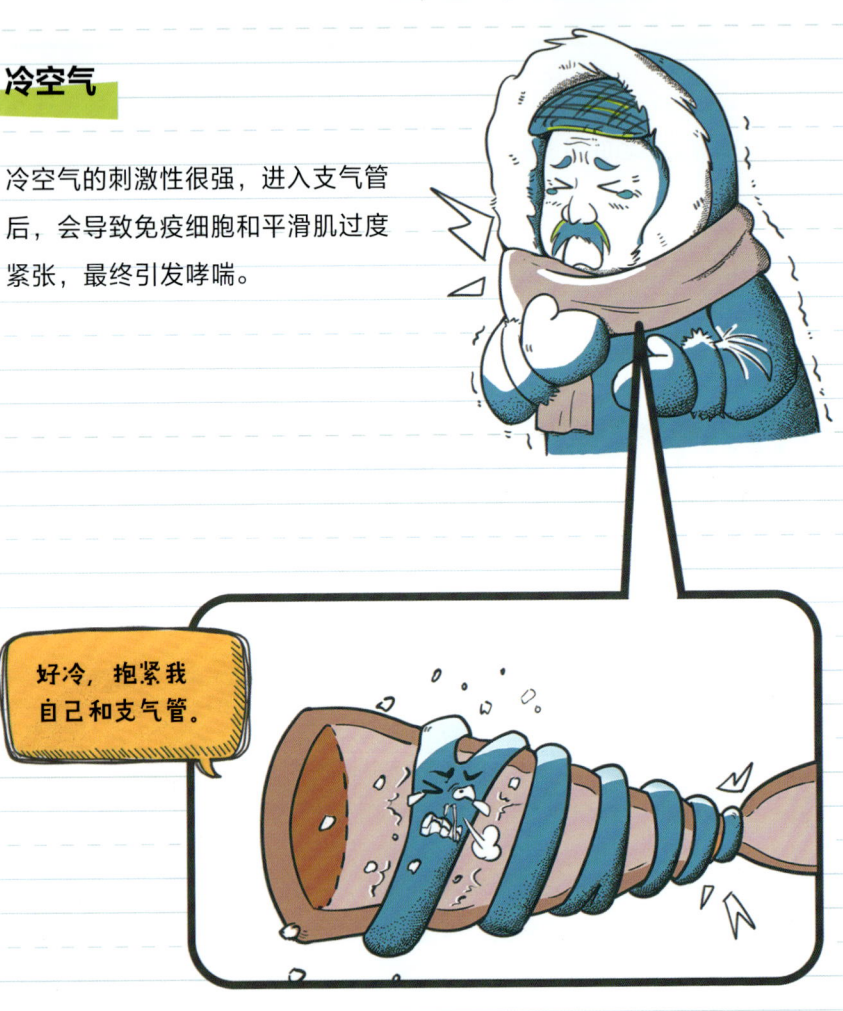

> 好冷,抱紧我自己和支气管。

值得注意的是,也有剧烈运动引发哮喘(运动性哮喘)的情况。

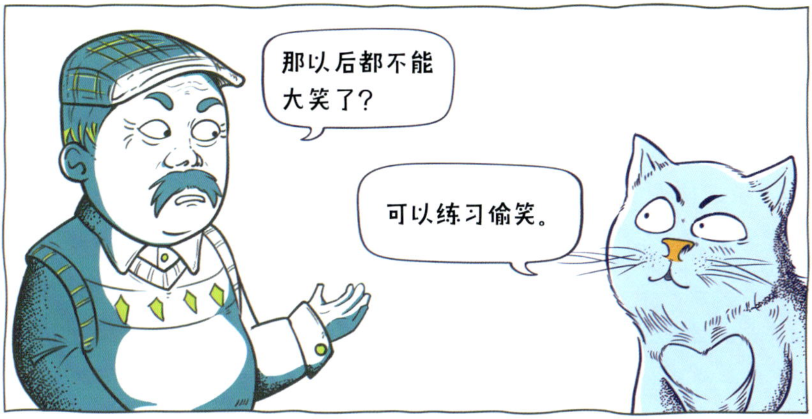
那以后都不能大笑了？
可以练习偷笑。

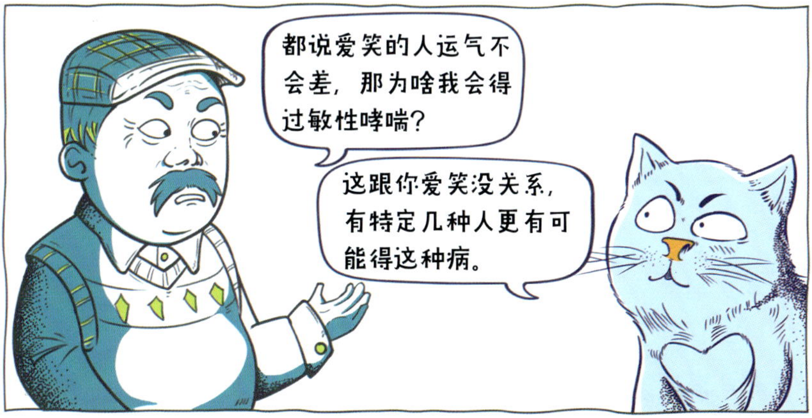
都说爱笑的人运气不会差，那为啥我会得过敏性哮喘？
这跟你爱笑没关系，有特定几种人更有可能得这种病。

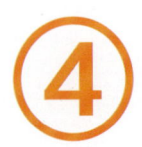

④ 哪些人容易患过敏性哮喘?
——发病人群和环境

年龄

12岁以下儿童患病率更高,因为儿童的免疫系统不成熟,更容易出现过度防御。

注:有部分患儿随着成长发育,免疫系统逐渐成熟,病情也会逐渐变轻。

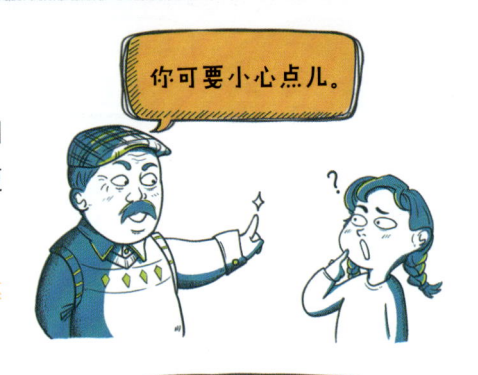

> 你可要小心点儿。

家族遗传与过敏史

有家族过敏史、患有其他过敏性疾病(比如患有过敏性鼻炎,儿时患过严重湿疹)的人更容易患过敏性哮喘。

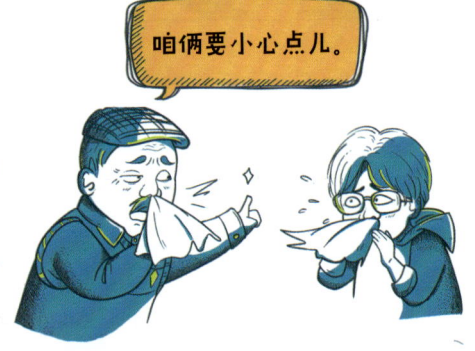

> 咱俩要小心点儿。

不良生活习惯

比如长期吸烟,烟草里的化学物质会损害呼吸道及肺的功能,导致患病概率变大。

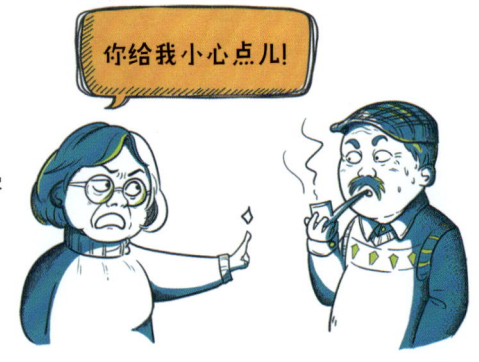

> 你给我小心点儿!

特殊环境工作者

有些特殊职业,比如面包师、油漆工、清洁工等的患病概率更大。

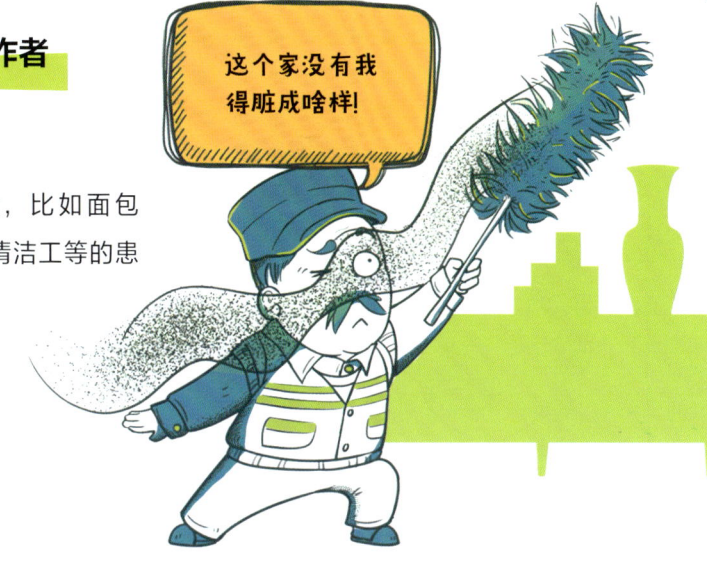

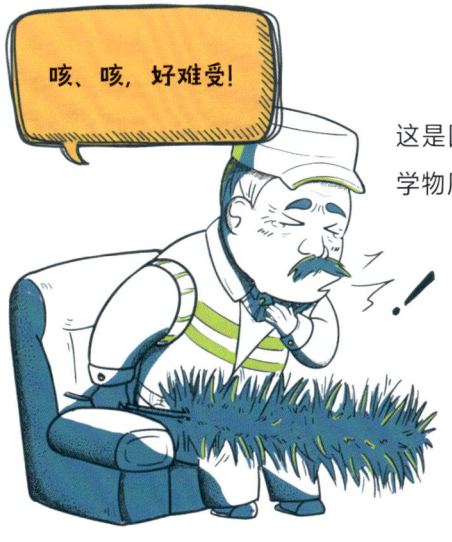

这个家没有我得脏成啥样!

咳、咳,好难受!

这是因为他们的工作环境里充满各种化学物质,它们会对支气管造成损伤。

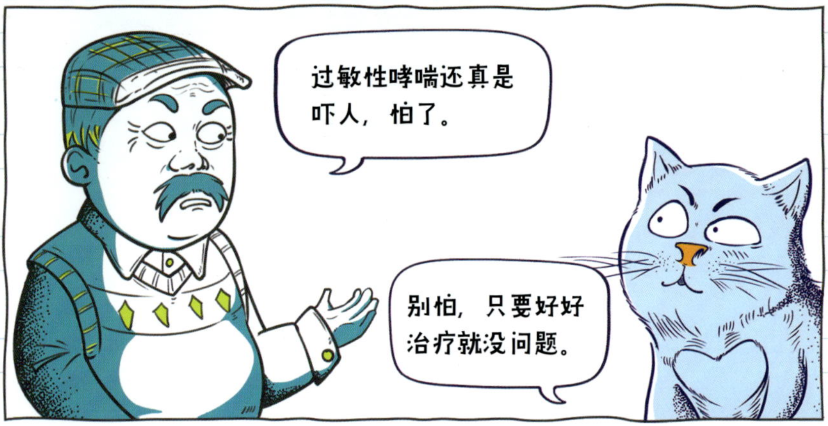
过敏性哮喘还真是吓人，怕了。
别怕，只要好好治疗就没问题。

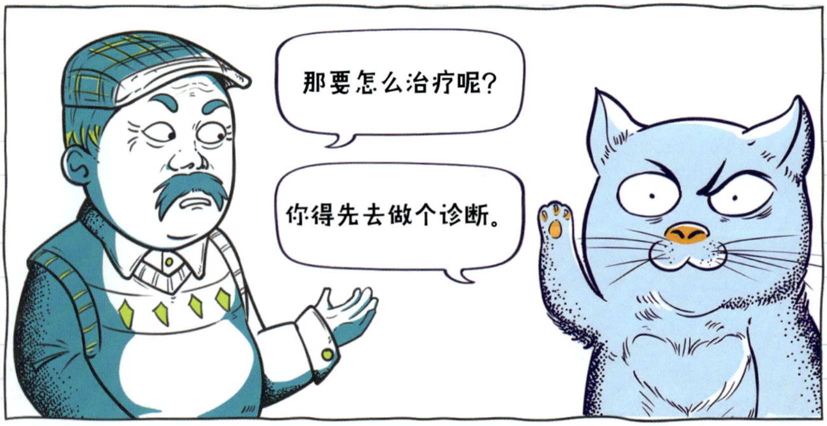
那要怎么治疗呢？
你得先去做个诊断。

⑤ 如何诊断、治疗和预防过敏性哮喘?

如果在生活中常常觉得胸闷、气短、咳嗽,尤其是在接触了某些过敏原后,症状出现或加重,那就要及时就医。

除了询问症状、过敏史,医生还会进行肺部听诊。

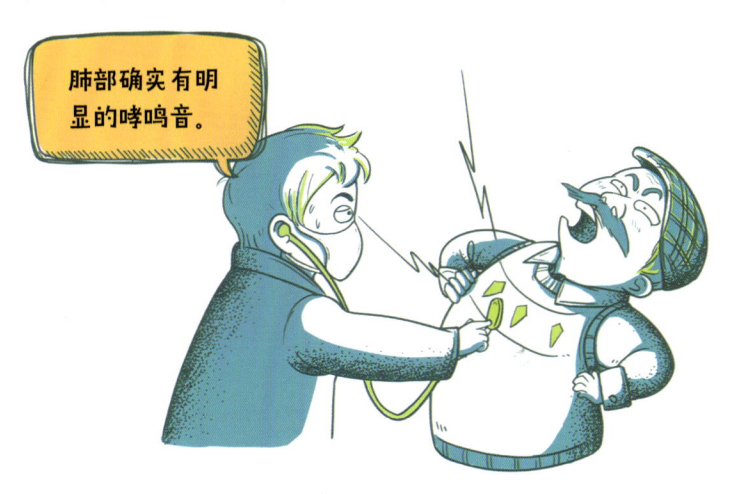

> 肺部确实有明显的哮鸣音。

然后还要做一些检查辅助诊断,比如:

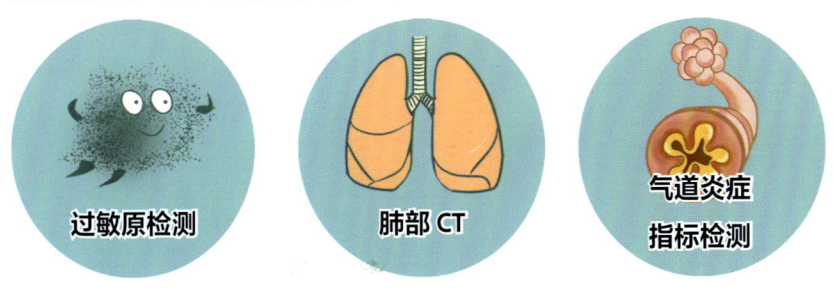

过敏原检测　　肺部 CT　　气道炎症指标检测

参考检查结果,医生就会为我们制定日常治疗方案。

药物治疗

日常用吸入器吸入含有糖皮质激素的药物（如丙酸氟替卡松、布地奈德等）来控制呼吸道炎症和气道高反应性，这是过敏性哮喘的基础治疗药物。

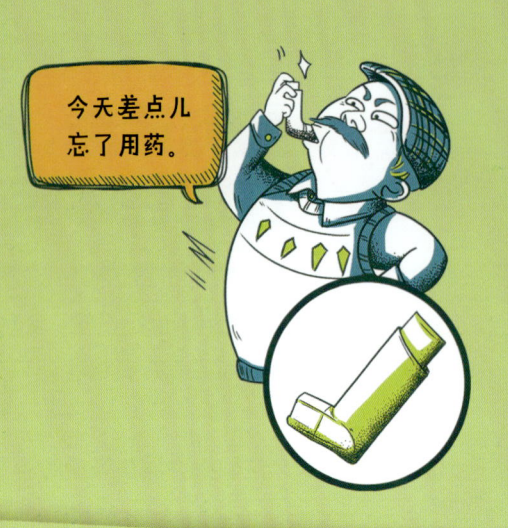

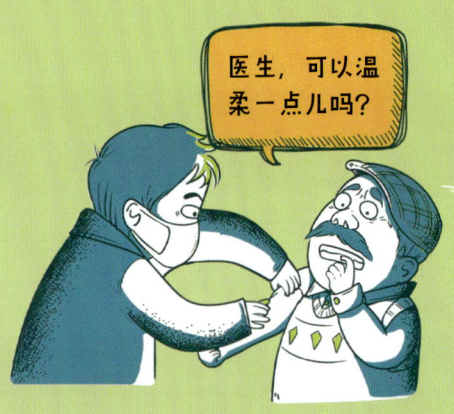

> 今天差点儿忘了用药。

脱敏疗法

定期反复接受小剂量过敏原注射，并逐渐增大剂量，让体内免疫细胞慢慢适应。

> 医生，可以温柔一点儿吗？

辅助治疗：远离过敏原

一旦确诊患有过敏性哮喘，就必须时刻注意远离过敏原，这对治疗非常重要。

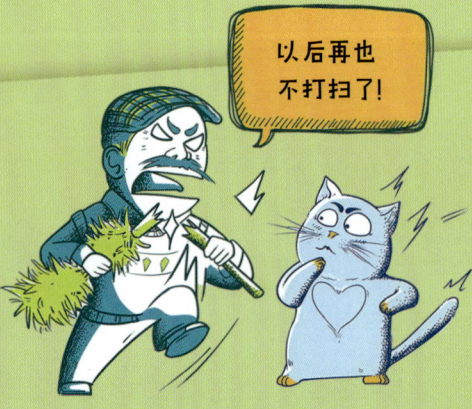

> 以后再也不打扫了！

> 如果我不及时治疗,会怎样?

> 那样病情会加重。

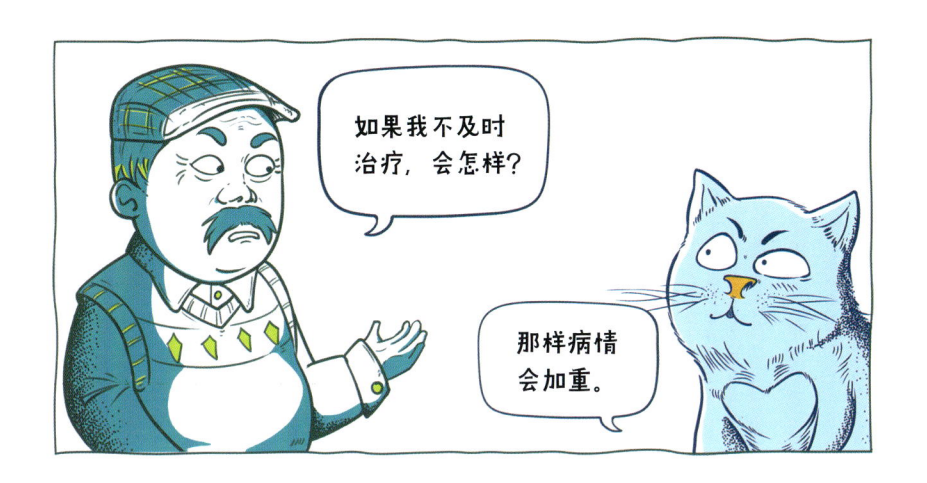

如果过敏性哮喘长期得不到良好的控制,病情就会进一步发展,变得更严重:

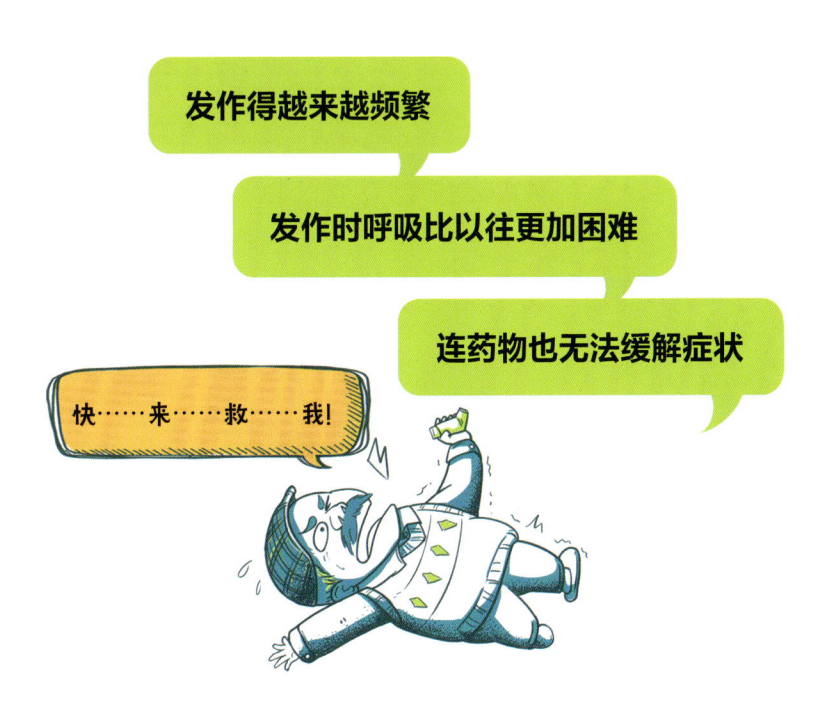

- 发作得越来越频繁
- 发作时呼吸比以往更加困难
- 连药物也无法缓解症状

> 快……来……救……我!

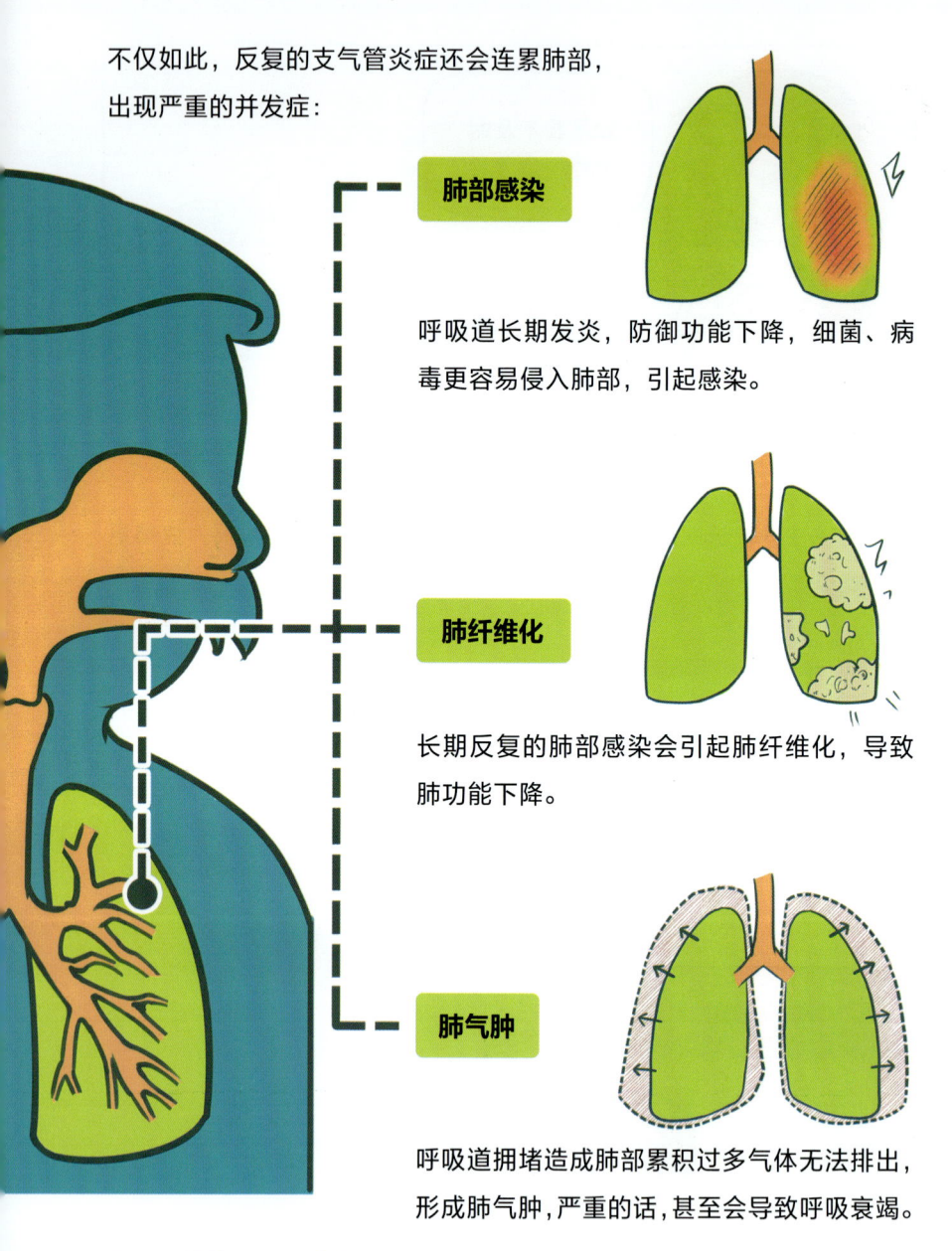

不仅如此,反复的支气管炎症还会连累肺部,出现严重的并发症:

肺部感染

呼吸道长期发炎,防御功能下降,细菌、病毒更容易侵入肺部,引起感染。

肺纤维化

长期反复的肺部感染会引起肺纤维化,导致肺功能下降。

肺气肿

呼吸道拥堵造成肺部累积过多气体无法排出,形成肺气肿,严重的话,甚至会导致呼吸衰竭。

更严重的情况下,会发展成慢性阻塞性肺疾病等疾病。

所以要听医生的话，坚持日常治疗。

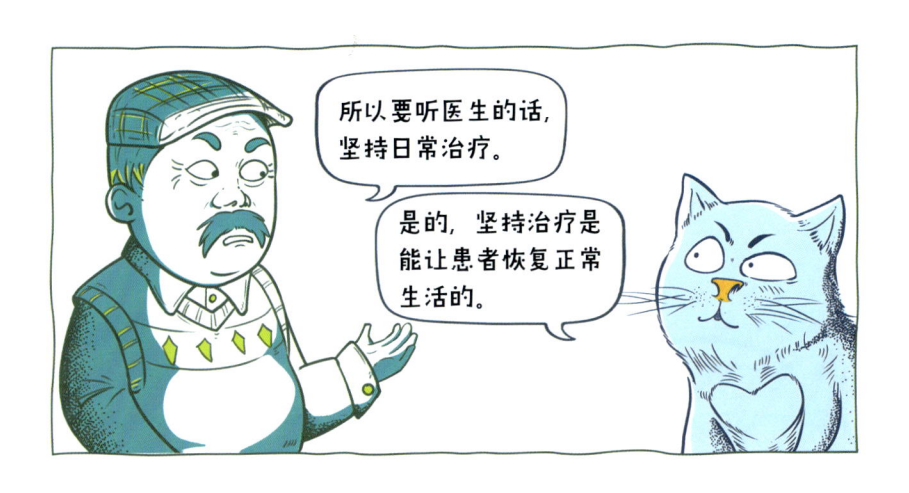

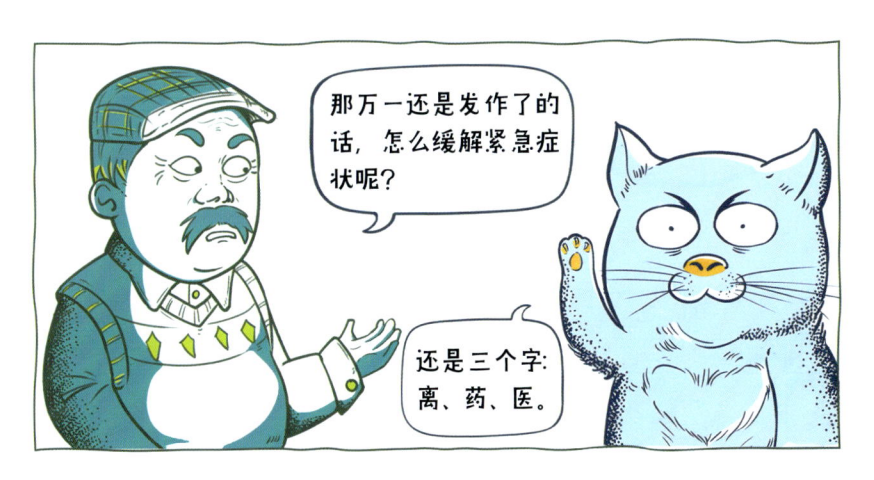

是的，坚持治疗是能让患者恢复正常生活的。

那万一还是发作了的话，怎么缓解紧急症状呢？

还是三个字：离、药、医。

紧急处理措施

离
及时远离过敏原。

哮喘发作时尽量不要剧烈运动,建议大家选择和缓的方式离开过敏原。

> 我选择快点儿走!

药
使用含有短效 β2 受体激动剂的药物,可以扩张呼吸道,缓解症状。

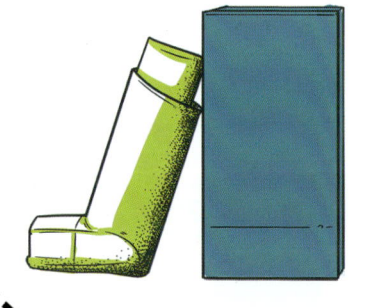

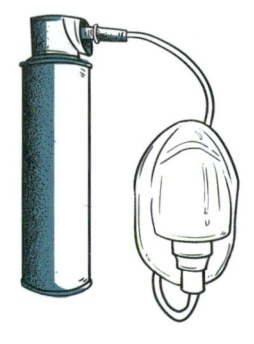

医
如果严重到存在呼吸急促、胸闷气短、口唇发绀等症状,可到医院进行氧气治疗,持续吸入低流量氧气。

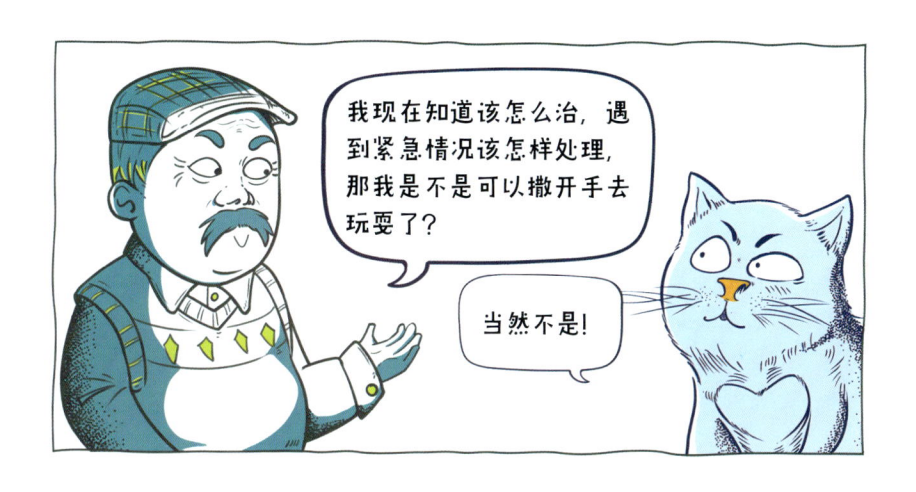

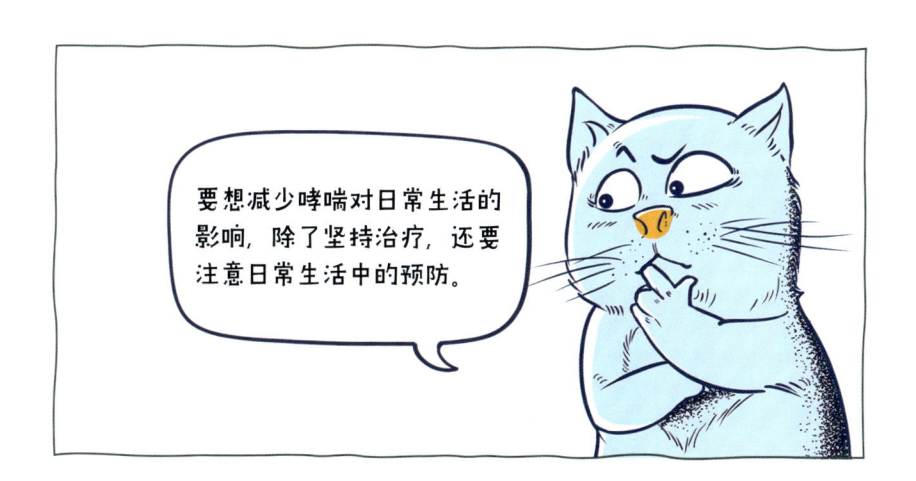

我现在知道该怎么治，遇到紧急情况该怎样处理，那我是不是可以撒开手去玩耍了？

当然不是！

要想减少哮喘对日常生活的影响，除了坚持治疗，还要注意日常生活中的预防。

日常生活中的预防措施

a. 减少身边的过敏原

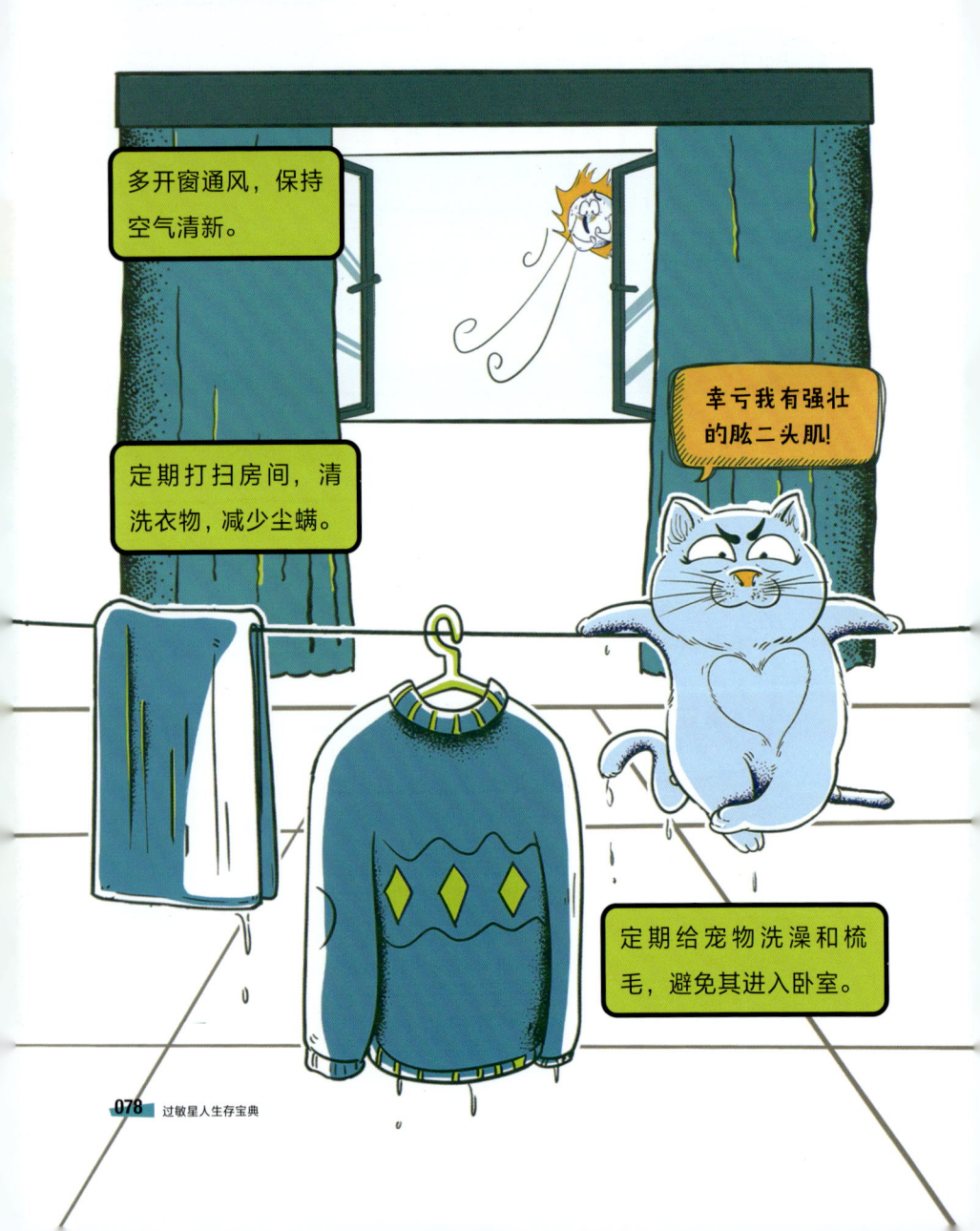

多开窗通风,保持空气清新。

定期打扫房间,清洗衣物,减少尘螨。

幸亏我有强壮的肱二头肌!

定期给宠物洗澡和梳毛,避免其进入卧室。

b. 健康生活

- 规律作息，适当锻炼（散步、游泳等），增强免疫力。
- 管理压力，理解哮喘是可控的，保持积极心态，也可以尝试通过做瑜伽、冥想等方式来放松身心。
- 调节饮食，如果确定自己对某些食物（如海鲜等）过敏，则应该完全禁食这些食物。

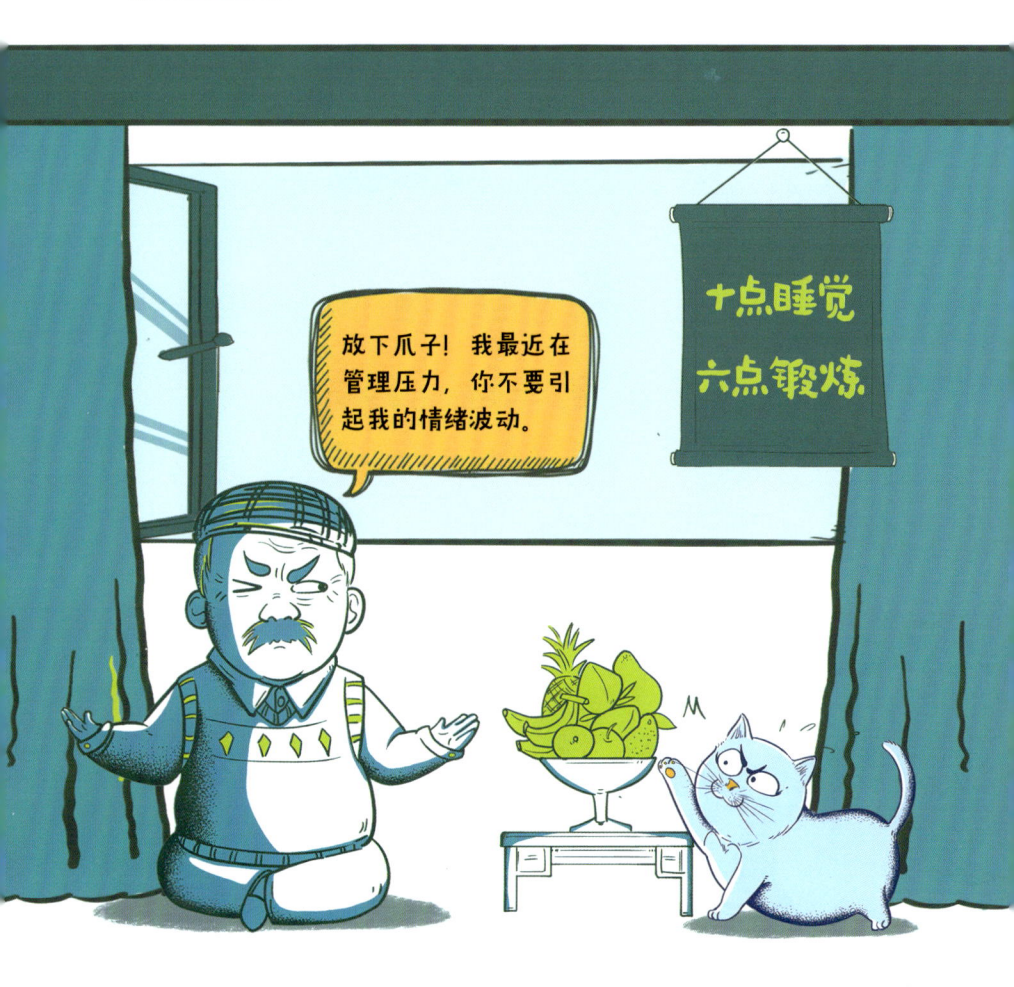

c. "哮喘行动计划"

坚持写**哮喘日记**，内容包括当天的症状、用药、接触的过敏原等，这可以让医生了解病情控制的程度。

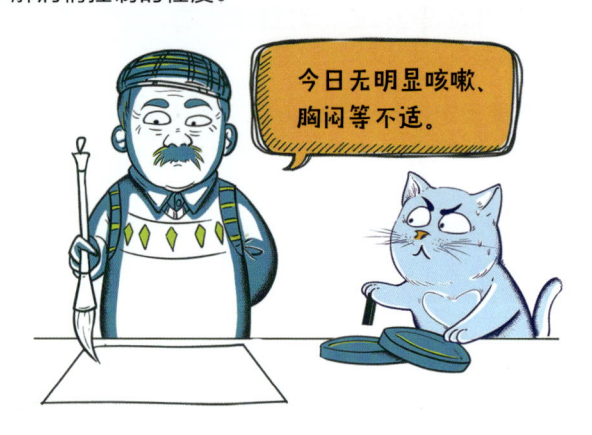

d. 告知病情

向几个信任的人告知病情，让他们可以在自己哮喘发作时帮忙。有了家人、朋友的帮助，就会更有力量对付哮喘。

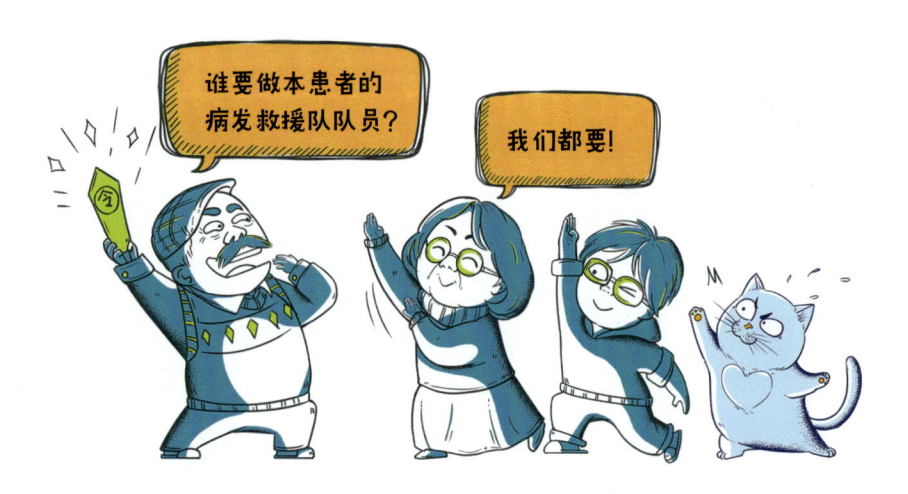

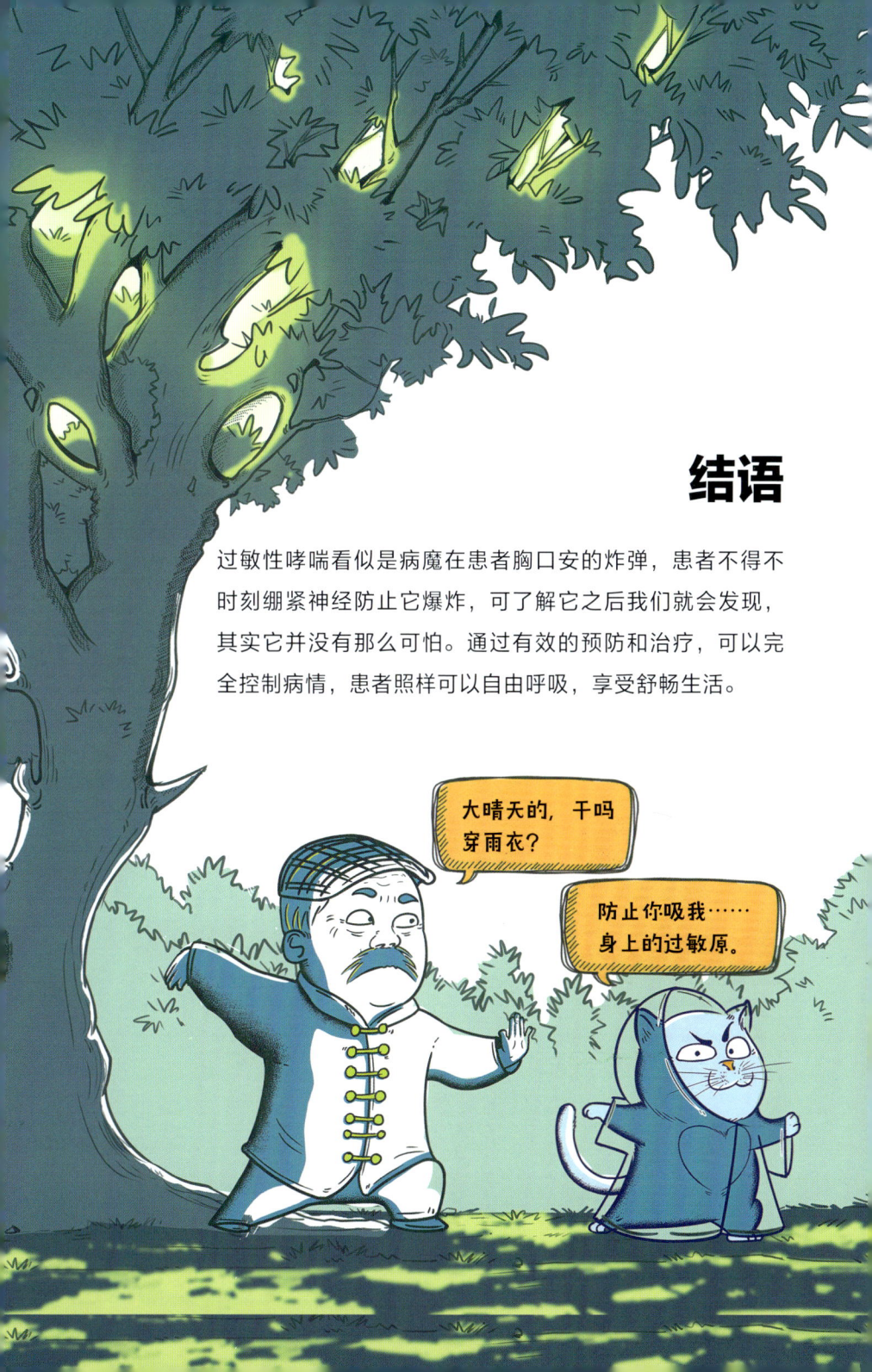

结语

过敏性哮喘看似是病魔在患者胸口安的炸弹,患者不得不时刻绷紧神经防止它爆炸,可了解它之后我们就会发现,其实它并没有那么可怕。通过有效的预防和治疗,可以完全控制病情,患者照样可以自由呼吸,享受舒畅生活。

> 大晴天的,干吗穿雨衣?

> 防止你吸我……身上的过敏原。

3

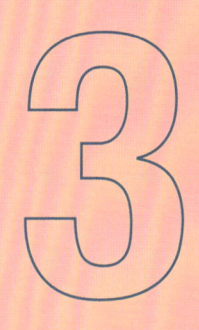

皮肤的叛乱：
皮肤过敏大作战

云想衣裳花想容，一照镜子脸通红

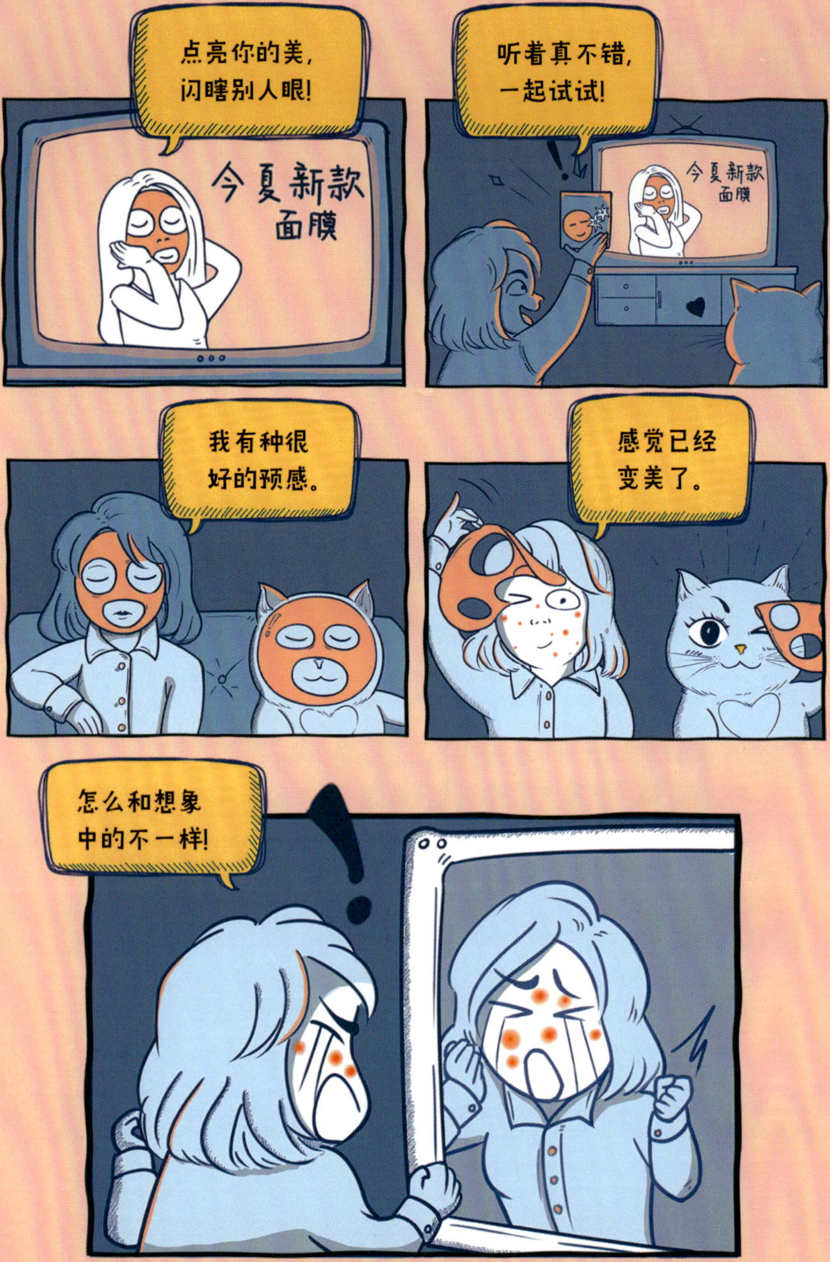

点亮你的美，闪瞎别人眼！
今夏新款面膜
听着真不错，一起试试！
今夏新款面膜
我有种很好的预感。
感觉已经变美了。
怎么和想象中的不一样！

在用完护肤品后,好端端的一张脸竟然出现了各种不适症状:红疹、瘙痒、刺痛……原本想尽情绽放美丽,现在越照镜子越自闭。

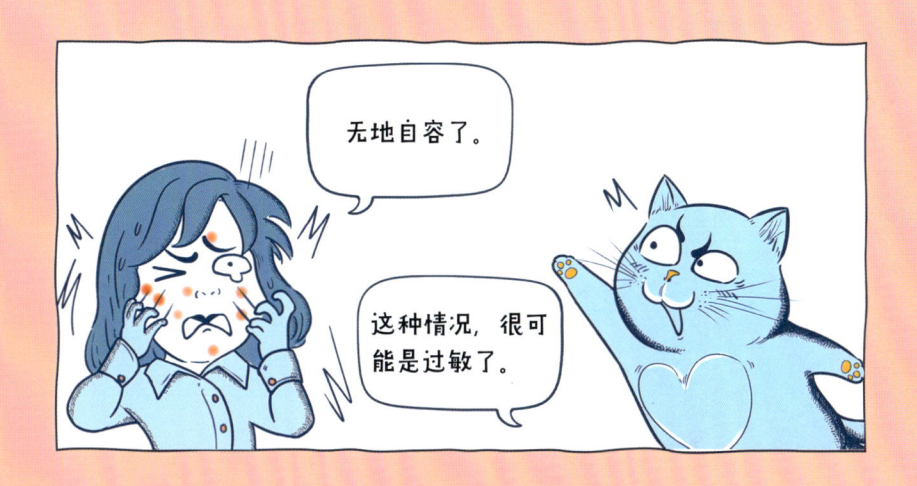

> 无地自容了。

> 这种情况,很可能是过敏了。

相信大家在看了之前的内容之后,对过敏性疾病的发病机制已经很熟悉了。

而这一次,过敏的主战场是皮肤。那么问题来了:好好地敷个面膜,怎么免疫系统又出动了?让我们一起去皮肤内部看看到底是怎么回事!

① 皮肤之责
——皮肤的屏障功能

怎么进不去?

讲过敏之前,我们先来了解一下皮肤结构。皮肤是保卫人体的第一道防线,也是人体最大的器官,主要有三层。

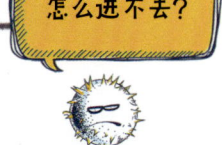

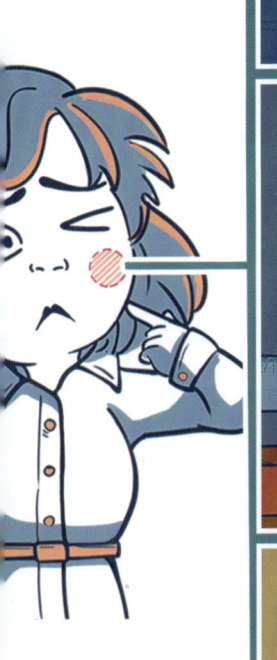

表皮层

皮肤最外层,负责防止病菌入侵,抵御紫外线辐射,等等。

真皮层

这层有丰富的血管和神经末梢,负责给皮肤提供营养,向大脑传递感觉。

神经末梢

血管

皮下组织

主要由脂肪细胞组成,负责储存能量,保护内部器官。

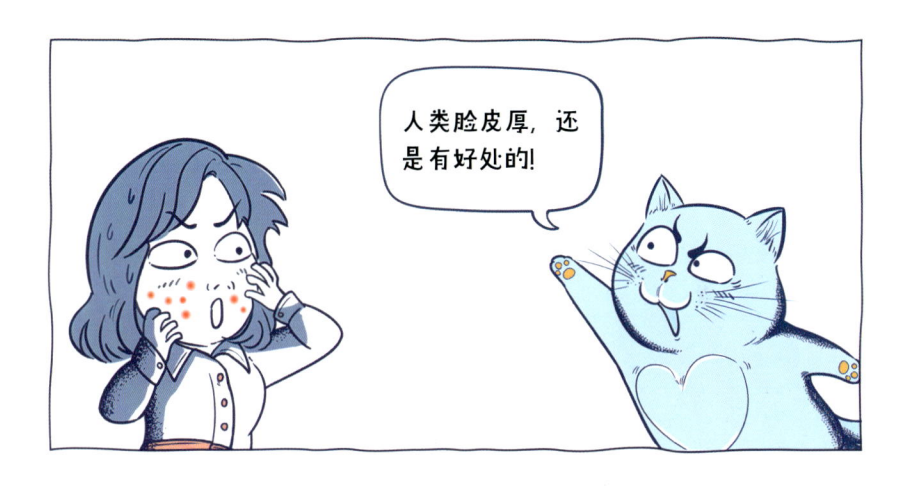

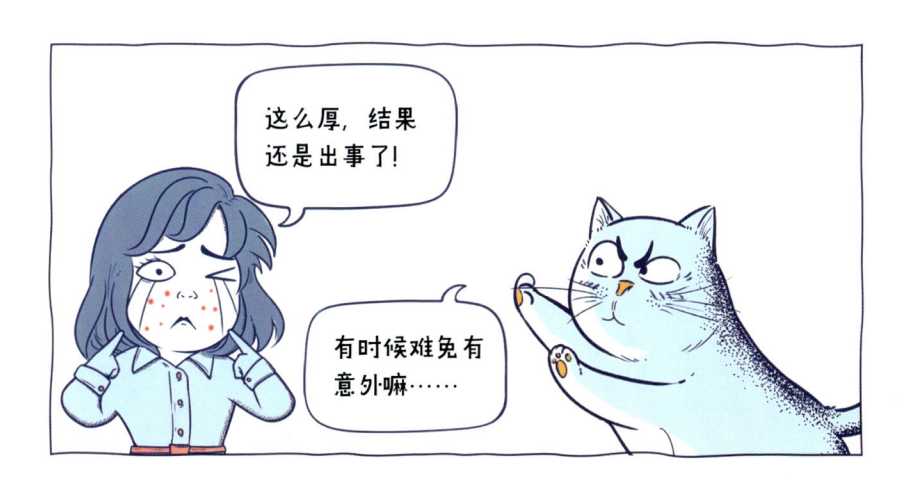

有这三层屏障的防御，一般物质无法进入人体。所以说——

人类脸皮厚，还是有好处的！

这么厚，结果还是出事了！

有时候难免有意外嘛……

正常来说,如果有漏网之鱼侥幸进入皮肤,也不必惊慌。

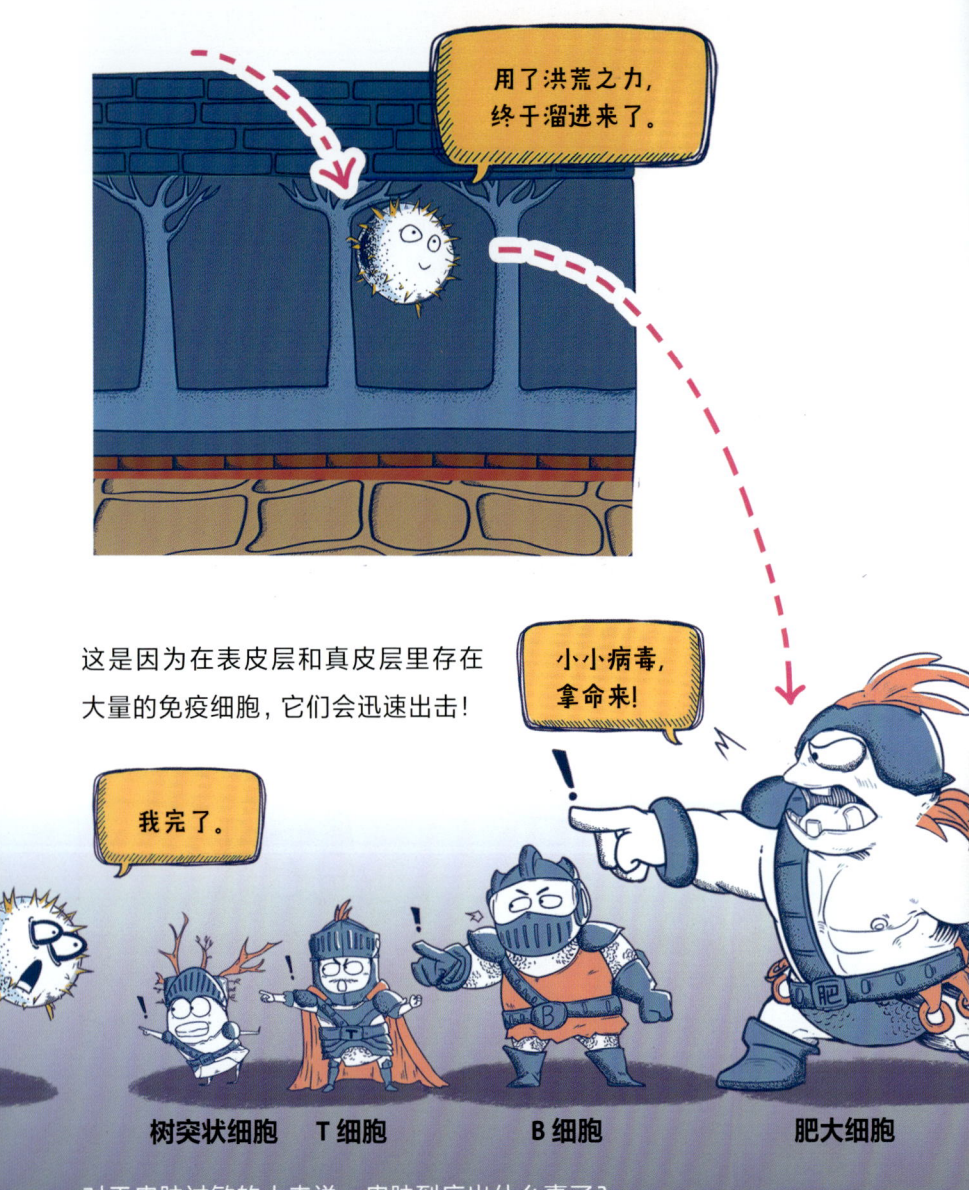

> 用了洪荒之力,终于溜进来了。

> 小小病毒,拿命来!

这是因为在表皮层和真皮层里存在大量的免疫细胞,它们会迅速出击!

> 我完了。

树突状细胞　　T细胞　　　　B细胞　　　　　肥大细胞

对于皮肤过敏的人来说,皮肤到底出什么事了?

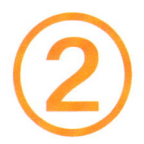

② 皮肤过敏的发病机制

化妆品和洗护用品里可能含有染料、香精等化学成分。一般来说，它们是无害的。

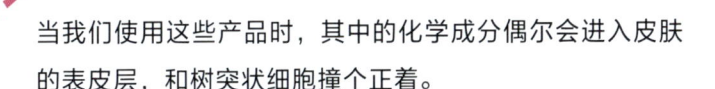

> 我是阿香。

当我们使用这些产品时，其中的化学成分偶尔会进入皮肤的表皮层，和树突状细胞撞个正着。

> 你坏，我要逮捕你！

> 你好！

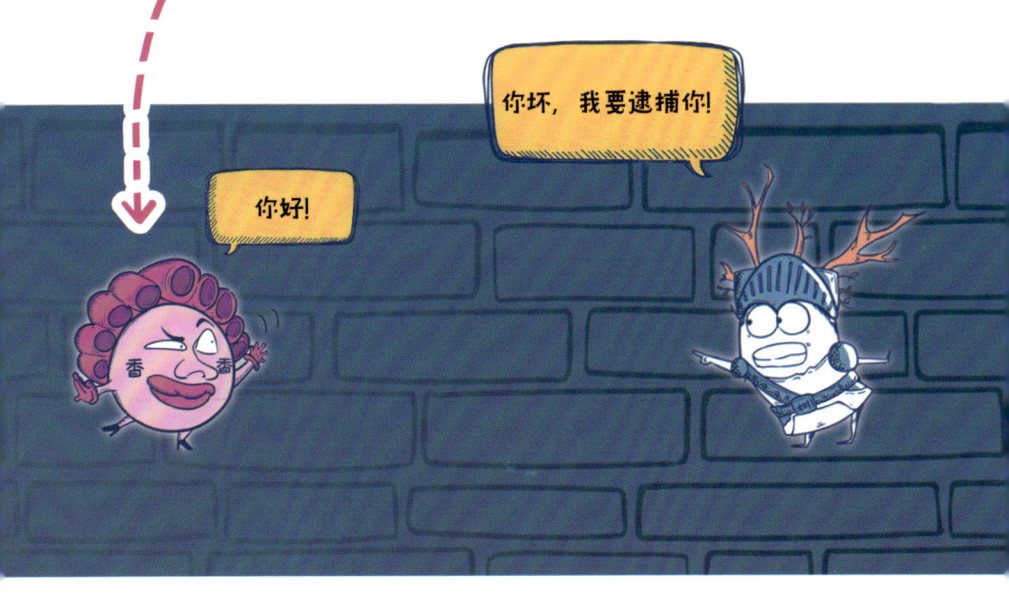

接着,树突状细胞会带着香精来到真皮层,将其移交给其他免疫细胞。

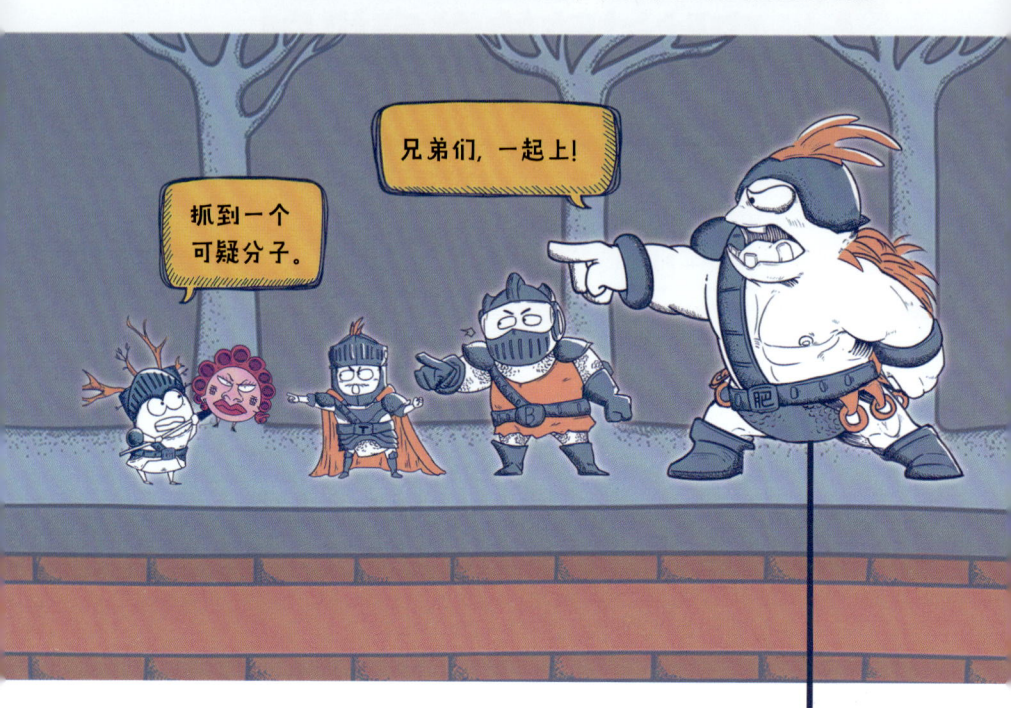

> 抓到一个可疑分子。

> 兄弟们,一起上!

具体的过程,前文已经叙述过了,这里不再赘述。我们主要来看看,肥大细胞遇见敌人时,为什么要释放组胺,以及这些组胺起了什么作用。

肥大细胞作为免疫细胞的主力军之一,虽然能力强,但容易紧张。一看到香精,它就感觉不妥。

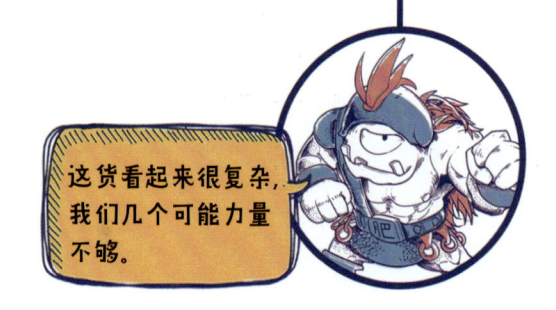

> 这货看起来很复杂,我们几个可能力量不够。

接着,他二话不说,立马决定**搬救兵**!

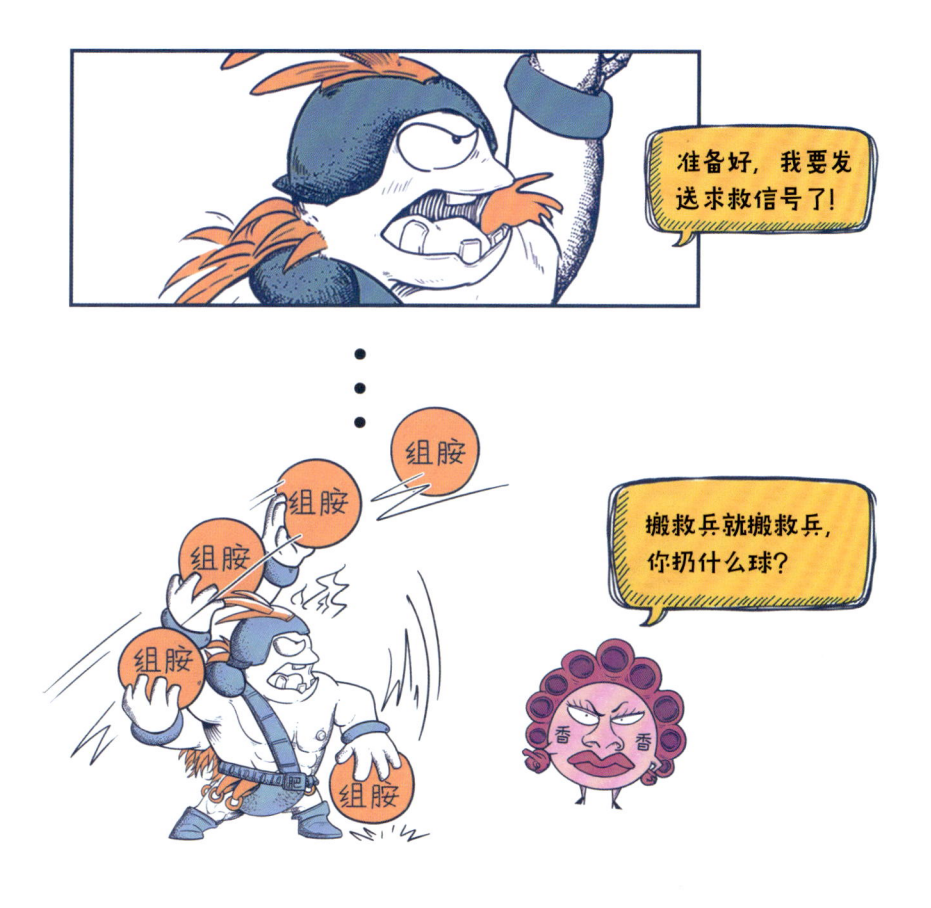

肥大细胞释放的是一种化学物质,叫组胺。它可以到达身体各处,召集不同力量来对付香精。

但没想到,在这个过程中,皮肤受到了损伤。让我们一起来看看具体是怎么回事。

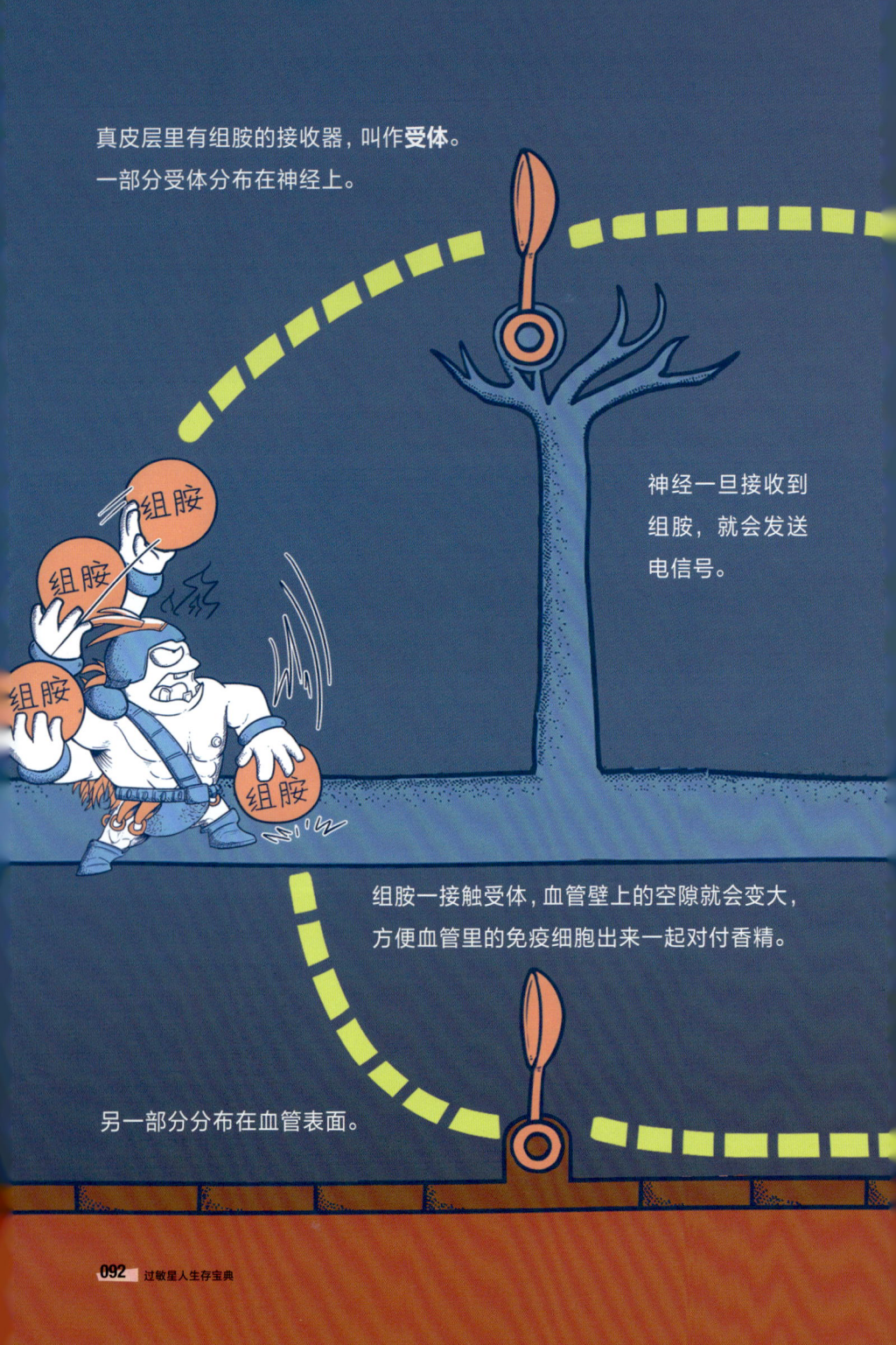

真皮层里有组胺的接收器，叫作**受体**。
一部分受体分布在神经上。

神经一旦接收到组胺，就会发送电信号。

组胺一接触受体，血管壁上的空隙就会变大，方便血管里的免疫细胞出来一起对付香精。

另一部分分布在血管表面。

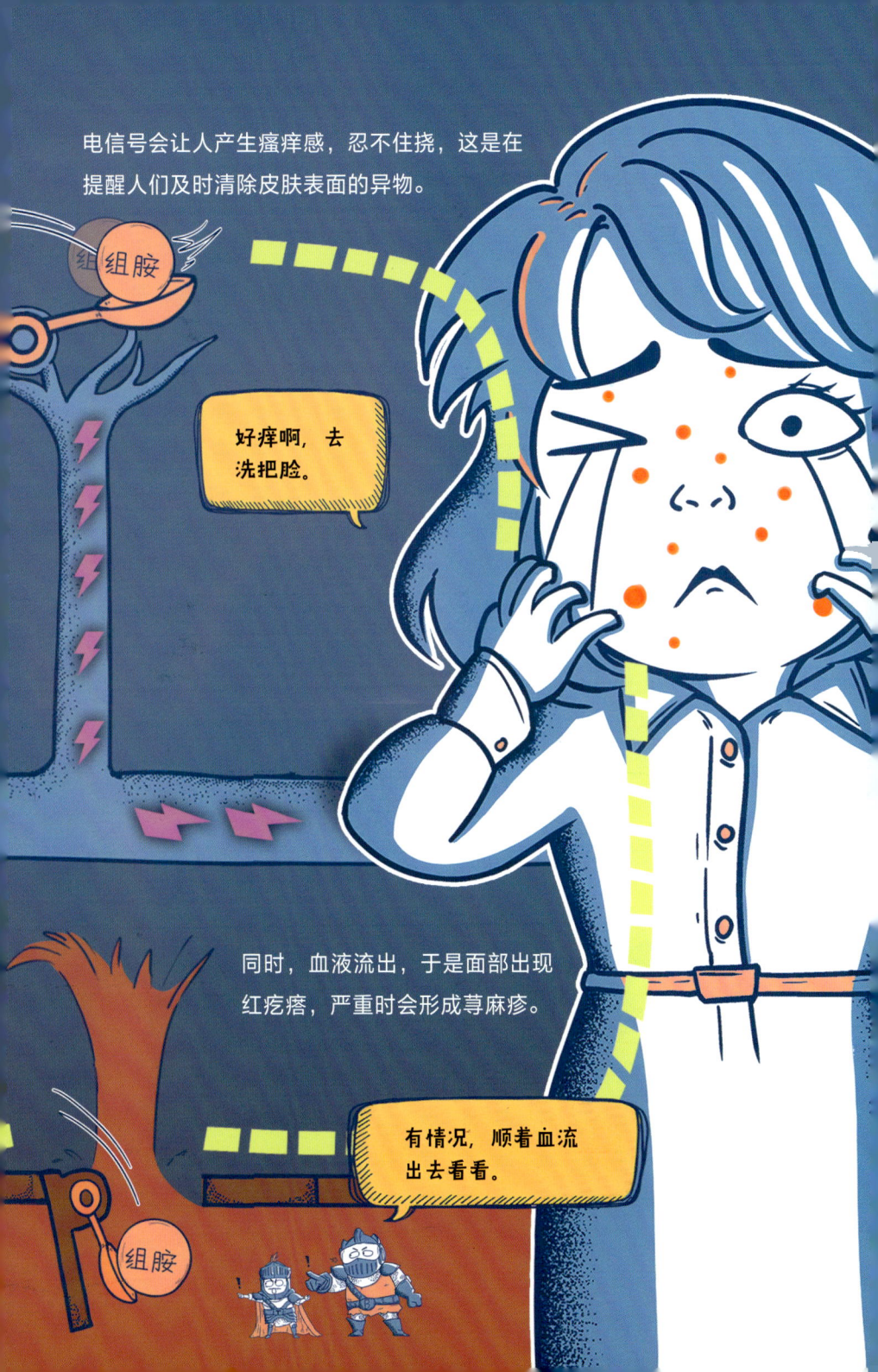

电信号会让人产生瘙痒感,忍不住挠,这是在提醒人们及时清除皮肤表面的异物。

组胺

好痒啊,去洗把脸。

同时,血液流出,于是面部出现红疙瘩,严重时会形成荨麻疹。

有情况,顺着血流出去看看。

组胺

总的来说，肥大细胞为了搬救兵来对付香精，一边刺激神经让我们洗脸，一边刺激血管让战友支援，结果一不小心，令我们没有"好脸面"！真可谓——

杀敌一千，自损八百！

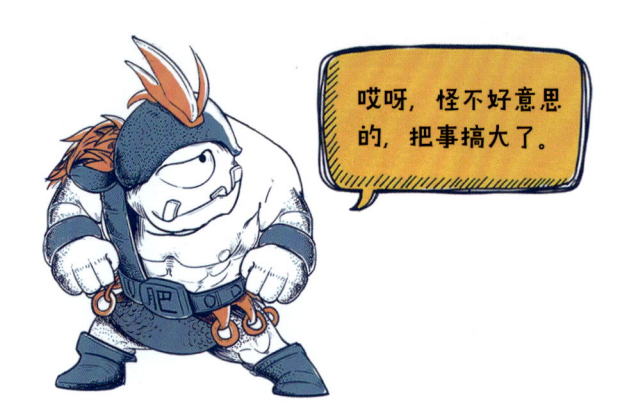

> 哎呀，怪不好意思的，把事搞大了。

需要注意的是，在正常情况下，肥大细胞不会过度反应，只有过敏人群接触特定过敏原，才会刺激肥大细胞释放组胺。

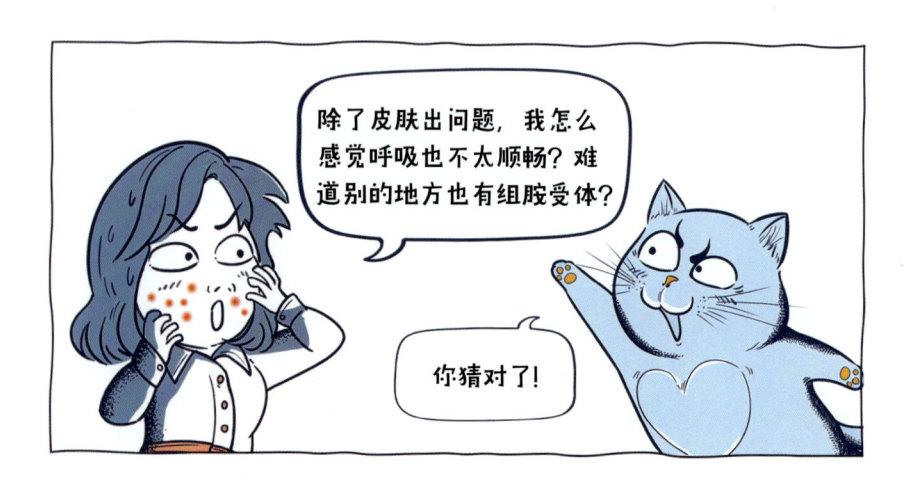

> 除了皮肤出问题，我怎么感觉呼吸也不太顺畅？难道别的地方也有组胺受体？

> 你猜对了！

呼吸道的黏膜和平滑肌上也有组胺受体，因此，出现皮肤过敏后不及时处理的话，还可能会出现呼吸道症状。

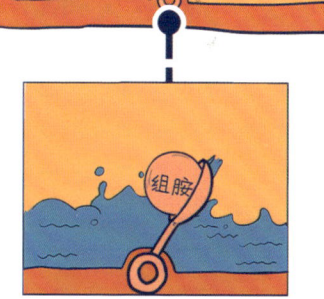

黏膜：接触组胺会分泌更多液体，让人流鼻涕。

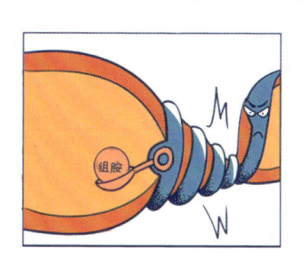

平滑肌：接触组胺会收缩，让人呼吸困难。

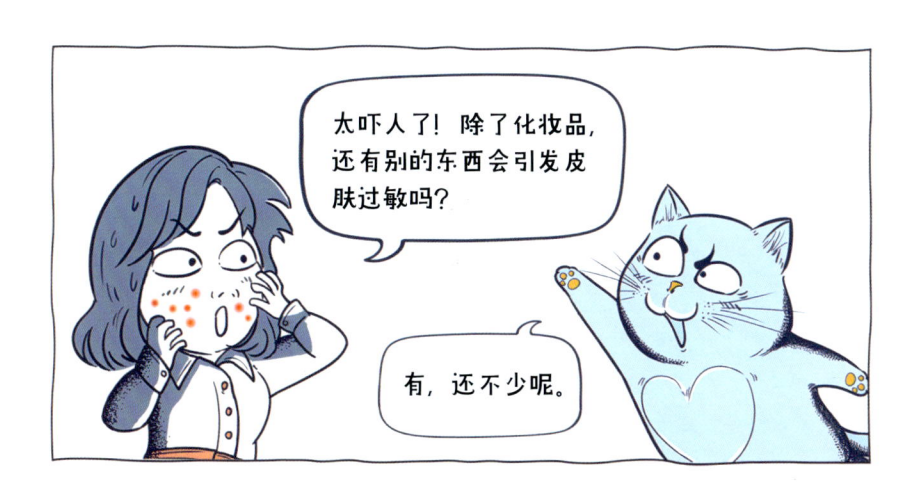

太吓人了！除了化妆品，还有别的东西会引发皮肤过敏吗？

有，还不少呢。

③ 常见的皮肤过敏原

昆虫毒液
被蚂蚁、蜂虫叮咬后,它们会往叮咬部位注入唾液、毒液,这些液体中的某些成分可能会被免疫细胞识别为有害物质,导致过敏反应。

金属
金属在汗液的作用下,可能会释放微量离子。这些离子能渗透皮肤,和免疫细胞相遇,被免疫细胞攻击,比如发生镍过敏。

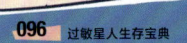

紫外线

暴晒后，有些人的皮肤会瘙痒、肿胀，这可能是日光性皮炎，类似于过敏反应。需要注意的是，紫外线严格来说属于物理刺激，不算过敏原。

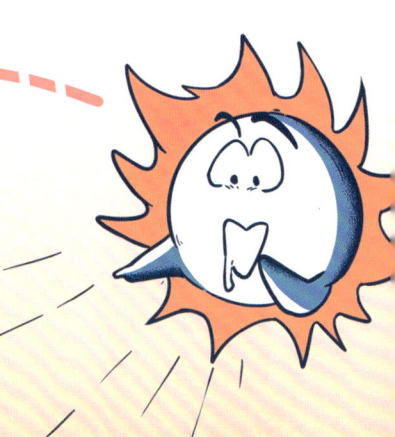

其他

前面提到的化妆品也是常见过敏原。

此外，像花粉、海鲜等容易引发过敏性鼻炎的物质，也可能让我们患上过敏性皮肤病。

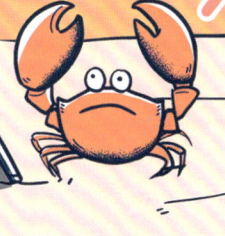

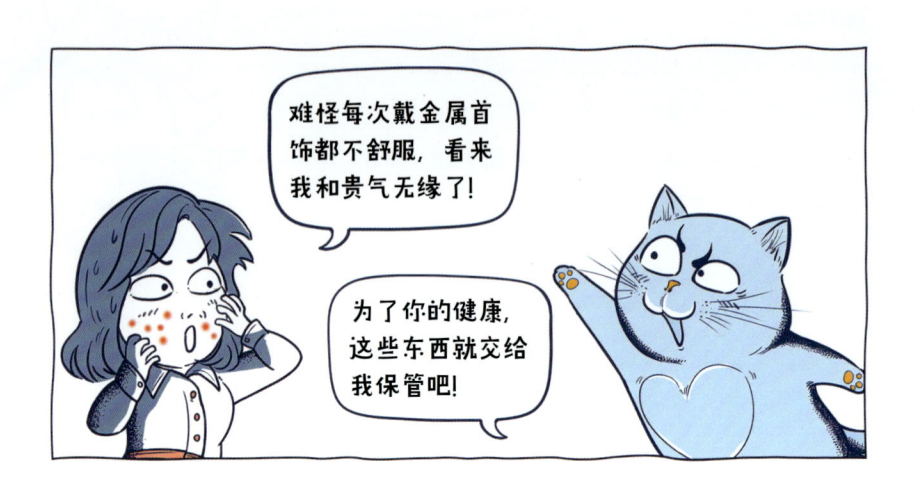

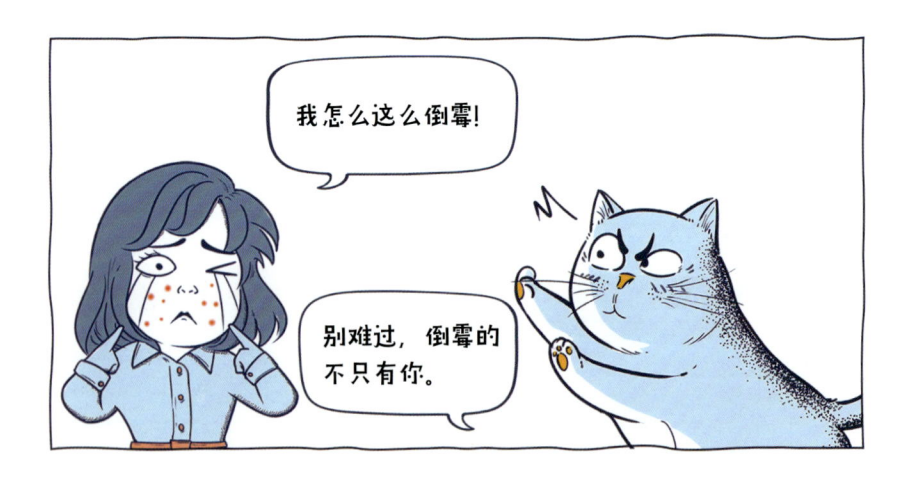

任何人都可能碰到皮肤过敏的情况，但有些人或许比别人更容易中招。

④ 哪些人属于皮肤易过敏人群？

敏感肌人群

有数据显示，我国每3名女性中就有1名是敏感肌，脸动不动就泛红、脱皮，这代表皮肤受到了损伤。造成皮肤损伤的原因包括：

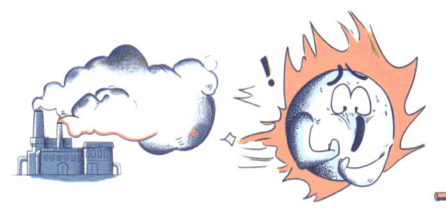

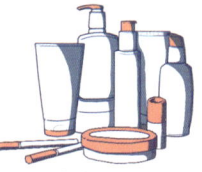

- 空气污染
- 气候干燥
- 频繁使用刺激性化妆品
- 皮肤长期大量涂抹激素药物

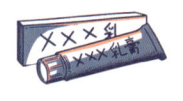

这会导致外界物质更容易进入皮肤内部，增加过敏概率。

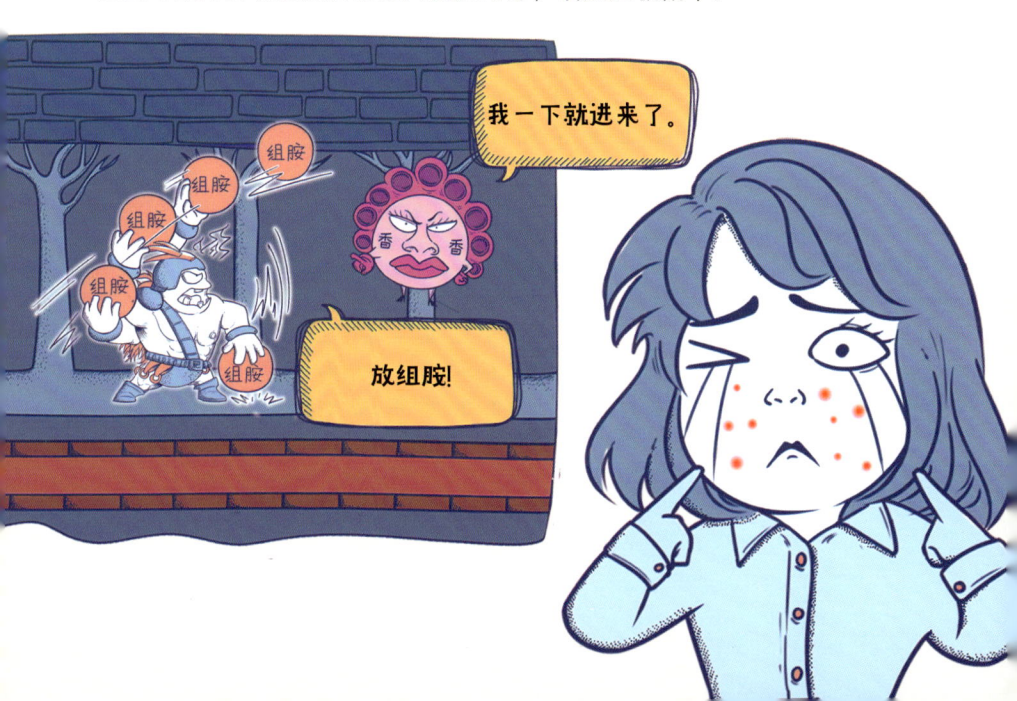

过度清洁皮肤的人

洗脸时间过长,频繁洗脸,过度使用洗脸刷、洁面仪,以及使用清洁力太强的洁面产品等,都可能会损伤皮肤,增加过敏概率。

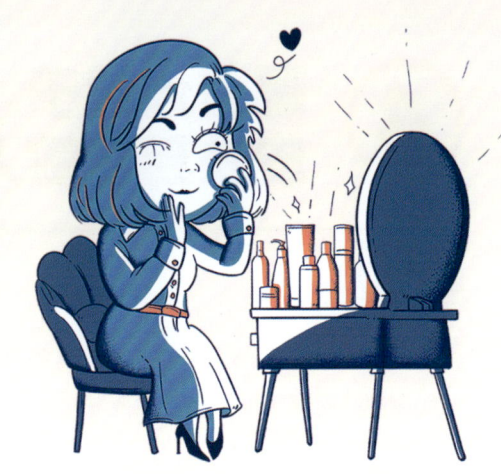

生活方式不太健康的人

压力大、饮食不规律、经常熬夜,都会影响我们的免疫系统,让它更容易受刺激。

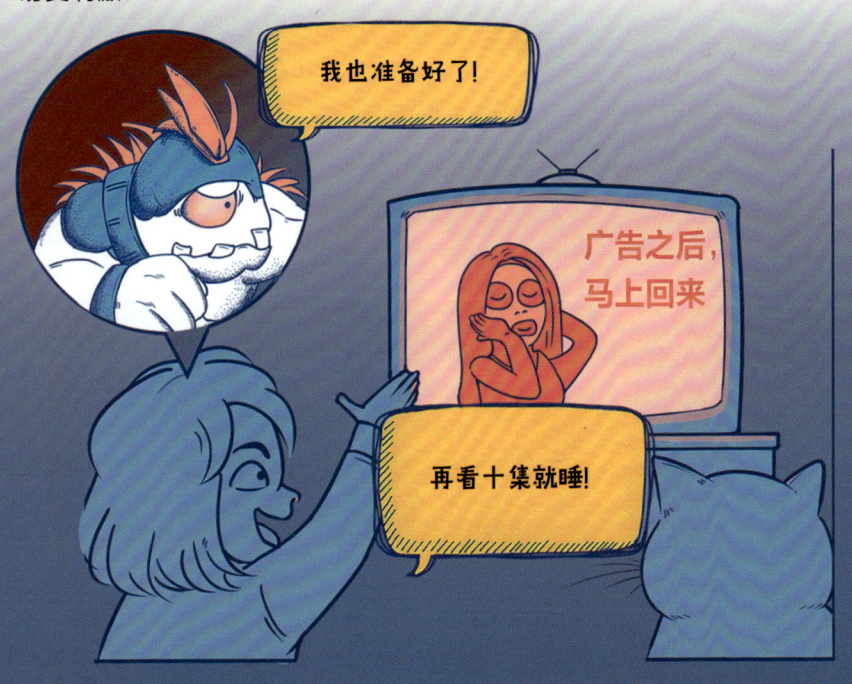

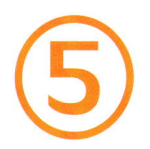

⑤ 皮肤过敏的诊断、治疗和预防

如果已经出现皮肤过敏,感觉瘙痒难耐,患者可以采取以下做法。

洗
用温水轻洗皮肤,把过敏原洗掉,减少对皮肤的刺激。

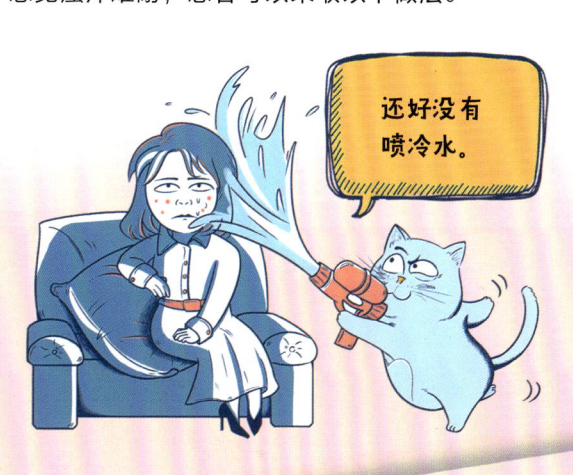

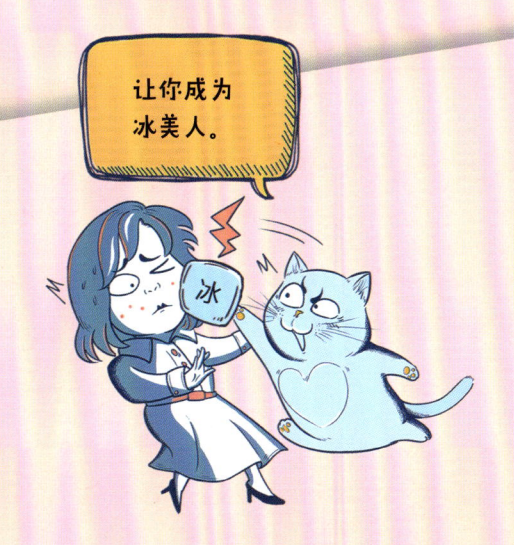

> 还好没有喷冷水。

> 让你成为冰美人。

敷
用毛巾包裹冰块适当冷敷皮肤,可以收缩血管,缓解红疹、瘙痒症状。

接下来还要及时去看医生,帮助皮肤恢复健康状态。

到医院后,医生会通过询问患者的病史,观察患者的皮肤状况,来对病情做初步的判断。

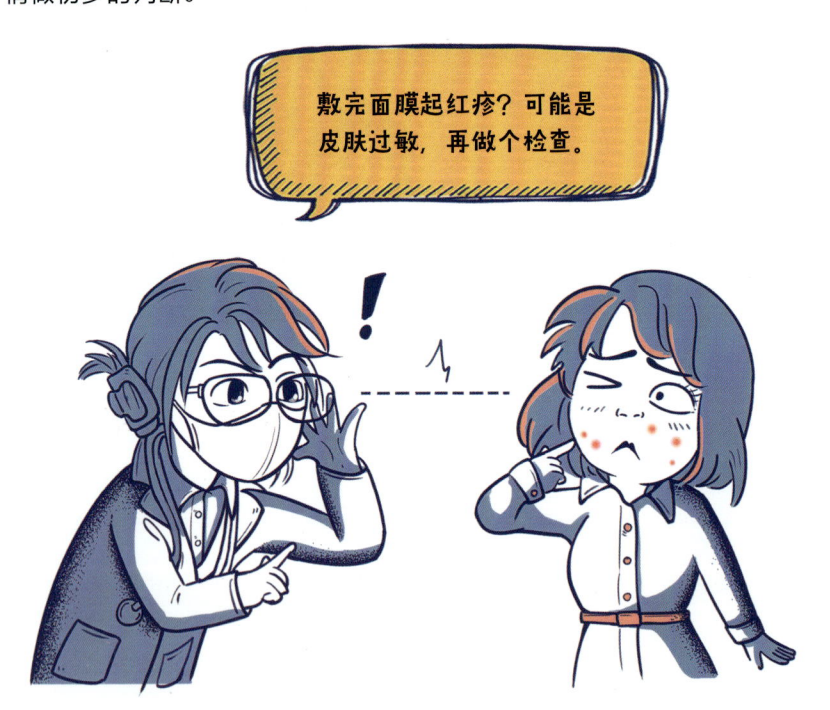

> 敷完面膜起红疹?可能是皮肤过敏,再做个检查。

接着,为了进一步确认过敏原,医生会根据问诊情况,建议患者做相应的过敏测试,比如斑贴试验。

斑贴试验

如果过敏原疑似护肤品、金属等物质,则往往会用这一方式来检测。检测时,医生会在患者背部贴上过敏原测试贴片。

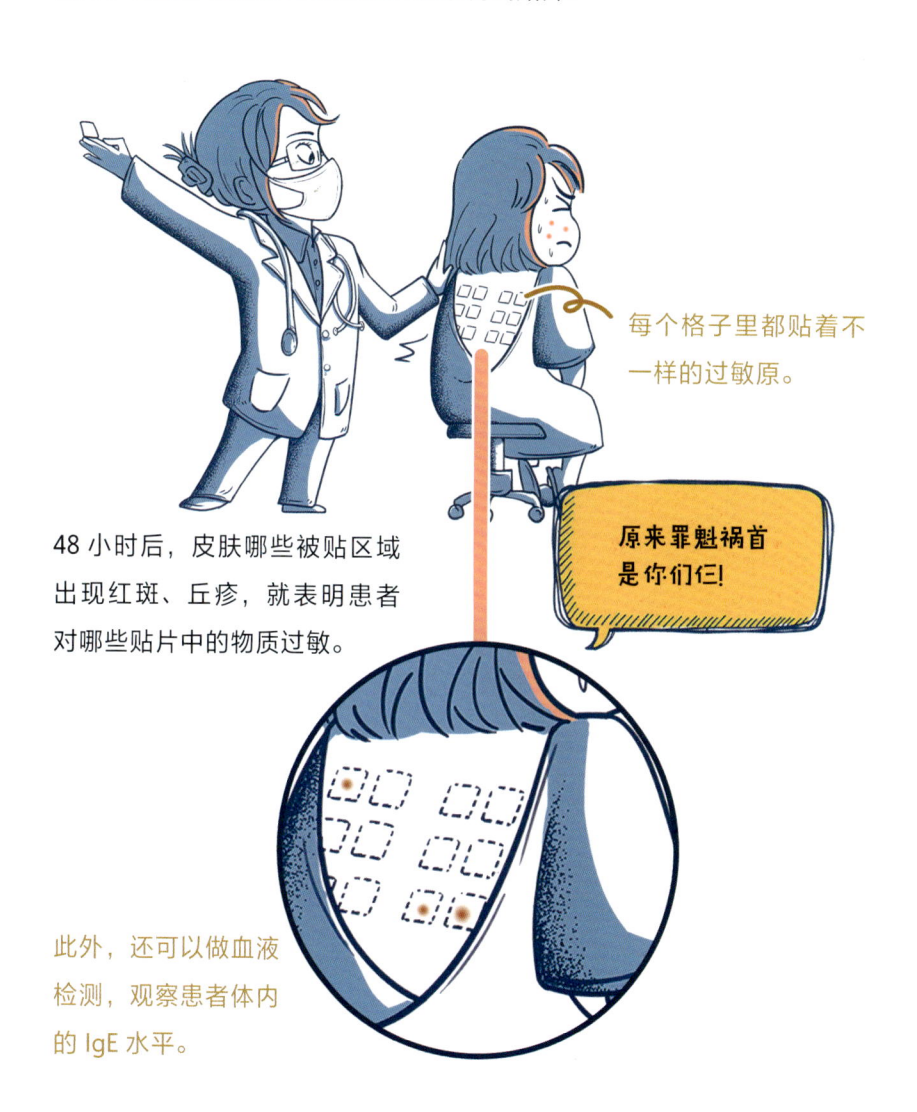

每个格子里都贴着不一样的过敏原。

48小时后,皮肤哪些被贴区域出现红斑、丘疹,就表明患者对哪些贴片中的物质过敏。

原来罪魁祸首是你们们!

此外,还可以做血液检测,观察患者体内的 IgE 水平。

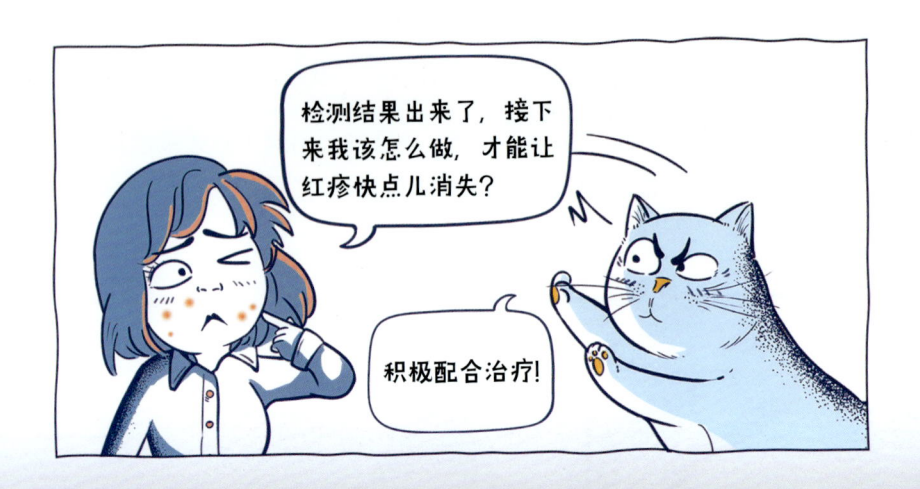

> 检测结果出来了,接下来我该怎么做,才能让红疹快点儿消失?

> 积极配合治疗!

接下来,医生会根据症状和检测结果,制定治疗方案。

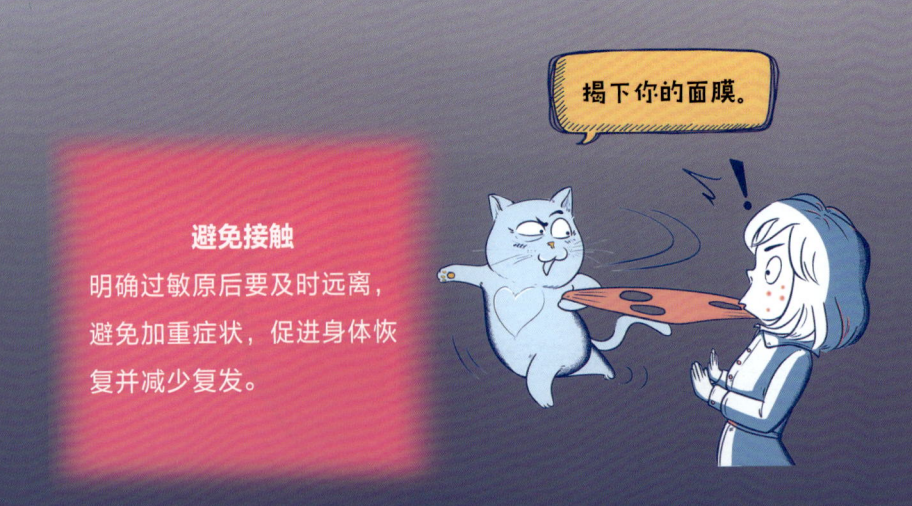

> 揭下你的面膜。

避免接触
明确过敏原后要及时远离,避免加重症状,促进身体恢复并减少复发。

> 脸上起红疹，就好好照脸。

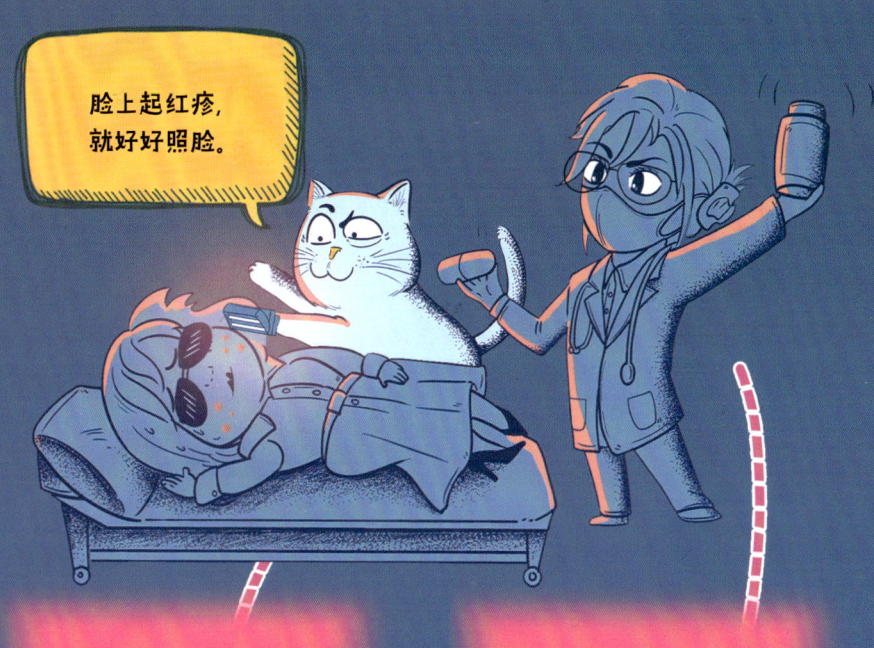

光疗
使用特定波长的光线照射过敏部位，调节免疫系统，降低肥大细胞的活性，达到抗炎的目的。

用药
服用抗组胺药，比如苯海拉明、西替利嗪，减少组胺的释放；使用抗炎药，如外涂的他克莫司软膏，减轻体内炎症反应。

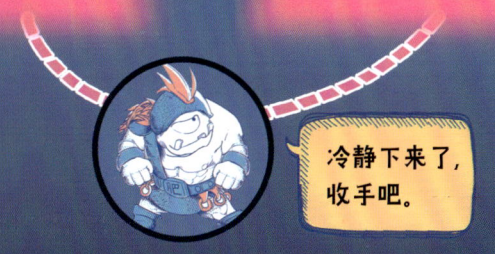

> 冷静下来了，收手吧。

无论是光疗还是用药，都要遵医嘱。相信通过积极的治疗，就能解决"切肤之痛"！

要降低皮肤过敏的风险,我们该怎么办呢?

合理护肤

无论是化妆品还是洗护用品,都使用温和不刺激的、不含过敏原(香精、染料等)的产品;避免过度清洁,伤害肌肤。

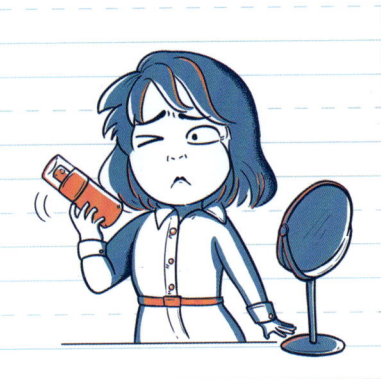

> 这瓶刺激的不用也罢,毕竟……

> 旧的不去,新的不来!

使用新的护肤品前,先将产品用于手腕内侧、耳后等区域来测试,没问题再上脸使用。

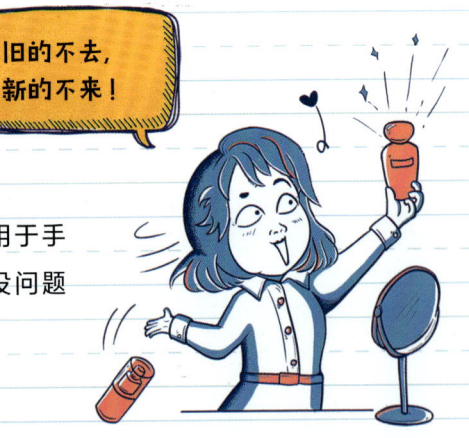

出门戴帽子、墨镜,打遮阳伞,做好防晒,减少紫外线对皮肤的伤害。

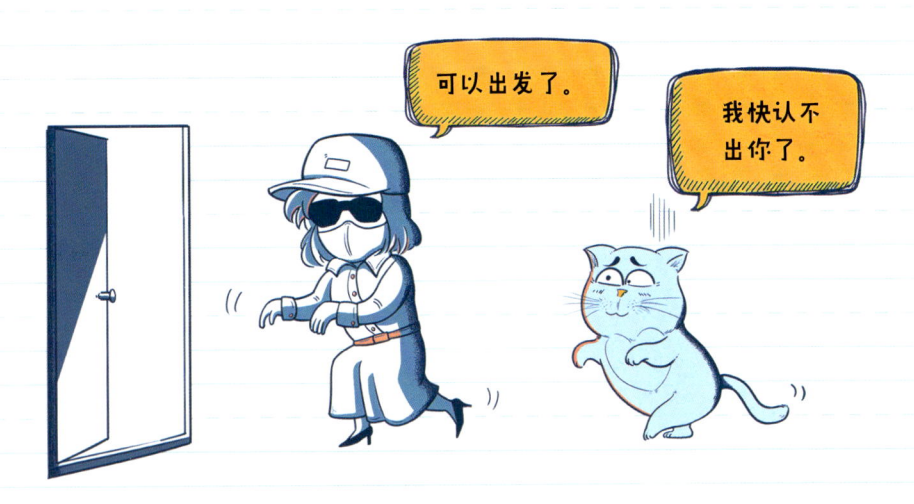

可以出发了。

我快认不出你了。

改进生活方式

远离所有让自己过敏的物品。

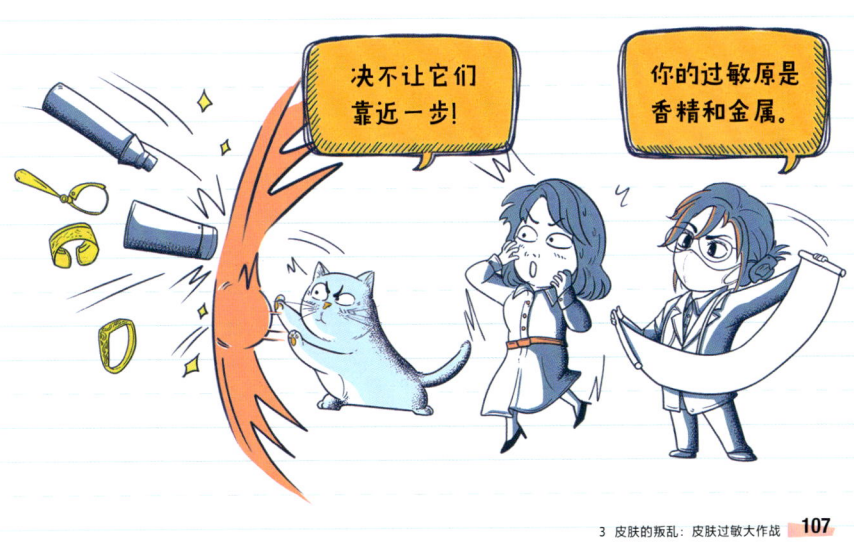

决不让它们靠近一步!

你的过敏原是香精和金属。

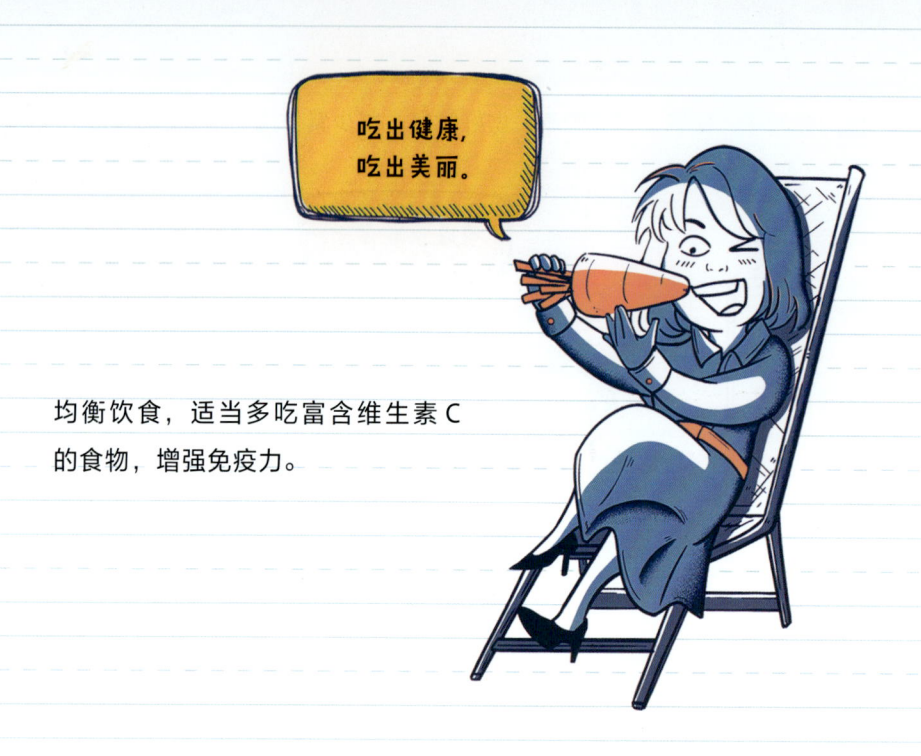

均衡饮食，适当多吃富含维生素C的食物，增强免疫力。

> 吃出健康，吃出美丽。

充足的休息、愉悦的心情，都能让免疫系统得到增强。

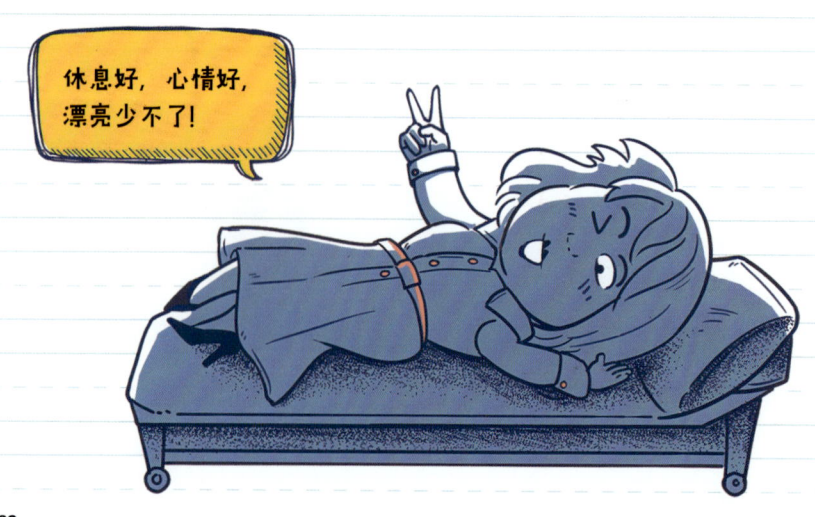

> 休息好，心情好，漂亮少不了！

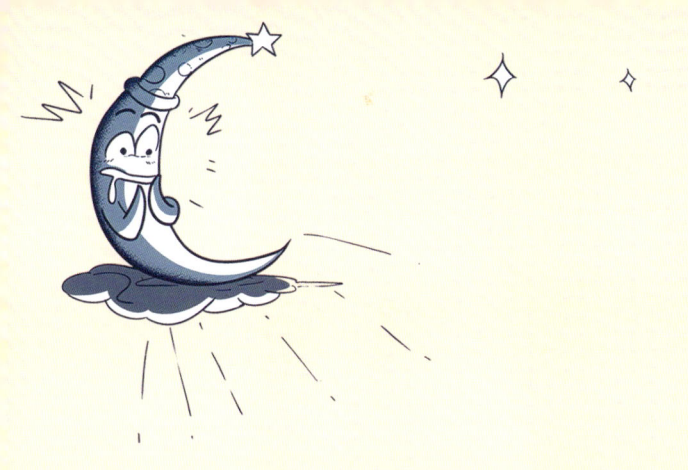

结语

随着现代生活方式、环境的改变,越来越多的人患上了过敏性皮肤病。它一旦发作,不仅影响颜值,还让人瘙痒难耐、夜不能寐。但是,只要深入了解皮肤过敏的本质,积极进行治疗,保持健康的生活方式,就能在这场皮肤保卫战中获得胜利,让肌肤重新焕发活力!

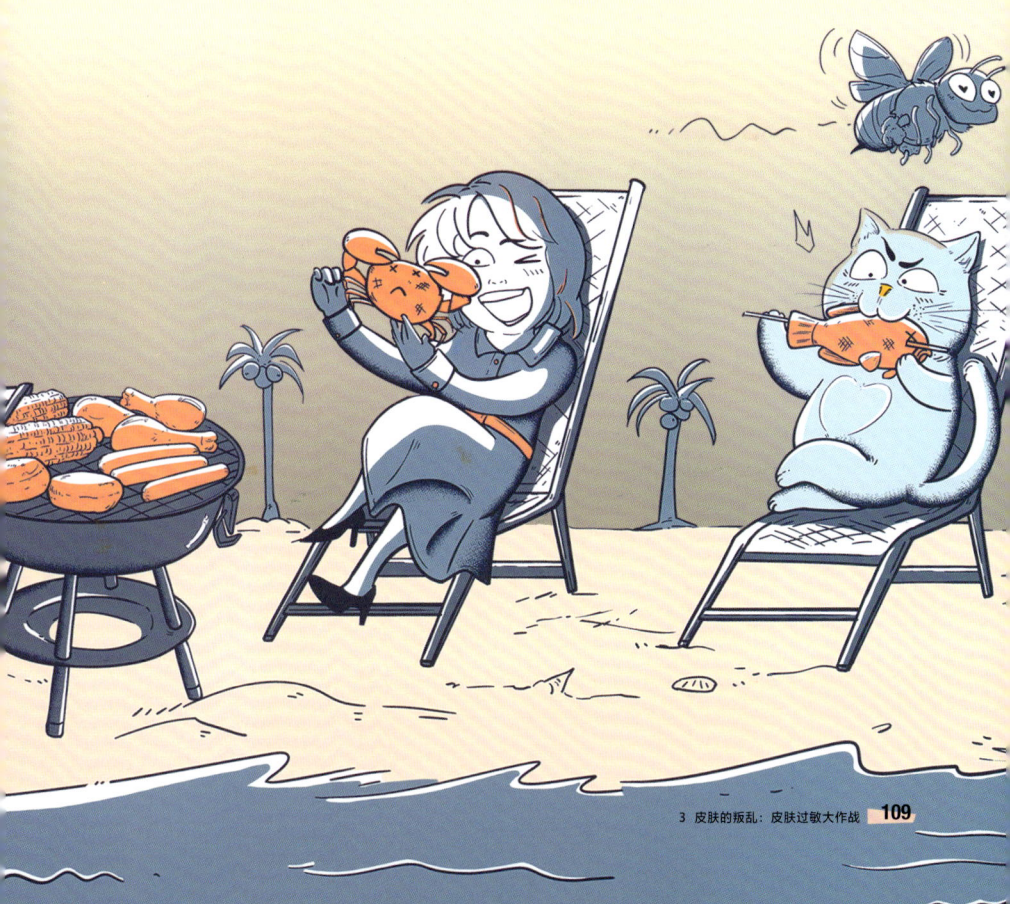

4

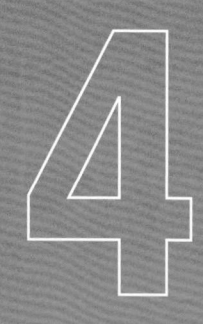

美味的背后:
食物过敏的秘密

美味食物能解忧,过敏一来愁上愁

哇,妈妈今天煮虾了,好香!

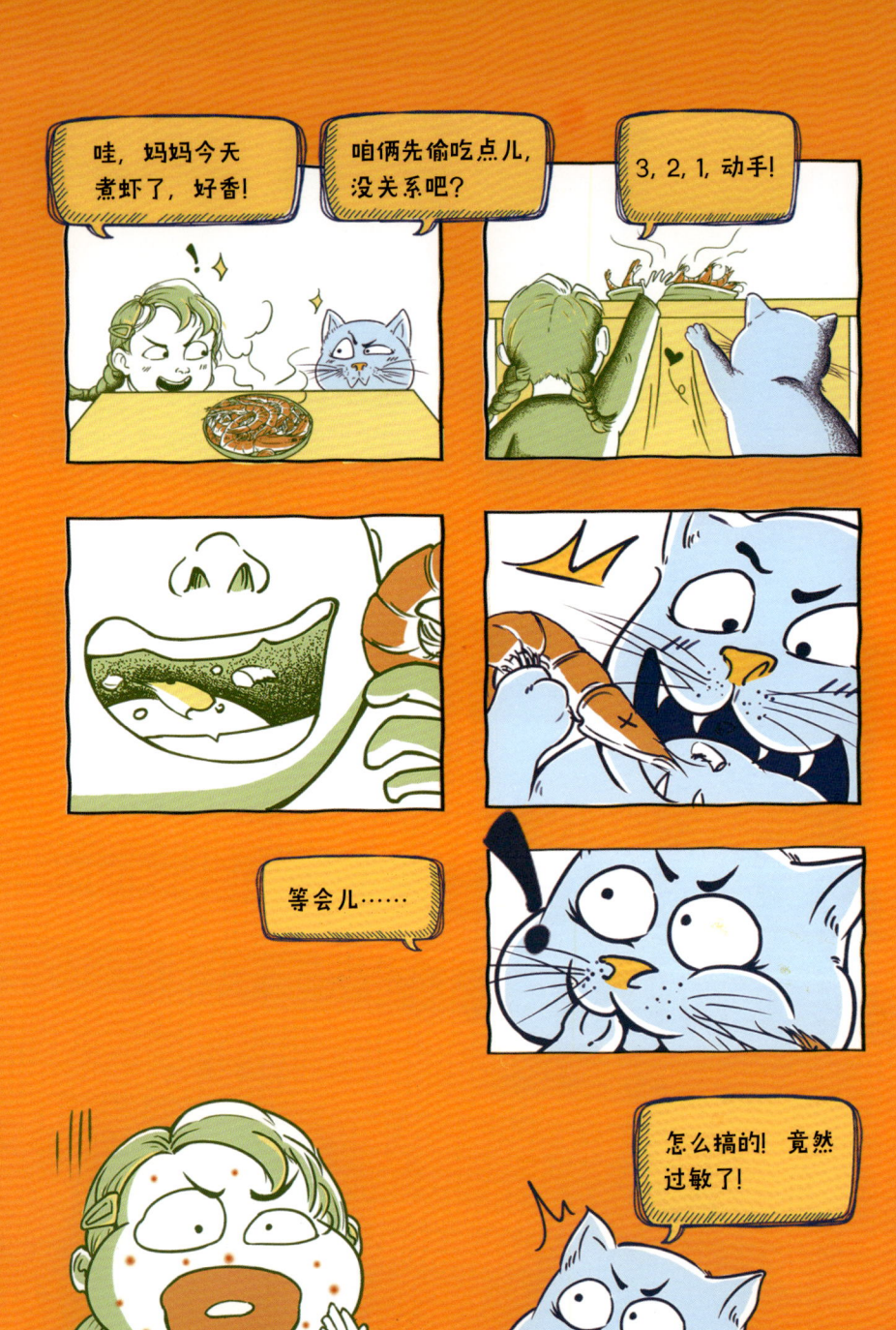

咱俩先偷吃点儿,没关系吧?

3, 2, 1, 动手!

等会儿……

怎么搞的!竟然过敏了!

你有没有过相似的经历:原本想要享受舌尖上的美味,还没吃过瘾,就突发食物过敏——

不仅嘴巴肿肿的,皮肤痒痒的,身上还起了一大片红疹!

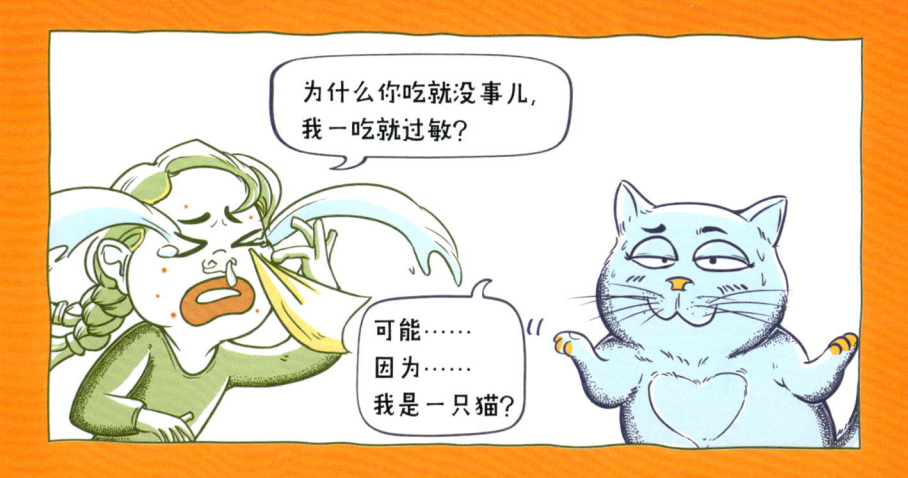

> 为什么你吃就没事儿,我一吃就过敏?

> 可能……因为……我是一只猫?

好好的虾肉,为什么会引发过敏?一旦发病,是不是就意味着再也不能吃它?怎么做才能缓解症状?

为了揭晓其中的奥秘,接下来我们就跟随虾肉,来一场人体里的奇幻漂流吧!

① 食物漂流记
——人体的消化吸收功能

虾从进入口中,到被身体消化吸收,要经历重重关卡。

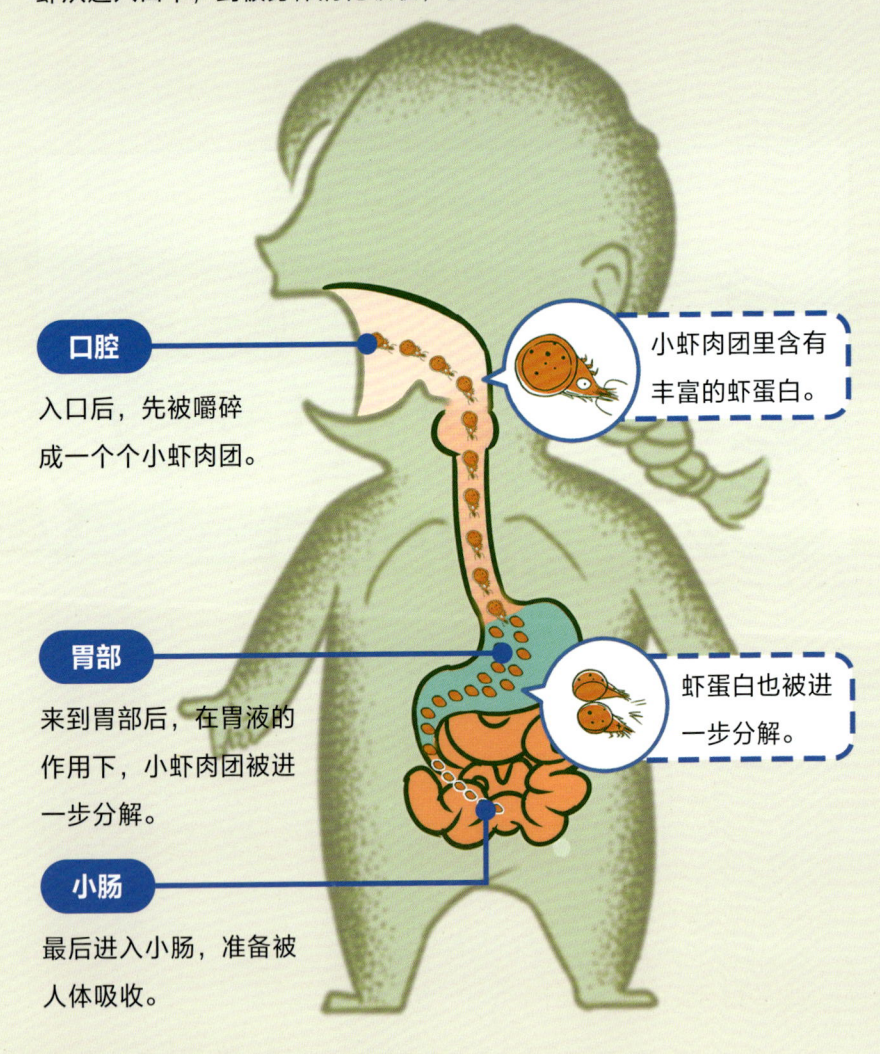

口腔

入口后,先被嚼碎成一个个小虾肉团。

> 小虾肉团里含有丰富的虾蛋白。

胃部

来到胃部后,在胃液的作用下,小虾肉团被进一步分解。

> 虾蛋白也被进一步分解。

小肠

最后进入小肠,准备被人体吸收。

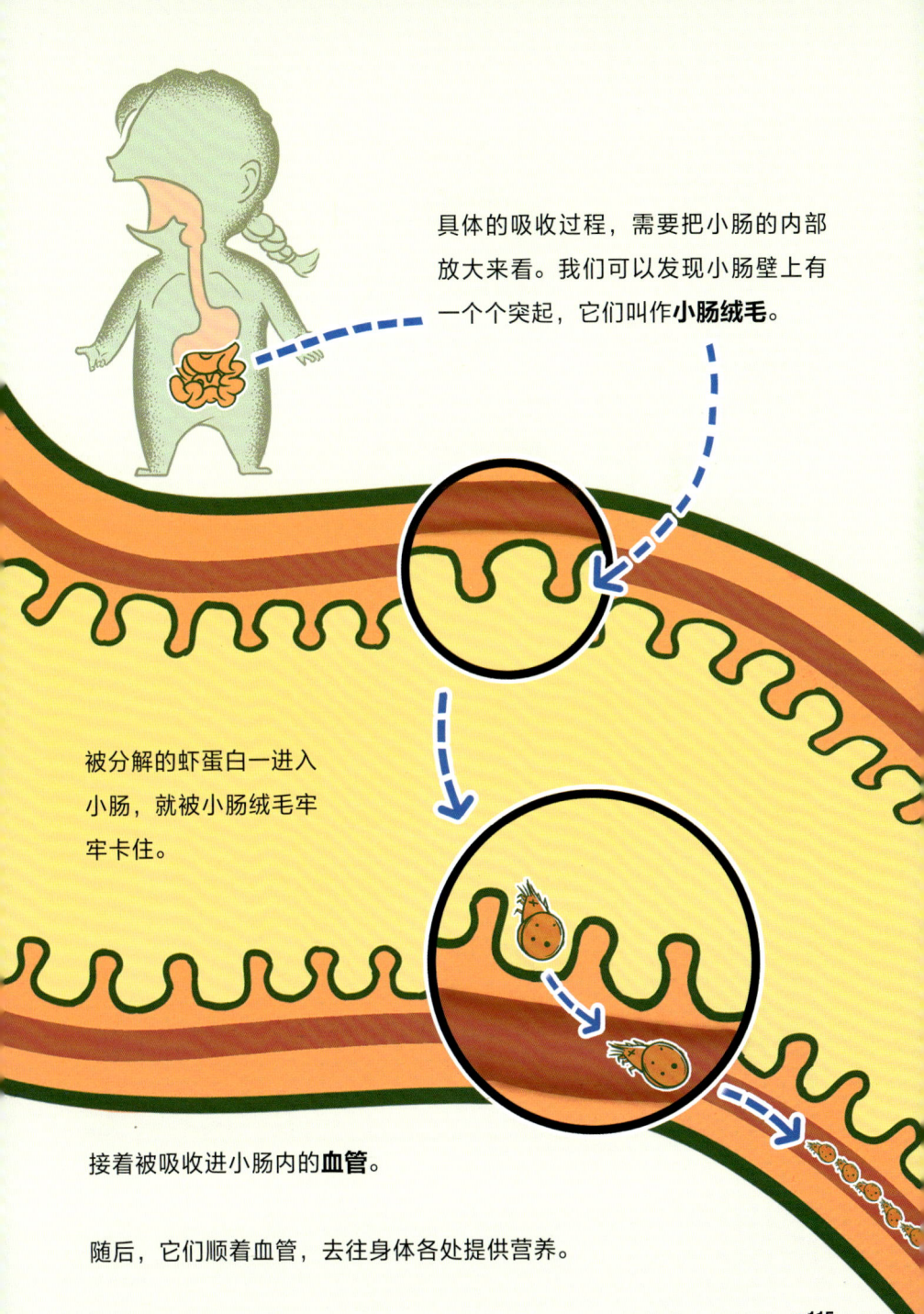

具体的吸收过程，需要把小肠的内部放大来看。我们可以发现小肠壁上有一个个突起，它们叫作**小肠绒毛**。

被分解的虾蛋白一进入小肠，就被小肠绒毛牢牢卡住。

接着被吸收进小肠内的**血管**。

随后，它们顺着血管，去往身体各处提供营养。

4 美味的背后：食物过敏的秘密

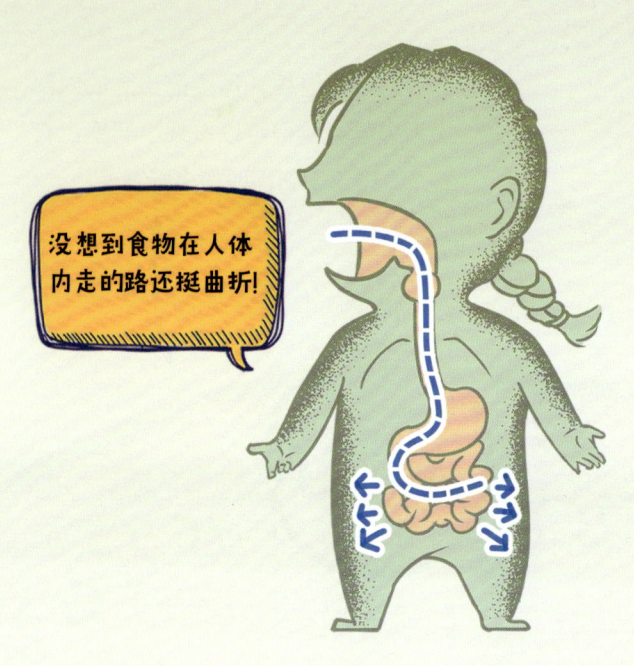

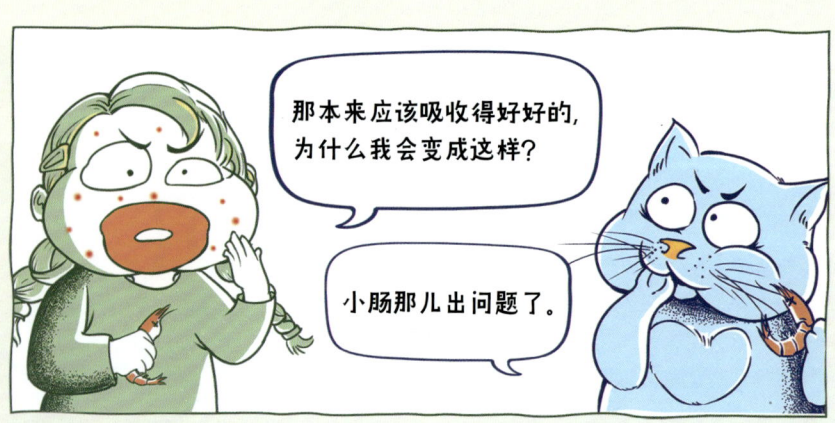

没想到食物在人体内走的路还挺曲折!

那本来应该吸收得好好的,为什么我会变成这样?

小肠那儿出问题了。

② 为什么会发生食物过敏？

食物过敏大致可以分为速发型和迟发型，我们一个个来看。

速发型食物过敏

这还得从小肠里的**免疫细胞**讲起。

它们是人体免疫系统的一部分，负责识别和消灭有害的外来物质。但它们有时也会出错，误把有益的蛋白质当成有害的，引发过敏反应。

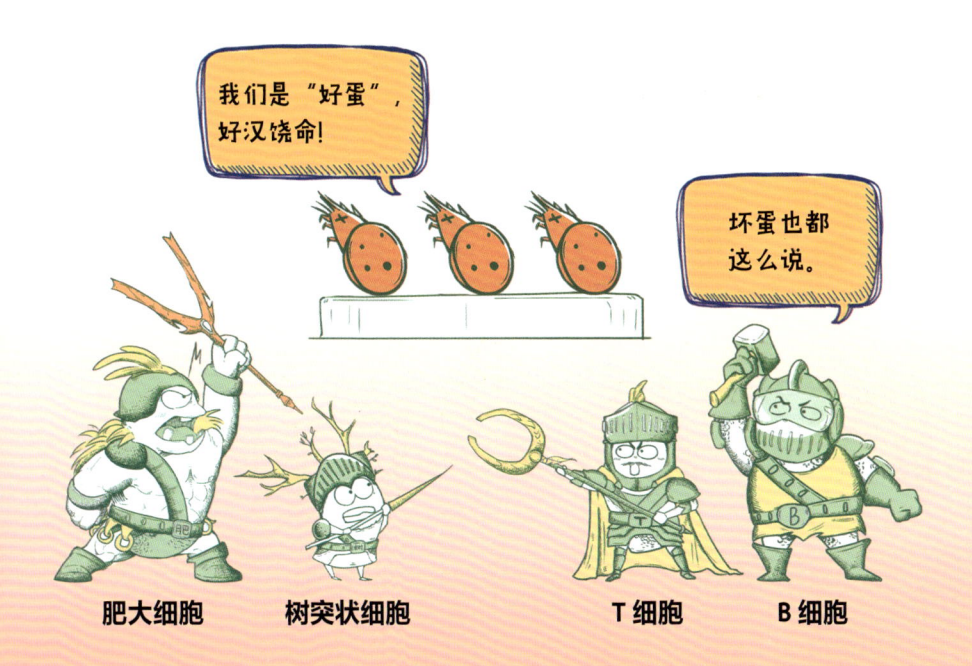

我们是"好蛋"，好汉饶命！

坏蛋也都这么说。

肥大细胞　　树突状细胞　　T 细胞　　B 细胞

接下来,让我们一起来看看它们究竟干了什么。

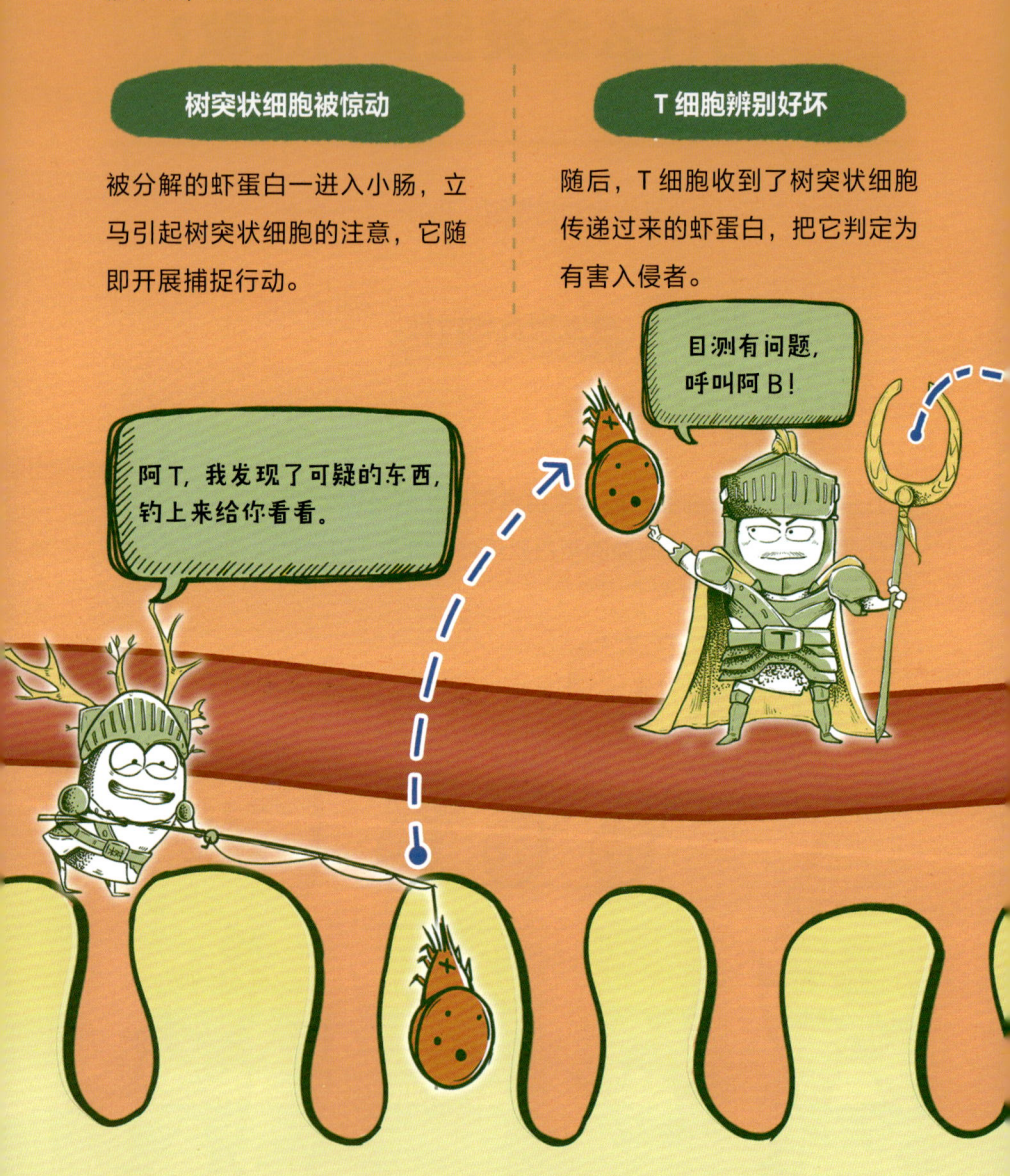

树突状细胞被惊动

被分解的虾蛋白一进入小肠,立马引起树突状细胞的注意,它随即开展捕捉行动。

T 细胞辨别好坏

随后,T 细胞收到了树突状细胞传递过来的虾蛋白,把它判定为有害入侵者。

> 目测有问题,呼叫阿 B!

> 阿 T,我发现了可疑的东西,钓上来给你看看。

B 细胞造抗体

B 细胞听到呼唤后，快速根据虾蛋白的特点，打造出能抓住它的工具：IgE。

肥大细胞获得抗体

肥大细胞得到 IgE，全副武装，时刻准备消灭虾蛋白。

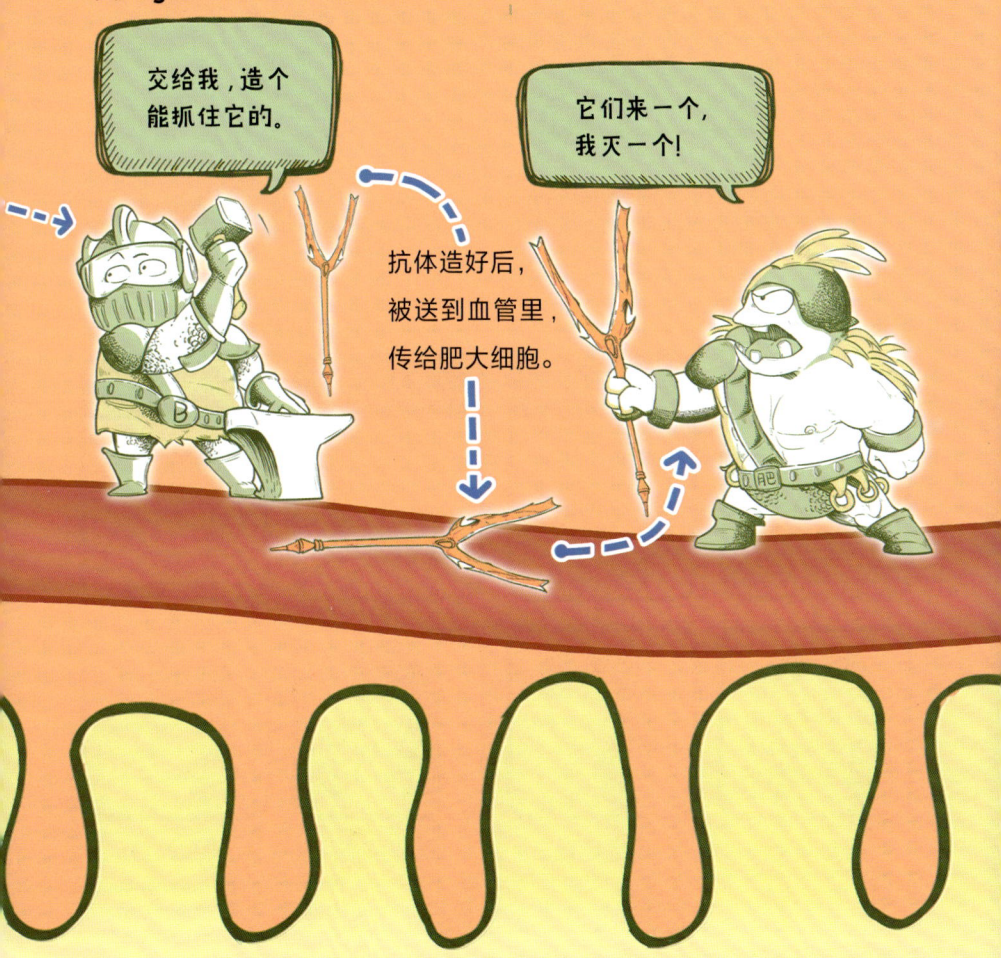

> 交给我，造个能抓住它的。

> 它们来一个，我灭一个！

抗体造好后，被送到血管里，传给肥大细胞。

注：B 细胞能够产生特异性 IgE，IgE 会附着于肥大细胞表面，一旦再次接触抗原，抗原就会和肥大细胞表面的 IgE 结合。

> 发现坏蛋!
> 和它拼了!

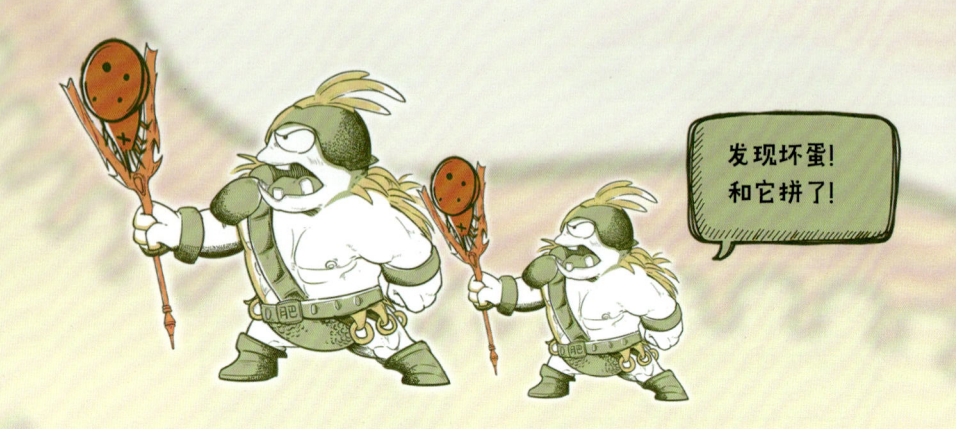

之后,肥大细胞一边消灭虾蛋白,一边释放化学物质**组胺**。组胺分散到身体各处,造成一片狼藉。

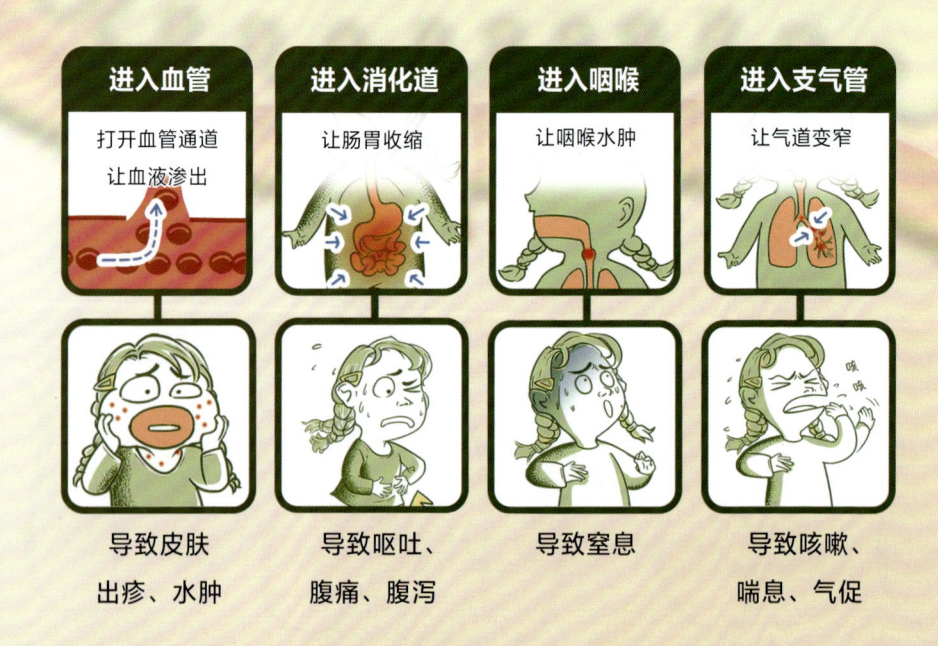

进入血管	进入消化道	进入咽喉	进入支气管
打开血管通道 让血液渗出	让肠胃收缩	让咽喉水肿	让气道变窄
导致皮肤出疹、水肿	导致呕吐、腹痛、腹泻	导致窒息	导致咳嗽、喘息、气促

以上过程会在**几分钟到几小时内**迅速发生。

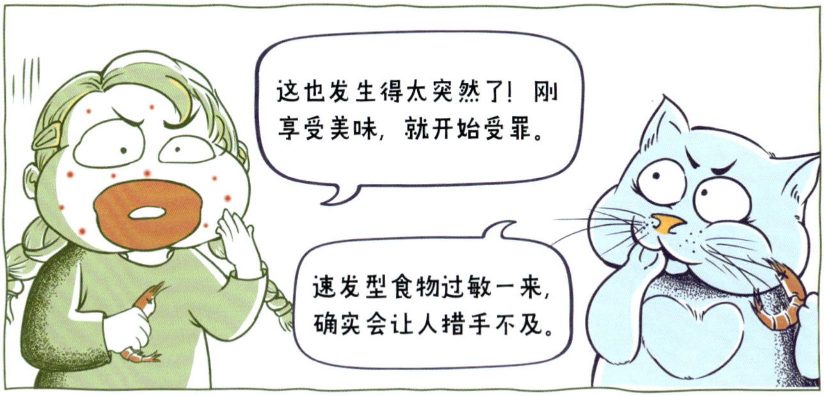
这也发生得太突然了！刚享受美味，就开始受罪。
速发型食物过敏一来，确实会让人措手不及。

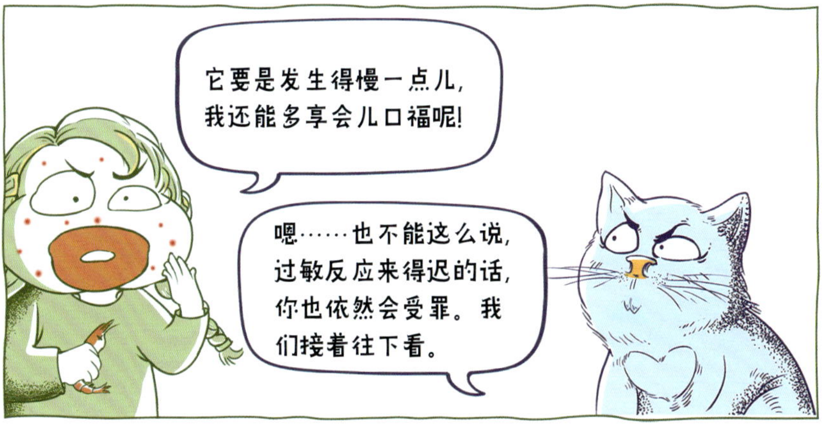
它要是发生得慢一点儿，我还能多享会儿口福呢！
嗯……也不能这么说，过敏反应来得迟的话，你也依然会受罪。我们接着往下看。

迟发型食物过敏

顾名思义,迟发是指症状来得比较迟,在吃完食物 **4～6 小时**后发生,可持续 24 小时到数天,症状主要以腹痛、腹泻为主。

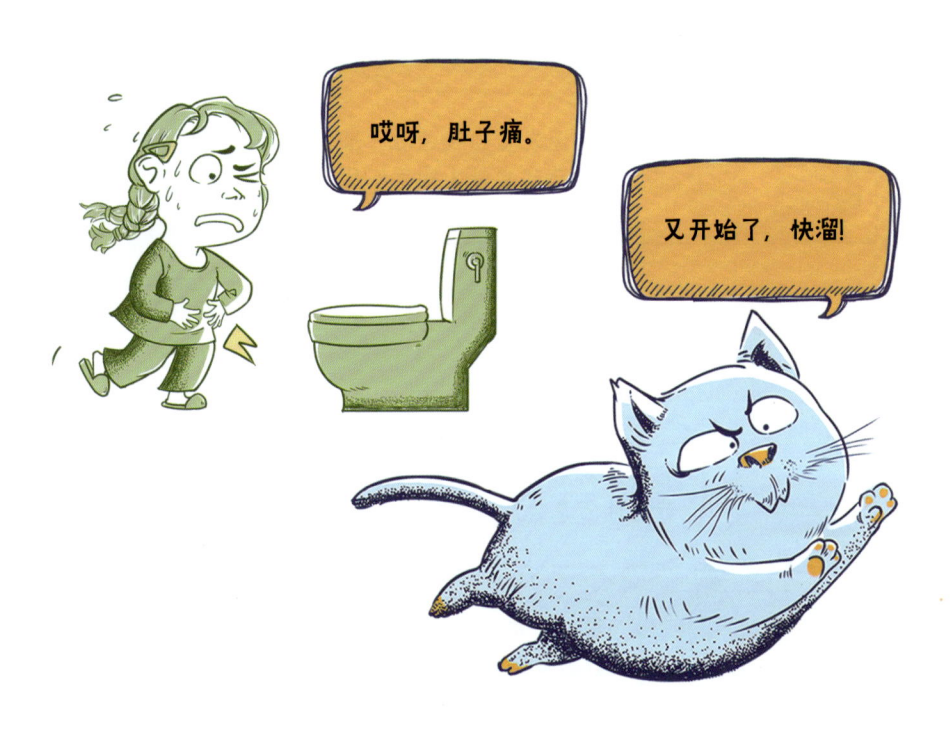

至于它是如何发生的,有许多种不同的解释,目前医学界还没有完全弄清楚。我们可以简单了解其中比较常见的一种:T 细胞引起的迟发型食物过敏。

T细胞在见到虾蛋白后，不仅判定它有害，还觉得光靠自己就能消灭它！于是，T细胞并没有给其他免疫细胞传递信号，而是决定自己上。

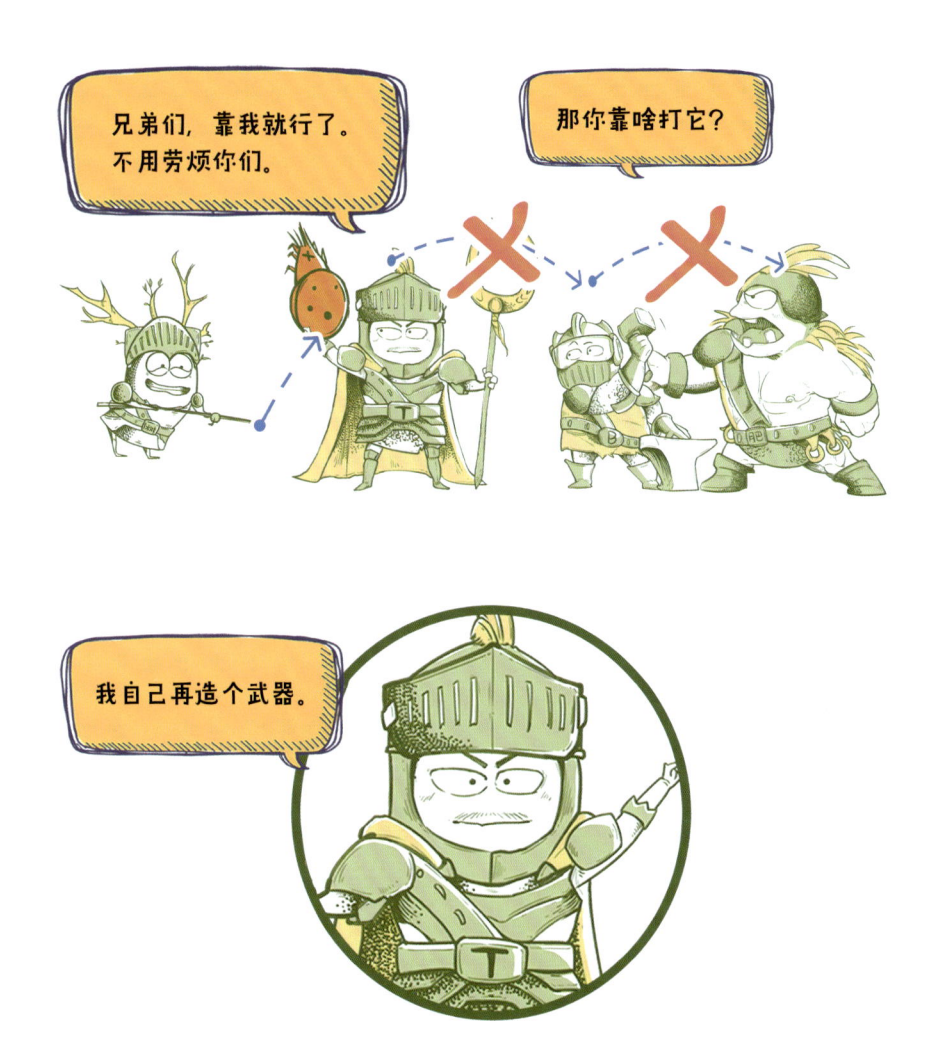

> 兄弟们，靠我就行了。不用劳烦你们。

> 那你靠啥打它？

> 我自己再造个武器。

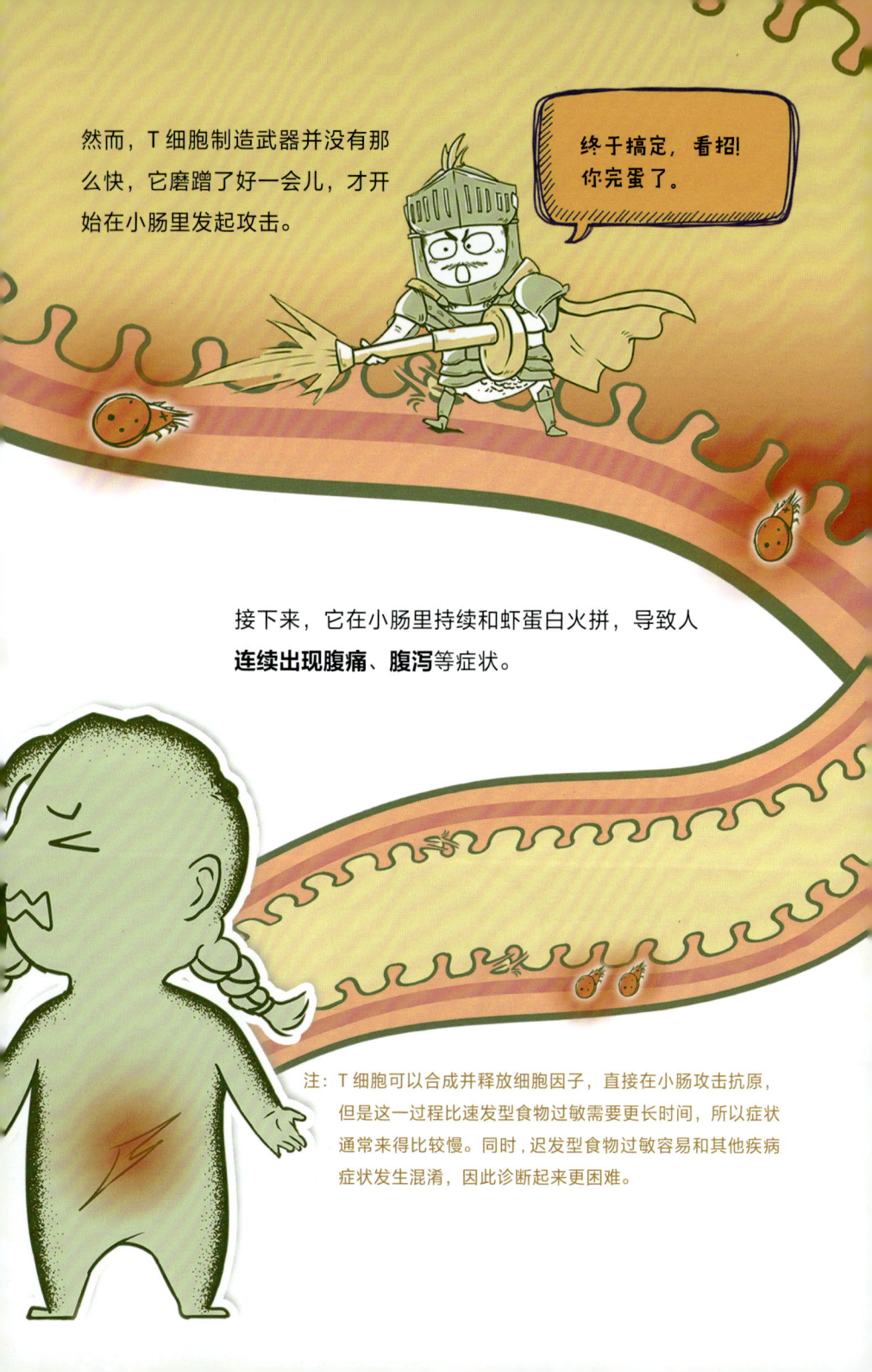

然而，T细胞制造武器并没有那么快，它磨蹭了好一会儿，才开始在小肠里发起攻击。

> 终于搞定，看招！你完蛋了。

接下来，它在小肠里持续和虾蛋白火拼，导致人**连续出现腹痛、腹泻**等症状。

注：T细胞可以合成并释放细胞因子，直接在小肠攻击抗原，但是这一过程比速发型食物过敏需要更长时间，所以症状通常来得比较慢。同时，迟发型食物过敏容易和其他疾病症状发生混淆，因此诊断起来更困难。

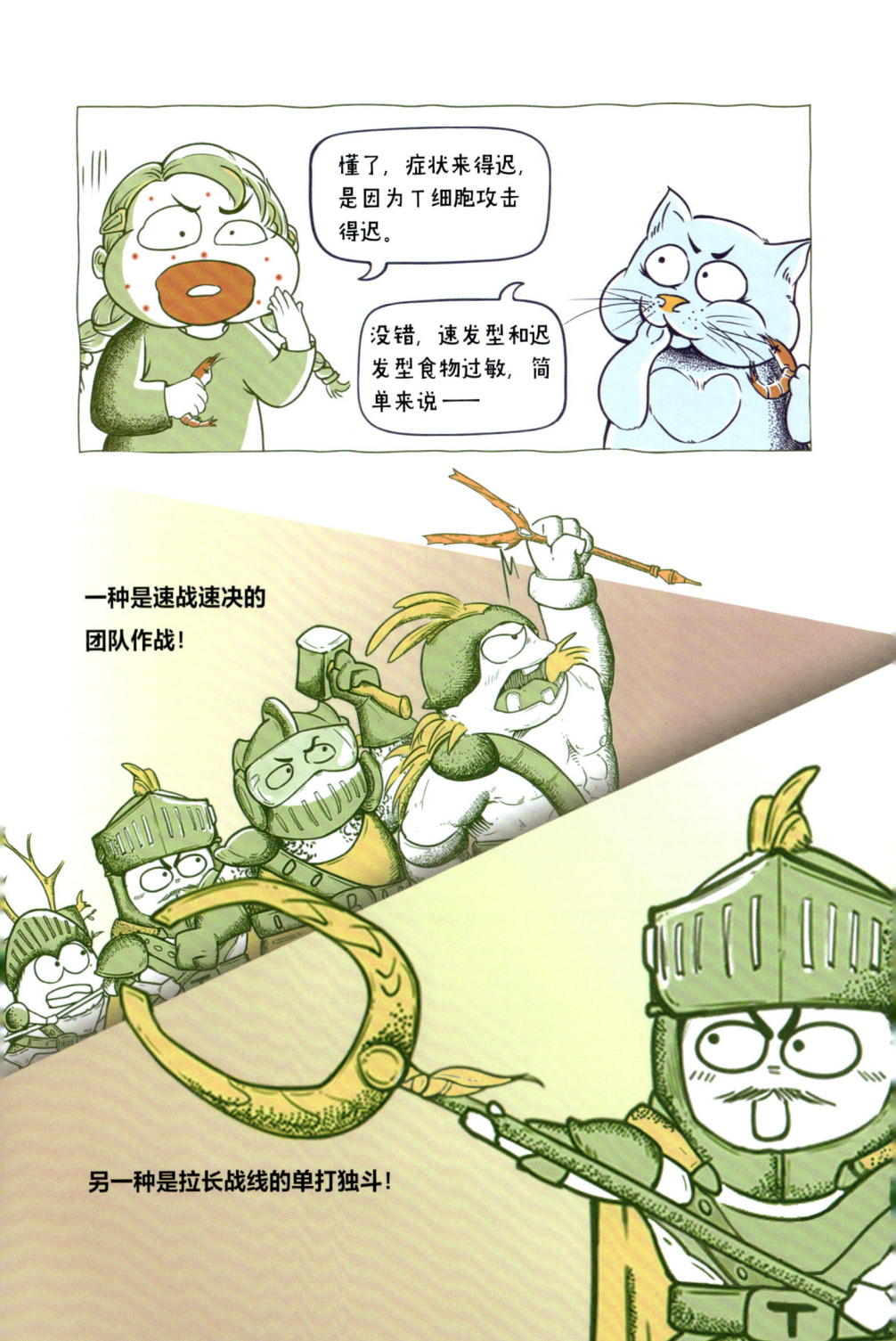

懂了，症状来得迟，是因为T细胞攻击得迟。

没错，速发型和迟发型食物过敏，简单来说——

一种是速战速决的团队作战！

另一种是拉长战线的单打独斗！

我们总结一下这两种食物过敏的区别：

	速发型食物过敏	迟发型食物过敏
反应时间	数分钟到数小时内	数小时到数天内
典型症状	水肿出疹、呼吸不畅、腹痛、腹泻	连续腹痛、腹泻
主要涉及的免疫细胞	树突状细胞、T细胞、B细胞、肥大细胞	树突状细胞、T细胞
诊断难度	多见，诊断相对容易	少见，容易误诊

画重点。

有时这两种食物过敏还会同时出现，让人痛苦加倍。

③ 常见的食物过敏原

前面我们以虾肉为例,讲述了食物过敏的发生过程。其实还有很多食物会带来舌尖上的烦恼。

在众多美味中,以下九类富含蛋白质的食物,是最常见的食物过敏原。

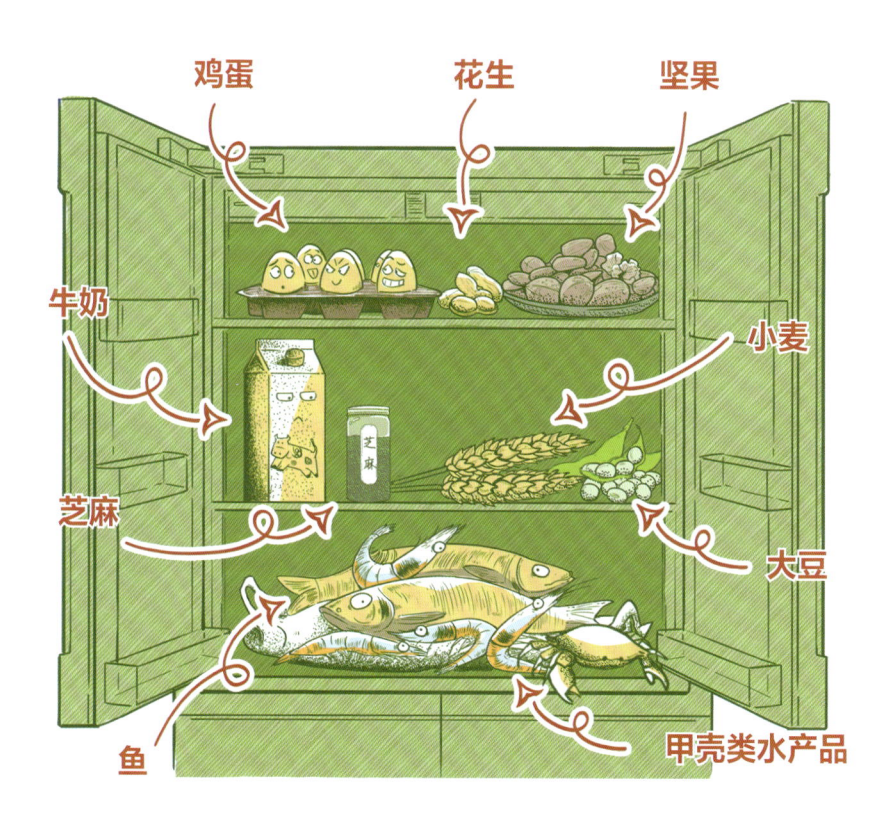

鸡蛋　花生　坚果　牛奶　小麦　芝麻　大豆　鱼　甲壳类水产品

有的人只对特定的某种食物过敏,也有的人对多种食物过敏。

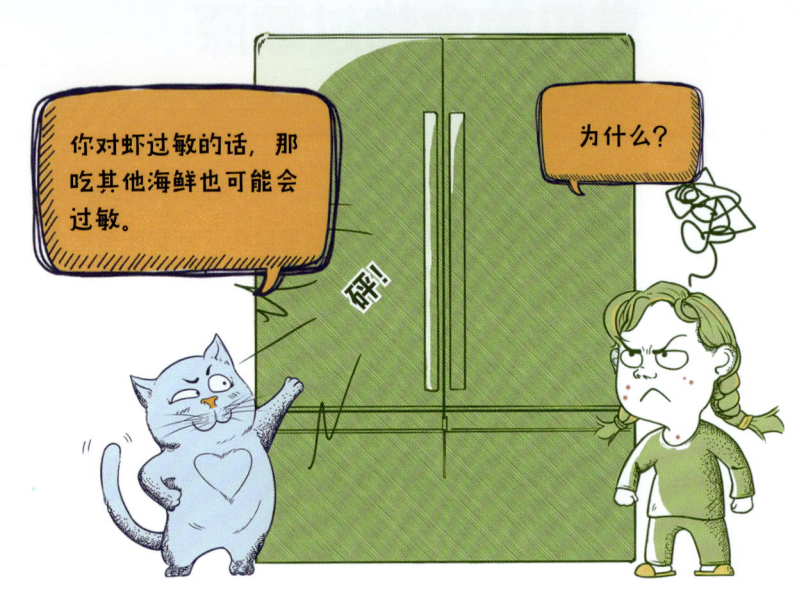

> 你对虾过敏的话,那吃其他海鲜也可能会过敏。

> 为什么?

我们前面提到的容易让人产生过敏的虾蛋白,其实叫作**原肌球蛋白**,不仅虾里有它,其他海鲜里也有,比如:

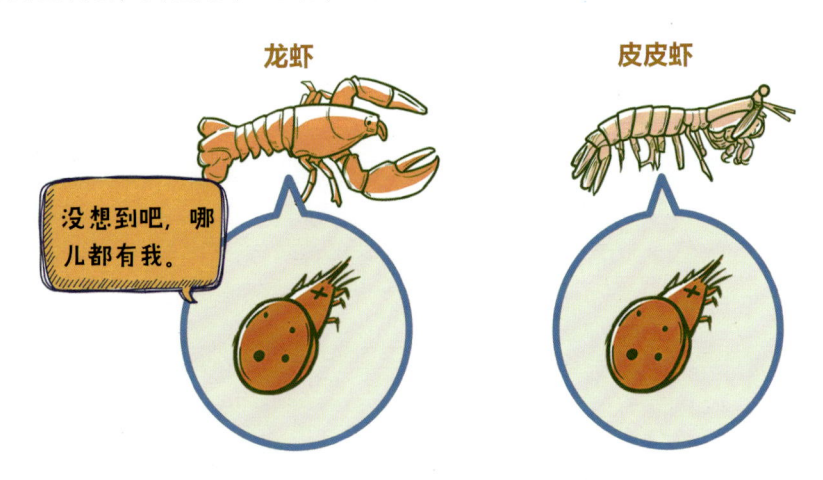

龙虾　　**皮皮虾**

> 没想到吧,哪儿都有我。

注:除了名字带"虾"的海鲜,螃蟹、扇贝、牡蛎等都含有原肌球蛋白。

所以，我们对虾肉过敏，就意味着我们可能要和很多海鲜告别了。

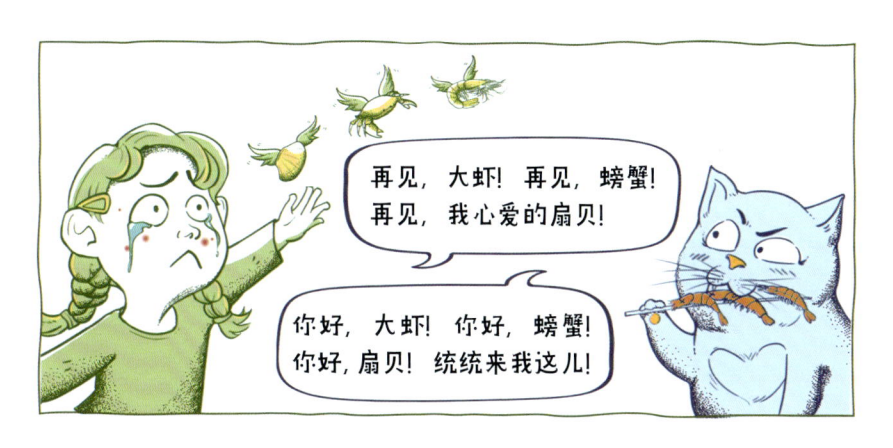

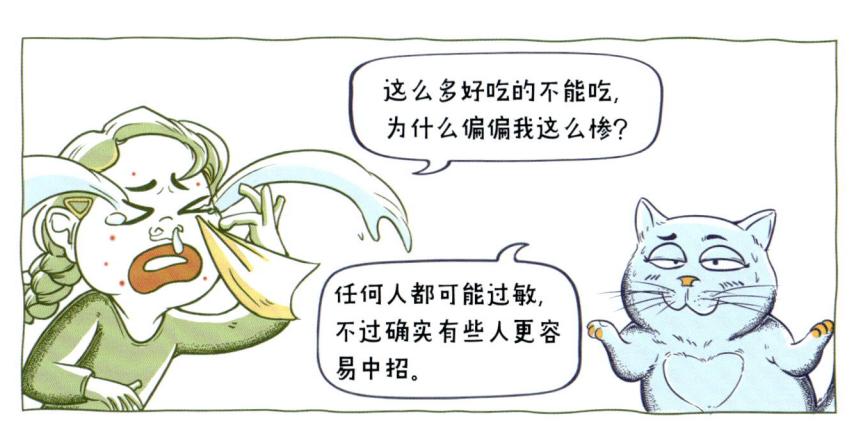

④ 哪些人容易发生食物过敏？

儿童
这可能是因为儿童的免疫系统还未发育成熟，容易对食物产生过度反应。

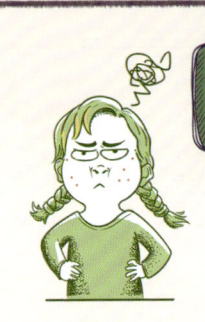

> 这病欺负小孩子！

有家族过敏史的人
如果父母或兄弟姐妹中有人过敏，那就代表我们或许也携带了过敏基因。

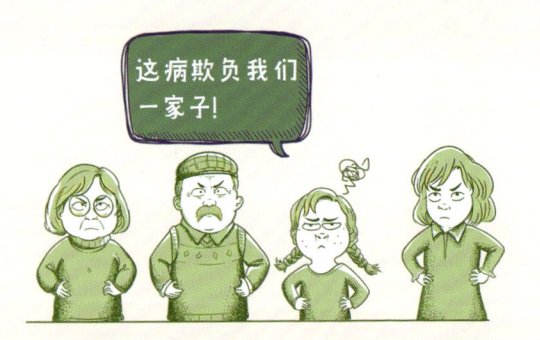

> 这病欺负我们一家子！

患有其他过敏性疾病的人
本身就患有过敏性鼻炎、过敏性哮喘、湿疹的人，更容易出现食物过敏。

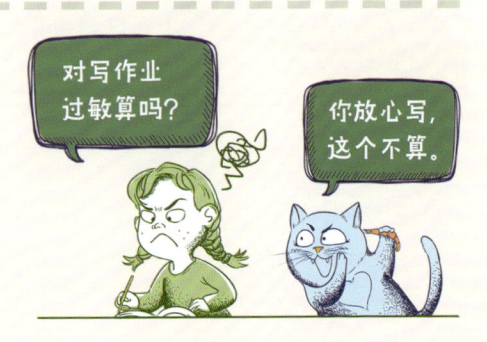

> 对写作业过敏算吗？

> 你放心写，这个不算。

生活在特定地区的人

你可能发现，有的食物过敏在一些特定地区更常见，比如：

在中国，对**海鲜过敏**的人较多。

在北美洲和欧洲，对**花生过敏**的人较多。

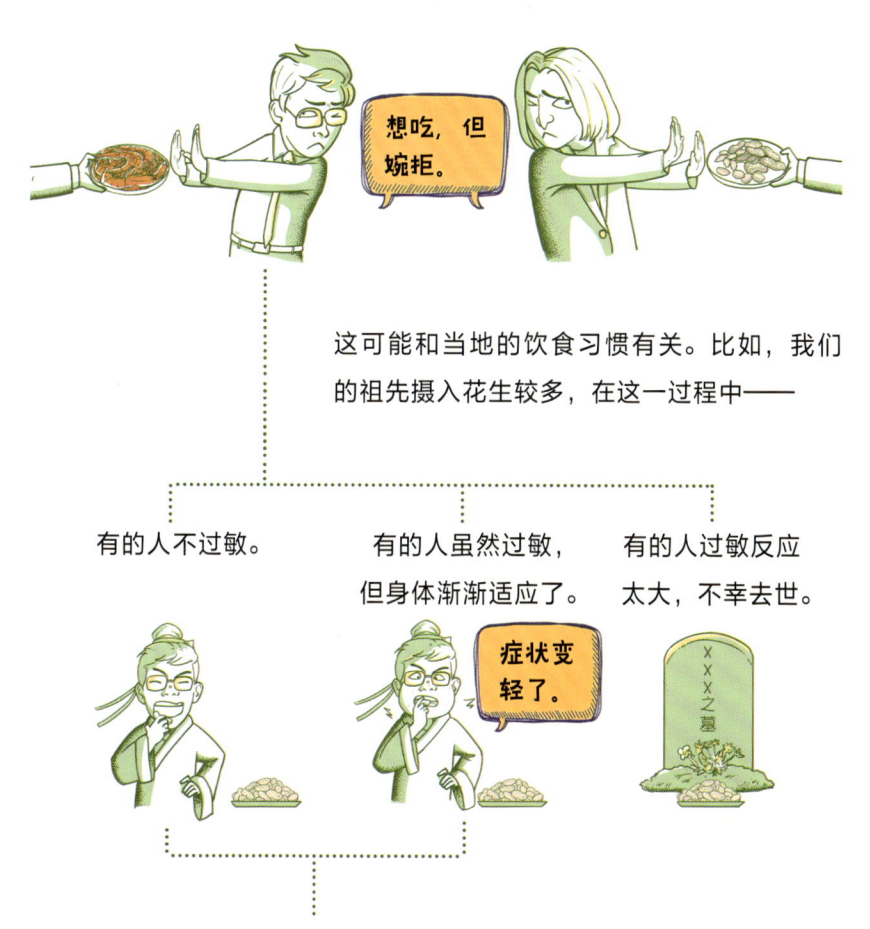

想吃，但婉拒。

这可能和当地的饮食习惯有关。比如，我们的祖先摄入花生较多，在这一过程中——

有的人不过敏。

有的人虽然过敏，但身体渐渐适应了。

症状变轻了。

有的人过敏反应太大，不幸去世。

那时的医疗条件差，能活下来的都是能吃花生的强者。于是他们的基因一代代传下来，造就了现代对花生不怎么过敏的我们！

说白了,现在有些人对海鲜过敏,很可能是因为——

祖先海鲜吃少了!

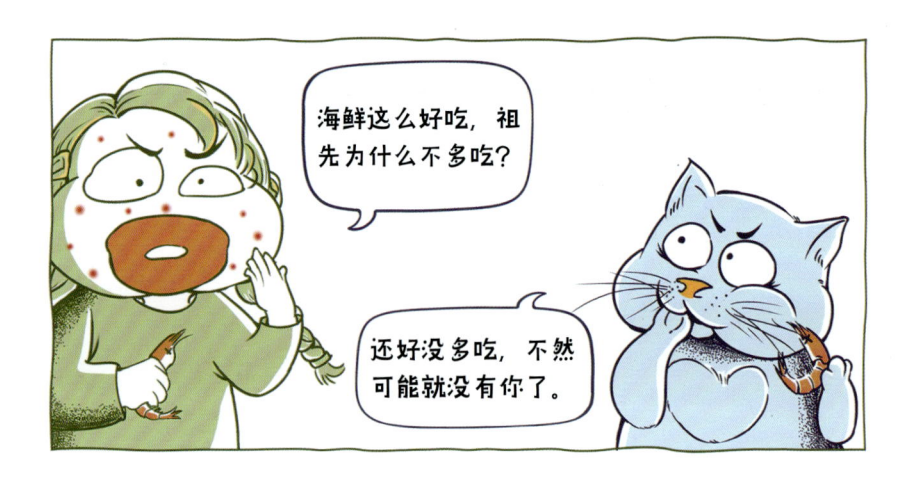

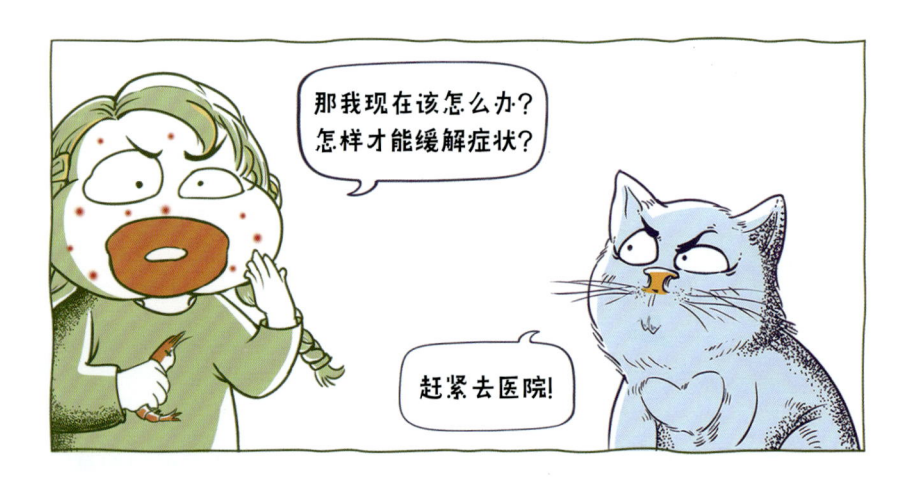

⑤ 食物过敏的诊断、治疗和预防

你如果出现了皮肤瘙痒、呼吸困难、腹痛、腹泻等现象,一定要及时去找专业的医生。

医生会详细询问病史,包括症状、进食情况、过敏史等,来判断你是否过敏。

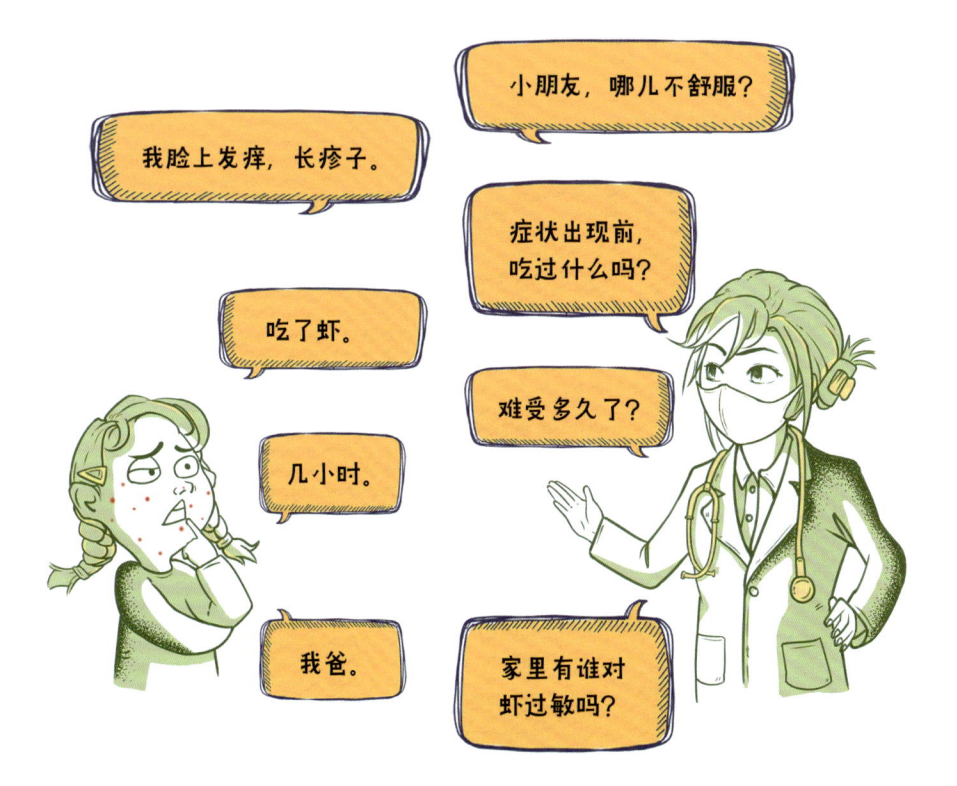

> 小朋友,哪儿不舒服?

> 我脸上发痒,长疹子。

> 症状出现前,吃过什么吗?

> 吃了虾。

> 难受多久了?

> 几小时。

> 我爸。

> 家里有谁对虾过敏吗?

根据病史,医生可能会建议做以下试验来确认是否过敏以及过敏原是什么。

皮肤点刺试验

将不同的易导致过敏的食物的提取液滴在患者前臂内侧皮肤上,再用点刺针轻轻刺入皮肤。

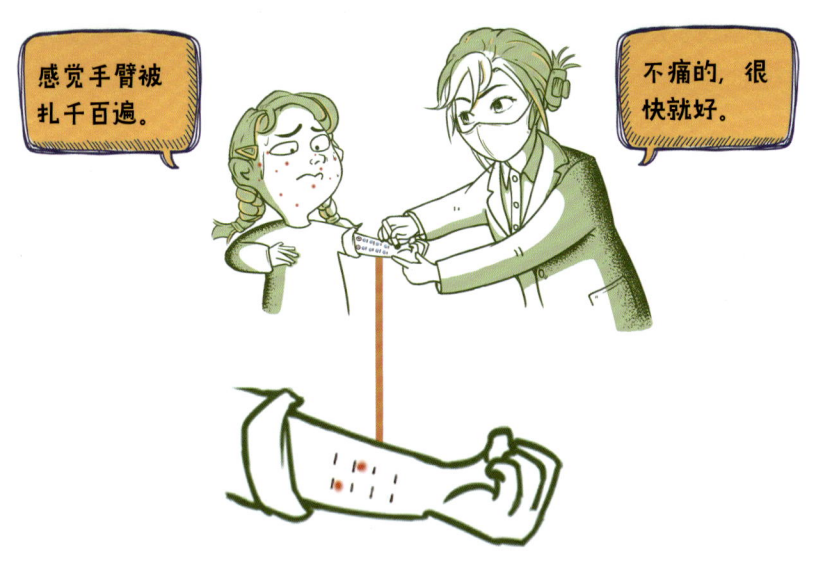

观察皮肤对哪种提取液有反应,就说明患者对哪种食物过敏。

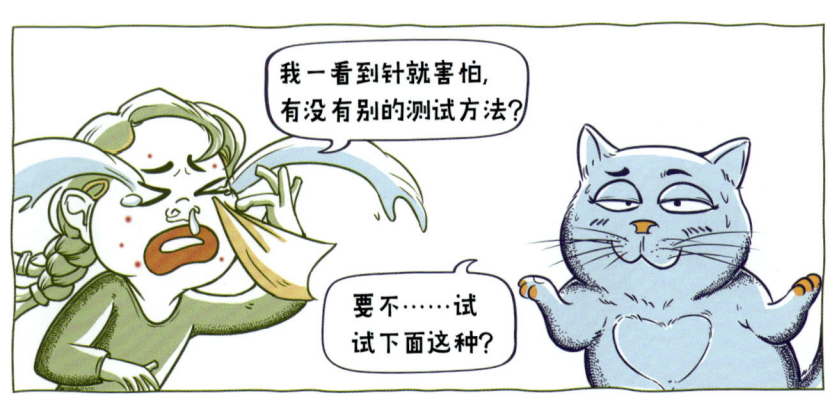

双盲食物激发试验

首先,准备两组外观、味道近乎一致的食物样品,患者和医生都无法分辨,来消除双方心理因素对试验结果的影响。

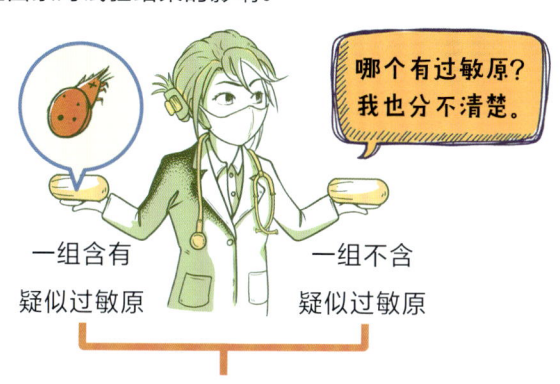

哪个有过敏原?我也分不清楚。

一组含有疑似过敏原　　一组不含疑似过敏原

接着,让患者在不同时间段分别摄入两组食物样品。

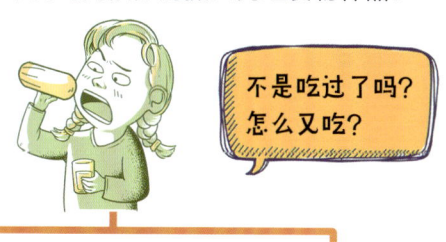

不是吃过了吗?怎么又吃?

然后观察症状,若出现以下结果,则可确认患者对疑似过敏原食物过敏。

吃完含疑似过敏原的食物样品,出现过敏症状。

吃完另一组食物样品,无症状。

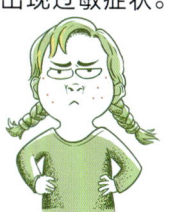

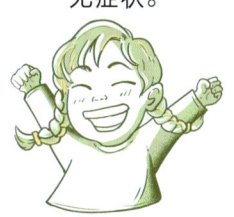

注:有时,还会用到另一种检测方式——**食物回避试验**。让患者在一段时间内完全不接触可能会引发过敏的食物,然后观察患者的症状,来判断这些食物是不是过敏原。

进行检测是为了避免误诊，因为有些疾病的症状有时和食物过敏相似，比如食物不耐受和食物中毒，我们一个个来看。

食物不耐受

在生活中，有很多人一喝牛奶就容易胀气、腹泻。

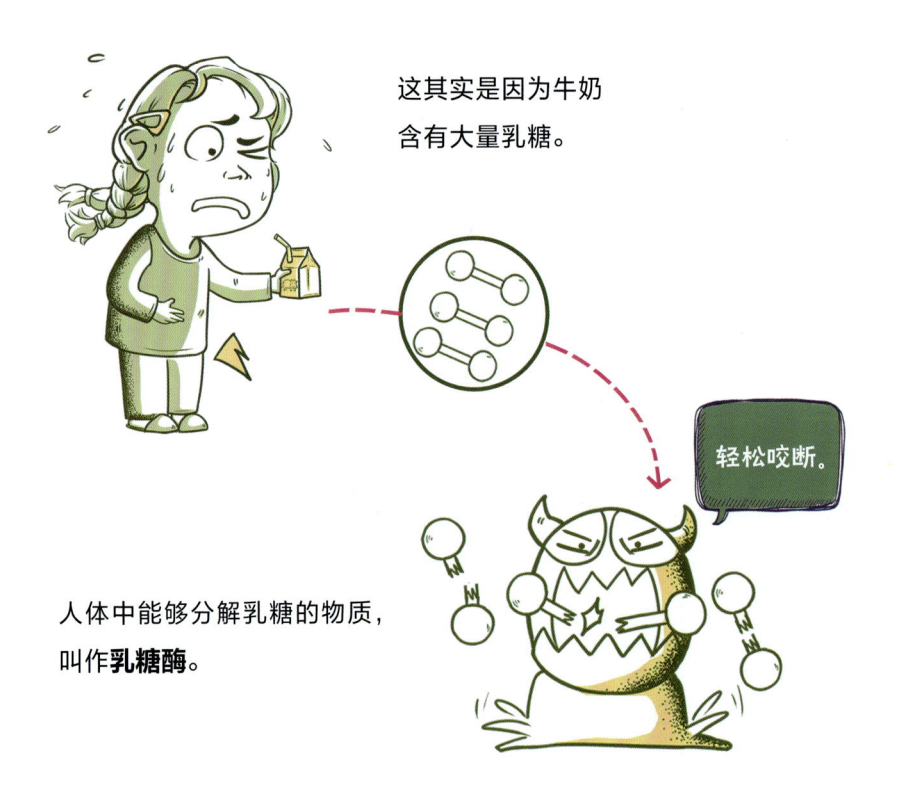

这其实是因为牛奶含有大量乳糖。

轻松咬断。

人体中能够分解乳糖的物质，叫作**乳糖酶**。

有些人的胃和小肠中缺少足够的乳糖酶,导致进入人体的乳糖无法被全部分解。

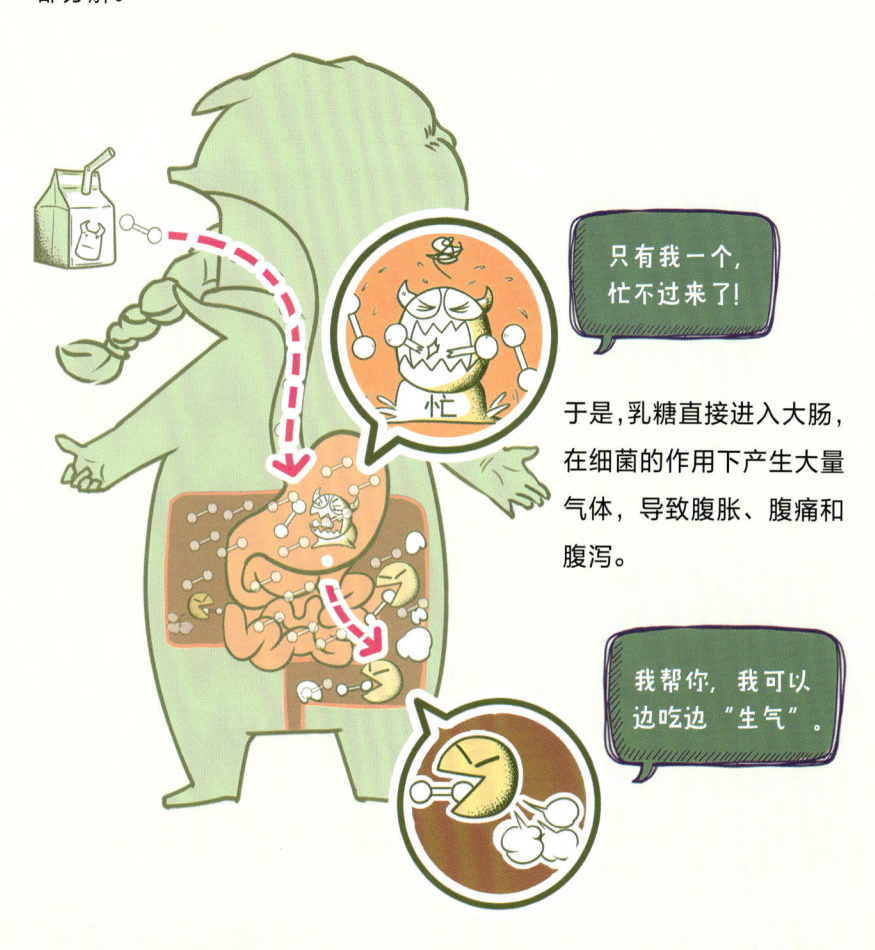

> 只有我一个,忙不过来了!

于是,乳糖直接进入大肠,在细菌的作用下产生大量气体,导致腹胀、腹痛和腹泻。

> 我帮你,我可以边吃边"生气"。

这一过程被称为**乳糖不耐受**。

除此之外,食物不耐受还包括果糖不耐受、酒精不耐受、食品添加剂不耐受等,发生过程是相似的,都是因为身体中缺少分解这些物质的"好帮手"。

食物中毒

当我们吃的东西含有病菌或寄生虫时，它们在进入人体后就会开始疯狂搞破坏，损伤我们的肠胃。

> 看箭！

> 我戳戳戳！

这导致我们出现恶心、呕吐、腹痛等一系列症状。

注：常见的容易导致食物中毒的生物有沙门菌、大肠杆菌、金黄色葡萄球菌、弓形虫、诺如病毒等。

所以，为了让诊断结果更准确，检测有时必不可少。确诊食物过敏后，应该在**专科医生的指导下**进行治疗，治疗方法主要有：

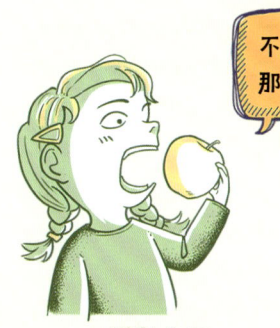

避免食用
避免摄入导致过敏的食物。

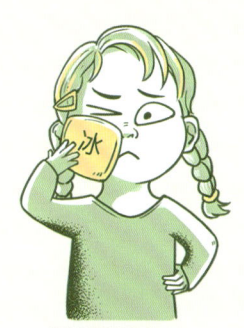

（不能吃海鲜，那我吃水果。）

局部处理
采用局部冷敷、保湿等方法来缓解皮肤瘙痒、红疹等。

服用抗过敏药
服用抗组胺药，减轻过敏反应；服用激素类药物、白三烯受体拮抗剂，控制炎症反应。

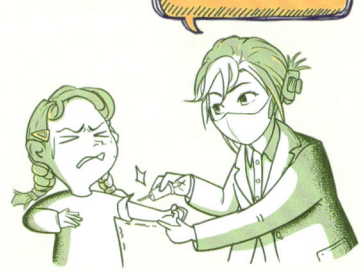

免疫疗法
定期接触小剂量过敏原，使免疫系统慢慢适应，减轻过敏反应。目前，花生过敏患者可以尝试该疗法。

（给你注射含过敏原的药物。）

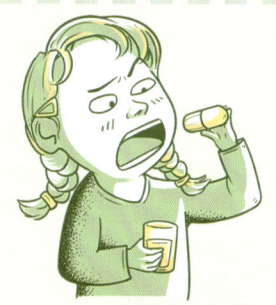

重要的事再说一遍：要在专科医生的指导下进行治疗。

当然，除了按照医嘱按时吃药、积极治疗，在日常生活中也要做好预防。

入口食物要小心

不好意思，只能我独享了。

坚决不吃过敏食物，管住嘴才能不受罪。

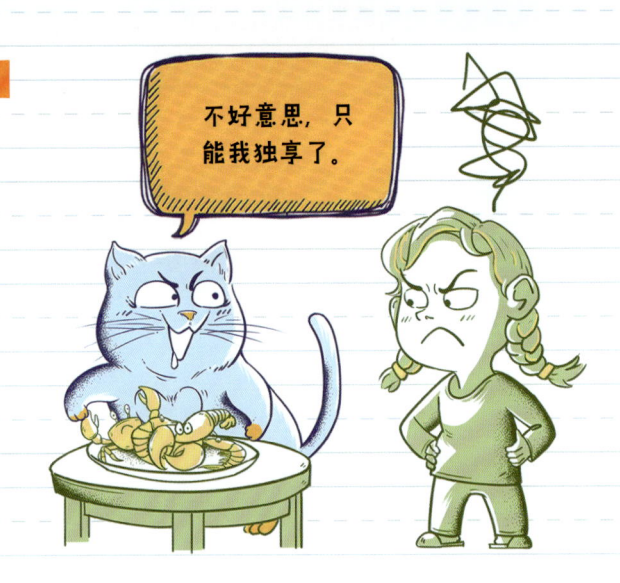

这个虾味薯片，不含虾肉成分。

太好了，我能吃！

购买食品时仔细查看成分表，确保没有过敏原。

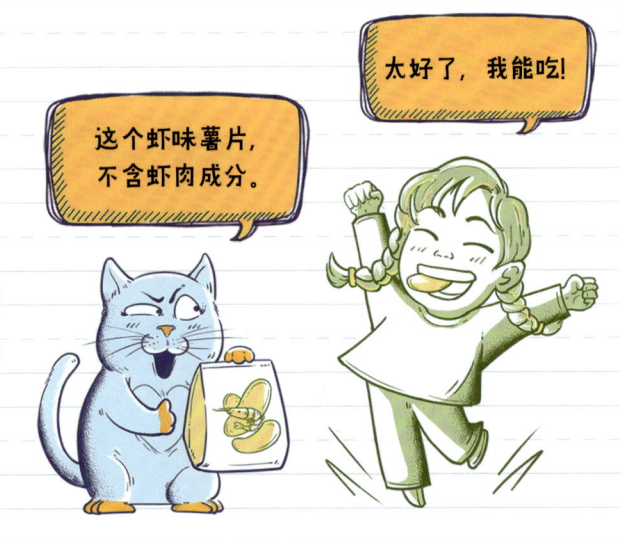

养成良好生活习惯

记录摄入的食物及症状情况，有助于发现食物过敏原。

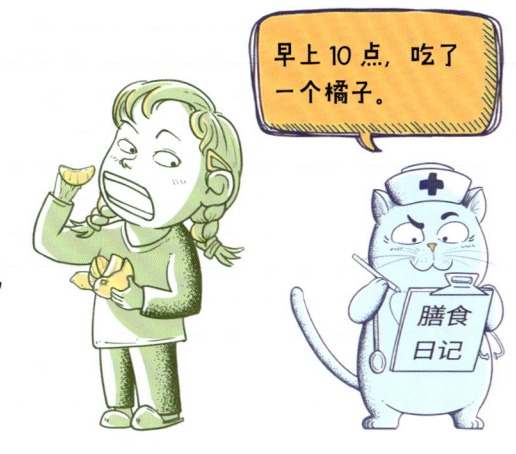

适当锻炼有助于增强身体免疫力，帮助免疫系统正常运转。

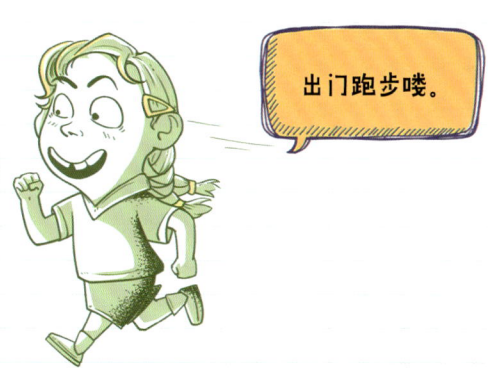

出门携带急救药物

携带抗组胺药物，如果之前发生过严重过敏反应，还要带上肾上腺素笔，以防在外突发过敏时无法及时处理。

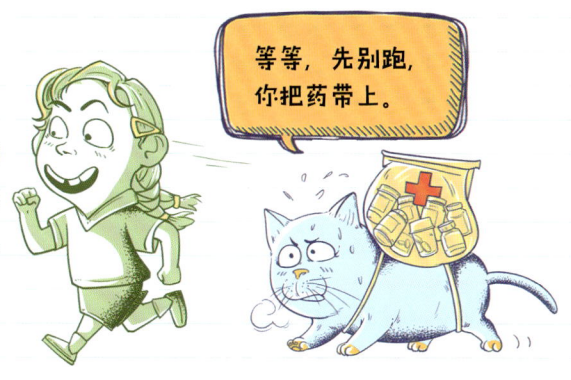

结语

对于有的小伙伴来说，有些美味可以带来舌尖上的享受，有些却会带来许多烦恼。

但是，只要了解了食物过敏的原因、症状、有效的治疗方法和预防方法，就能更好地保护自己，安心享受美味的快乐！

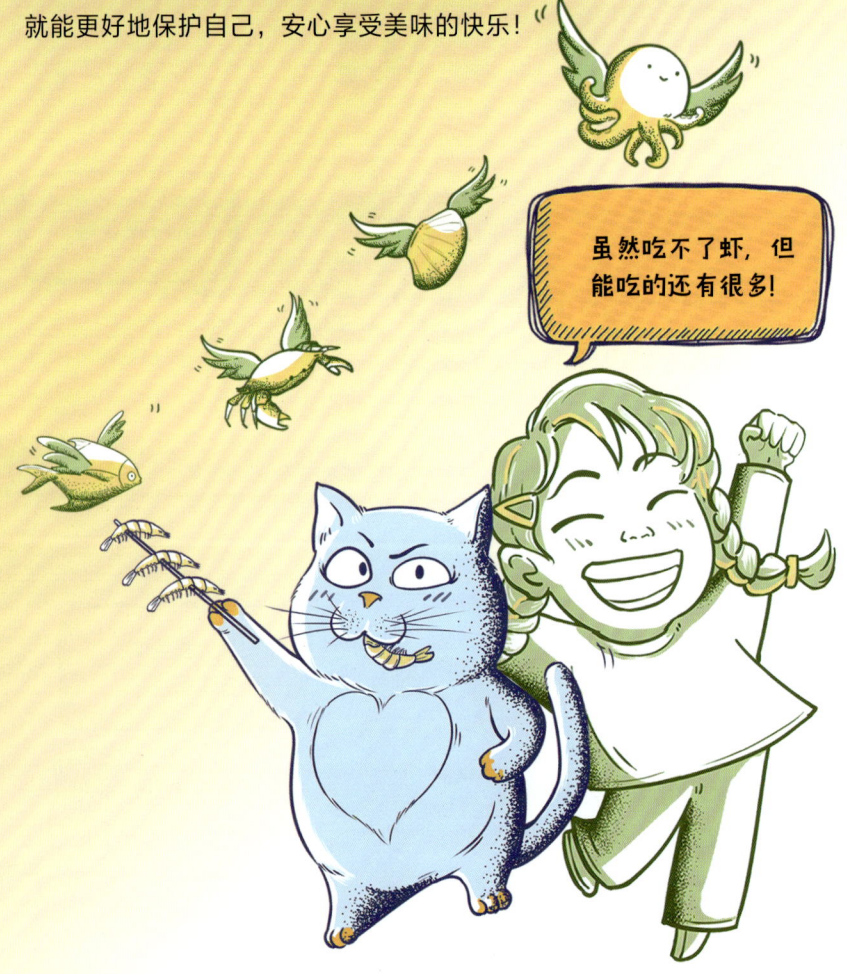

> 虽然吃不了虾，但能吃的还有很多！

番外：8 个有关食物过敏的真相，你都知道吗？

食物过敏只是轻微的不适感吗？
尽管某些食物引起的过敏症状可能较轻，例如皮疹或轻微的胃部不适，但也可能会出现危及生命的症状，比如呼吸困难或过敏性休克。

对某种食物过敏，只要少吃点儿就没事吗？
有时即使摄入量很小，过敏反应也可能非常严重。过敏反应的严重程度取决于个人的免疫系统，而不是食物的摄入量。

只有直接接触食物，才会引发过敏反应吗？
有些人可能对食物的气味或蒸汽也会产生过敏反应。

从小对某种食物过敏，那就一辈子都会过敏吗？
虽然一些人终生都患有食物过敏，但也有一些人的症状可能在成长过程中减轻或消失。

食物过敏不要紧，多吃几次就好了，对吗？

千万别这么做，如果患者随意摄入过敏食物，那就可能引发严重过敏反应，导致休克或死亡。

食物过敏来得快、去得也快，所以不用服药，对吗？

是否服药要遵医嘱。一般来说，局部皮肤瘙痒等轻微过敏反应，避免再接触过敏原就能缓解；如果出现呼吸急促、喉咙肿胀等症状，那就要立即就医。

孩子鼻炎、哮喘反复发作，是食物过敏导致的吗？

食物过敏更多诱发皮肤、消化道症状，而鼻炎和哮喘更多由环境过敏原、空气污染等诱发。

食物过敏是一种心理反应吗？

食物过敏是一种真实的生理反应，尽管有些过敏可能与情绪或压力有关，但这并不意味着食物过敏是一种心理疾病。

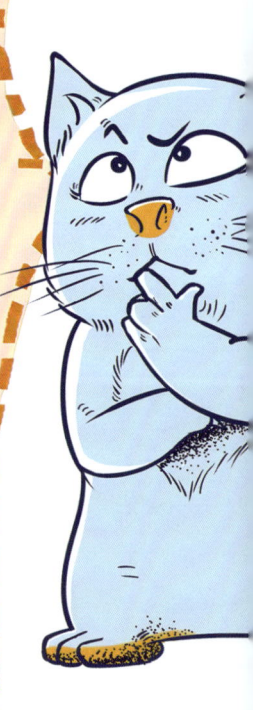

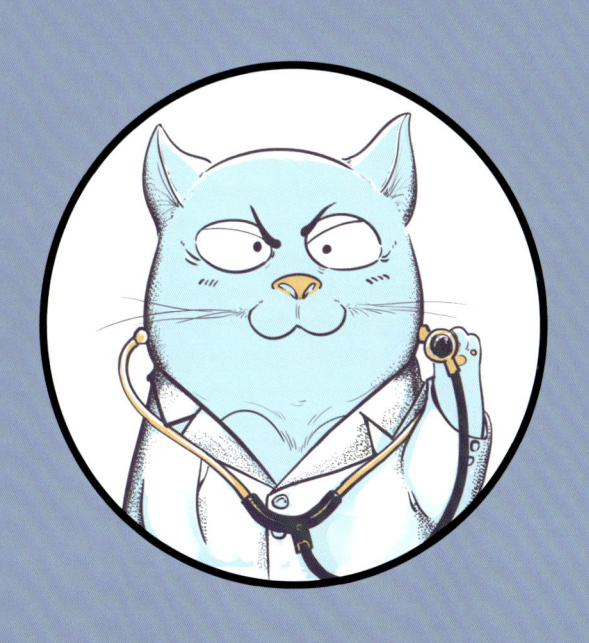

5

药物过敏的真相

药物藏有潜在害,过敏揭秘巧避开

生活中，我们总躲不过疾病的偷袭，要想摆脱疾病，**药物**是我们最得力的帮手。

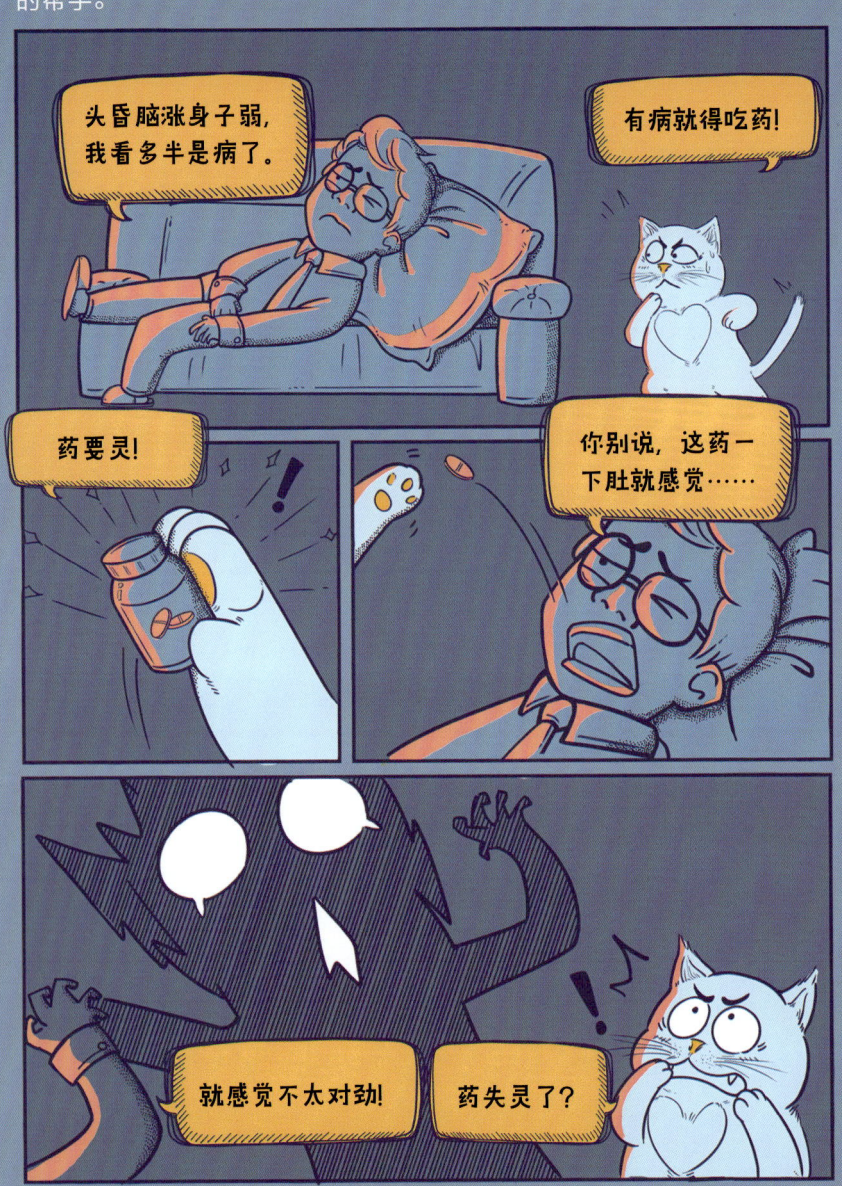

> 不,是我过敏了。

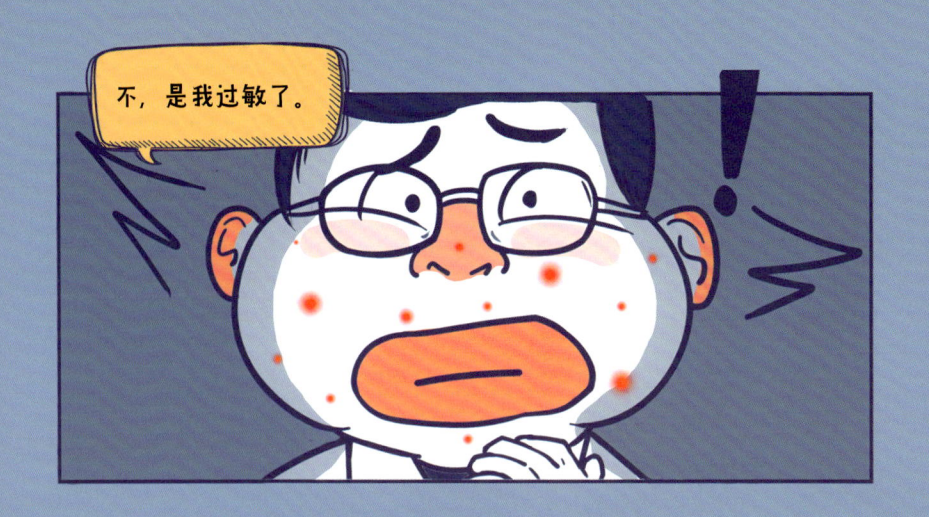

药物是打击疾病的有力武器,可当我们满怀希望地吞下药片时,我们迎来的可能并不是病痛退场,而是**药物过敏**,它让人恶心呕吐、发烧、起红疹。

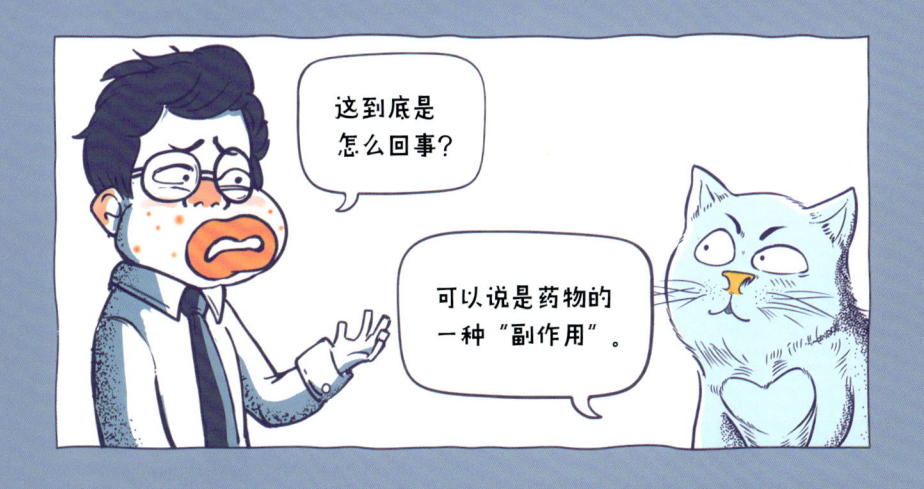

> 这到底是怎么回事?

> 可以说是药物的一种"副作用"。

我们首先看看正常情况下,药物是怎么起作用的。

① 药物小队出动
——药物如何起作用

药物要进入人体,除了肌肉注射、静脉注射等,最常见的方法就是**口服**。

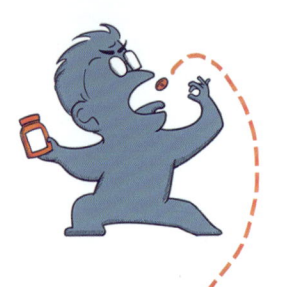

每一颗药丸就像一辆消防车,里面搭载着**药物分子**。

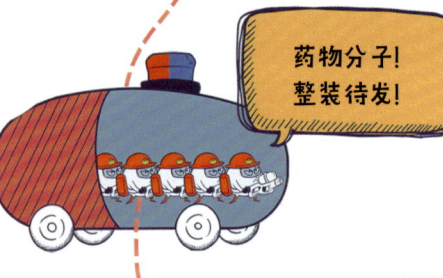

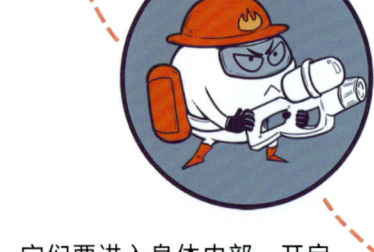

药物分子!
整装待发!

接下来,它们要进入身体内部,开启一段扑灭病痛的征程。前方等待着它们的,将是充满挑战的**三大关**!

第一关 胃

它们首先沿着长长的食道，掉进了胃里。

一到这儿，强烈的胃酸快速把药丸溶解，吓得药物分子们抓紧下车。

结果，一出来，一些成员不幸被胃酸腐蚀，最终壮烈牺牲！

快出来，快出来。

管不了了，继续前进！

报告，后面有兄弟挂了！

其余的幸运儿将抓紧奔向下一关！

5 药物过敏的真相

第二关　肝

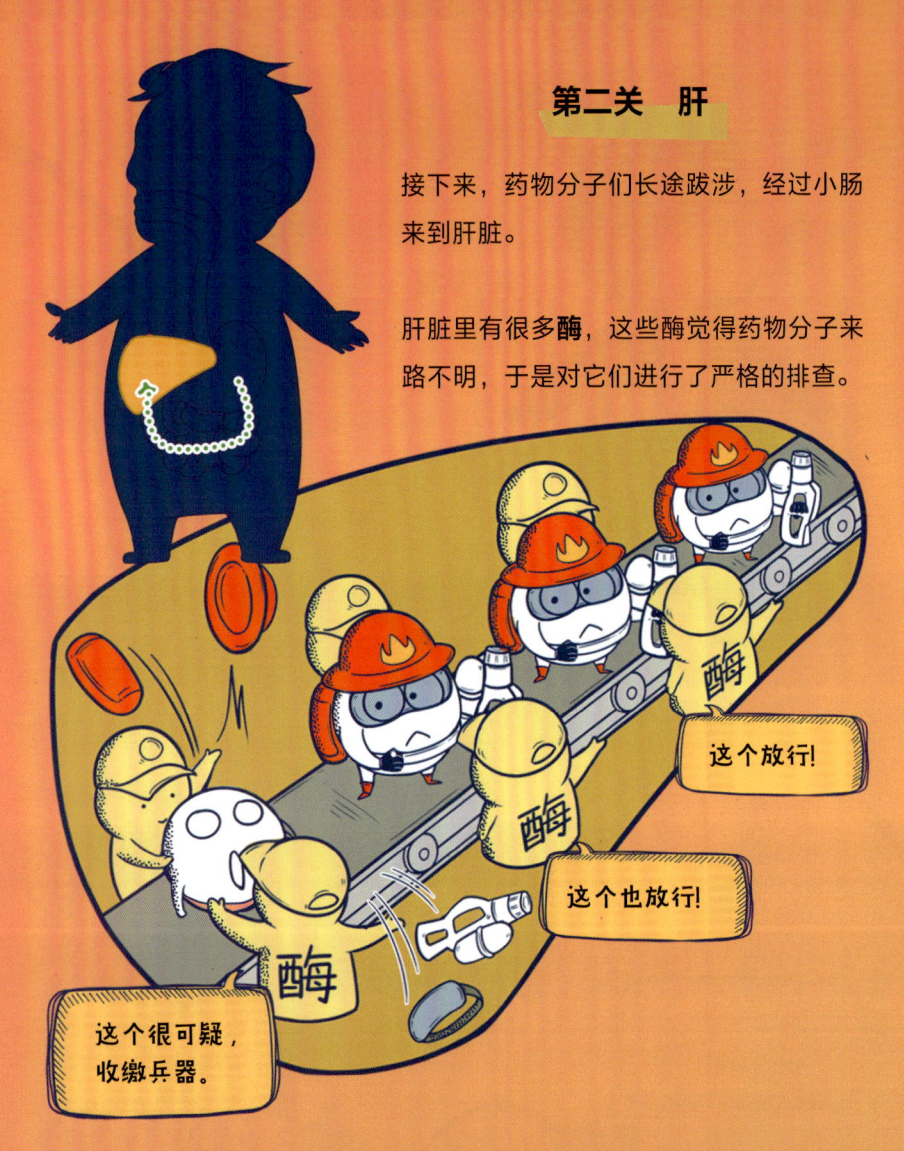

接下来，药物分子们长途跋涉，经过小肠来到肝脏。

肝脏里有很多**酶**，这些酶觉得药物分子来路不明，于是对它们进行了严格的排查。

这个放行！

这个也放行！

这个很可疑，收缴兵器。

这些酶不知道药物分子究竟是来干吗的，保险起见，它们会挑出一部分药物分子，解除它们的武装，只让其他成员通过。

注：解除武装实际指的是这些酶会改变药物分子的结构，让它们无法发挥原本的作用。这个改造过程就是**肝脏代谢**。

> 我被扒光了,不再是以前的我了。

> 兄弟放心!接下来的任务包在我们身上!

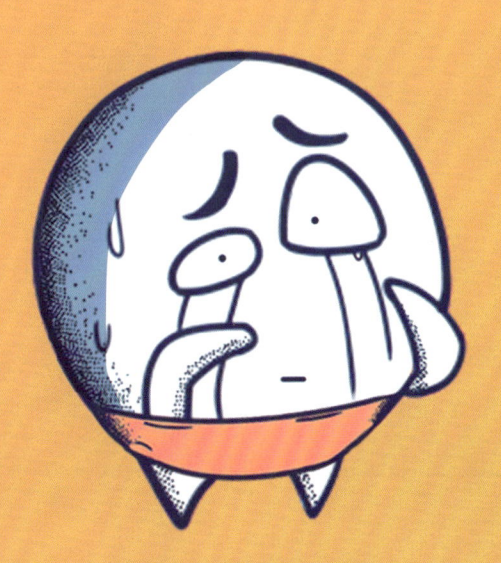

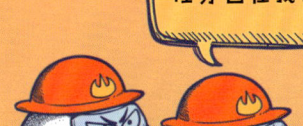

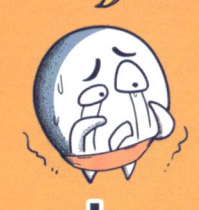

被改造的药物分子被称为药物的**代谢产物**,在大部分情况下,此时它们已经不能再治疗病痛,但它们的故事还没完,我们先留下悬念,继续看药物分子的闯关之旅。

第三关　血液循环

闯过肝脏这关之后，药物分子们一头扎进血液中，顺着血液循环的路径走遍人体的各个角落，直到找出**产生病痛的部位**，展开治疗！值得注意的是，不同药物里面的药物分子有不同的治疗作用，比如：

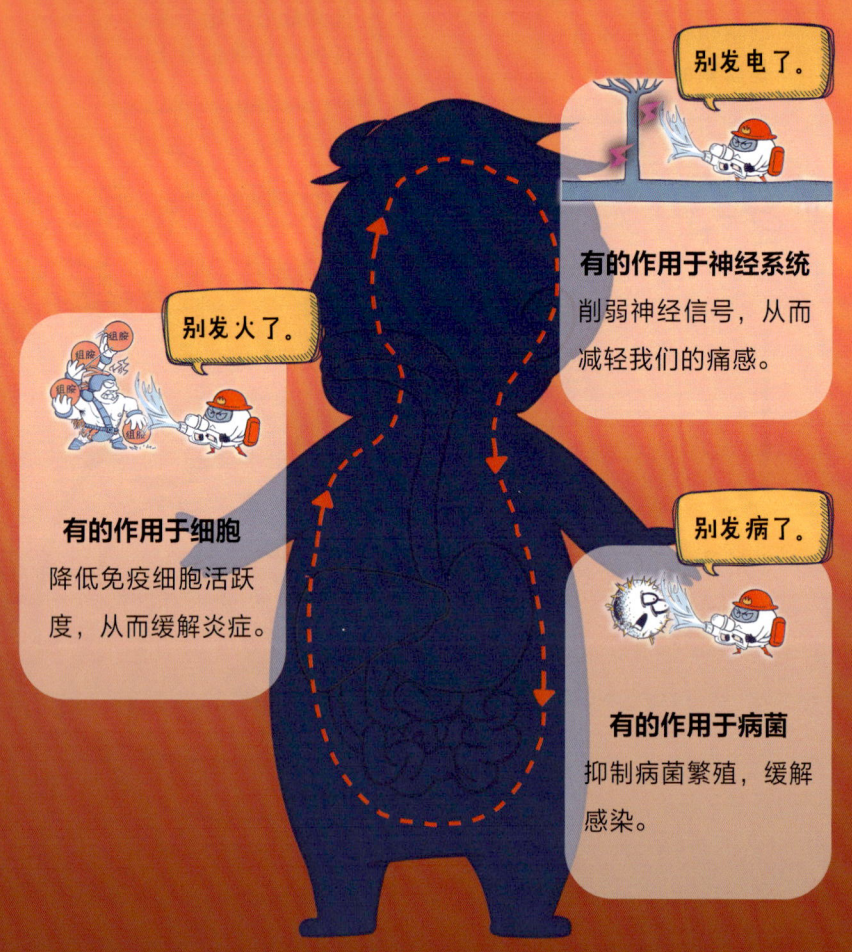

别发电了。

有的作用于神经系统
削弱神经信号，从而减轻我们的痛感。

别发火了。

有的作用于细胞
降低免疫细胞活跃度，从而缓解炎症。

别发病了。

有的作用于病菌
抑制病菌繁殖，缓解感染。

通常情况下，血液在人体内循环一次大约需要 20~30 秒，所以药物并不需要多长时间就能走遍全身。

> 继续冲!

> 又有兄弟被扒了。

> 全都被扒光了。

> 还被赶出来了。

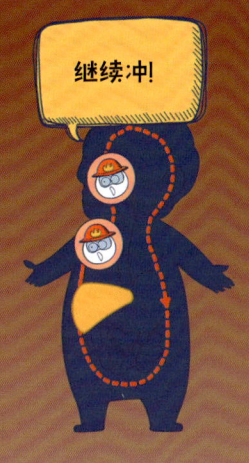

就这样,药物分子们一边治疗,一边继续在血液中循环。

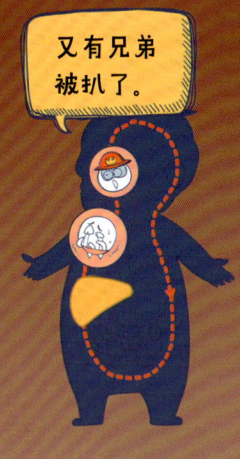

它们会多次从肝脏通过,不断被肝脏里的酶改造成代谢产物。

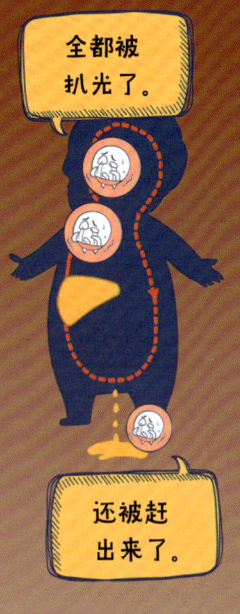

最终会通过尿液或粪便排至体外。

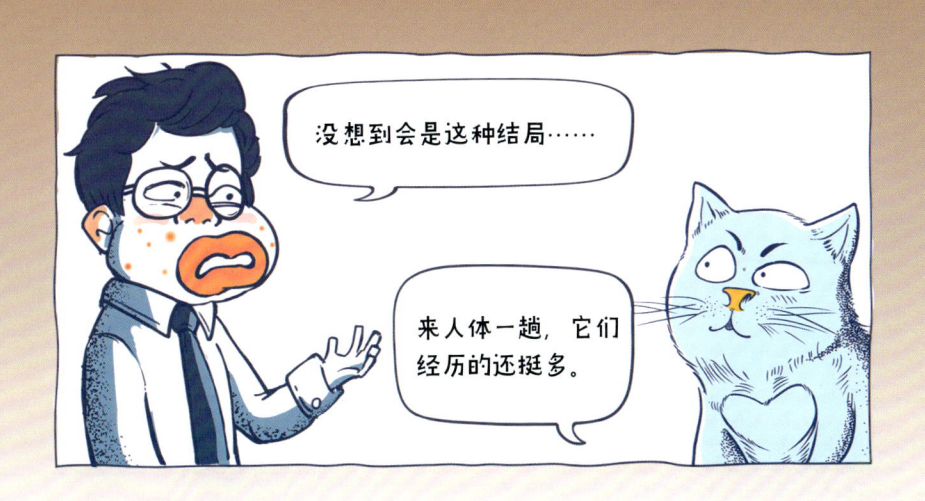

> 没想到会是这种结局……

> 来人体一趟,它们经历的还挺多。

总的来说,药物之所以能起作用,就是靠药物分子在体内一路不畏牺牲、披荆斩棘,最终帮助我们治愈疾病!

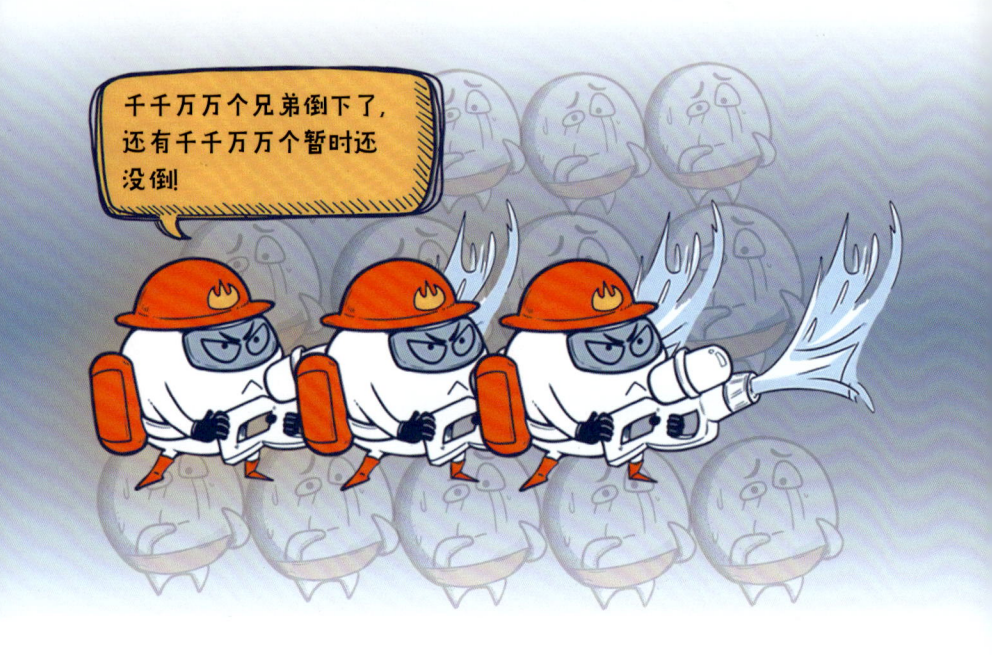

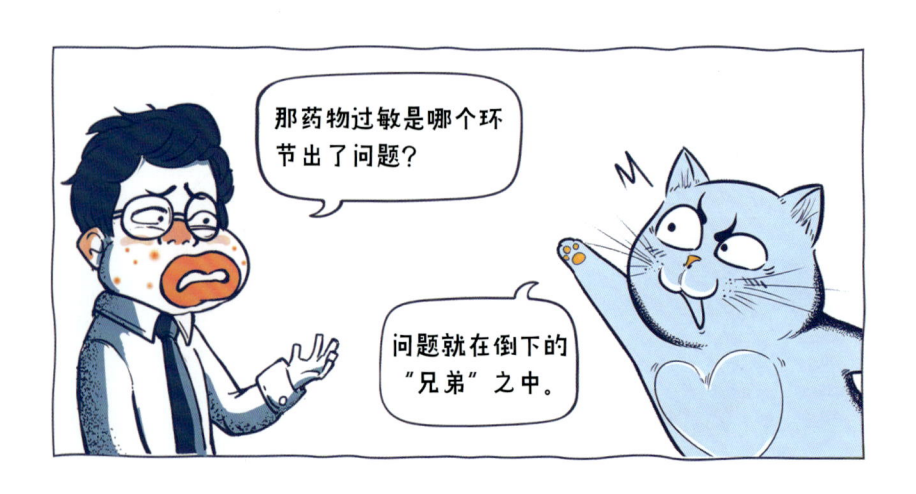

千千万万个兄弟倒下了,还有千千万万个暂时还没倒!

那药物过敏是哪个环节出了问题?

问题就在倒下的"兄弟"之中。

② 病上加病
——药物过敏的发生过程

前文已经讲过,当外来物质引起免疫系统的过度防御时,就会导致过敏反应。

对于药物来说,经过多轮的研发和临床试验,里面的药物分子一般不会引起免疫细胞的过度反抗。

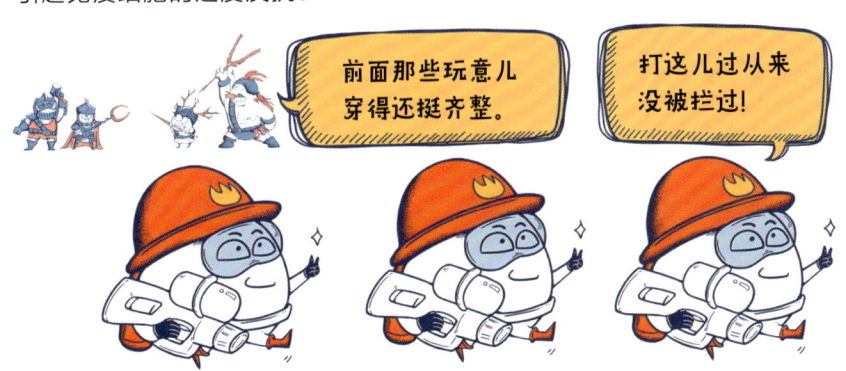

> 前面那些玩意儿穿得还挺齐整。

> 打这儿过从来没被拦过!

但是,对于**代谢产物**来说,情况就有些不一样了……

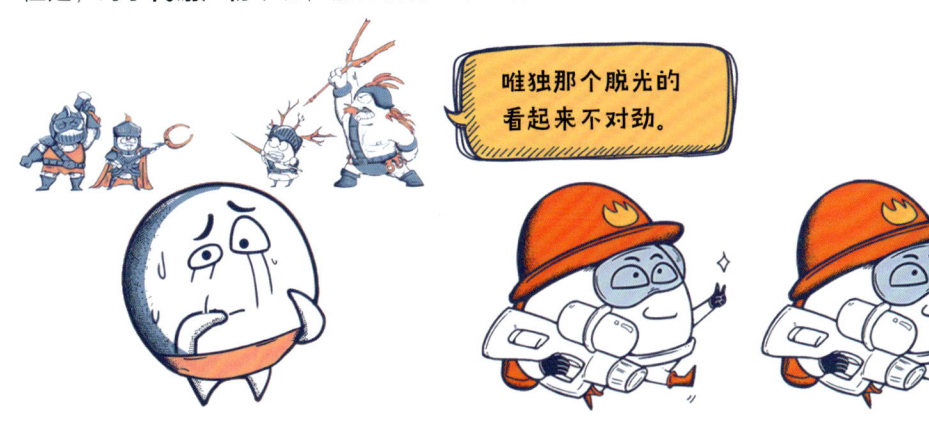

> 唯独那个脱光的看起来不对劲。

代谢产物在人体里跌跌撞撞，一开始可能还没有引起免疫细胞的强烈反应。

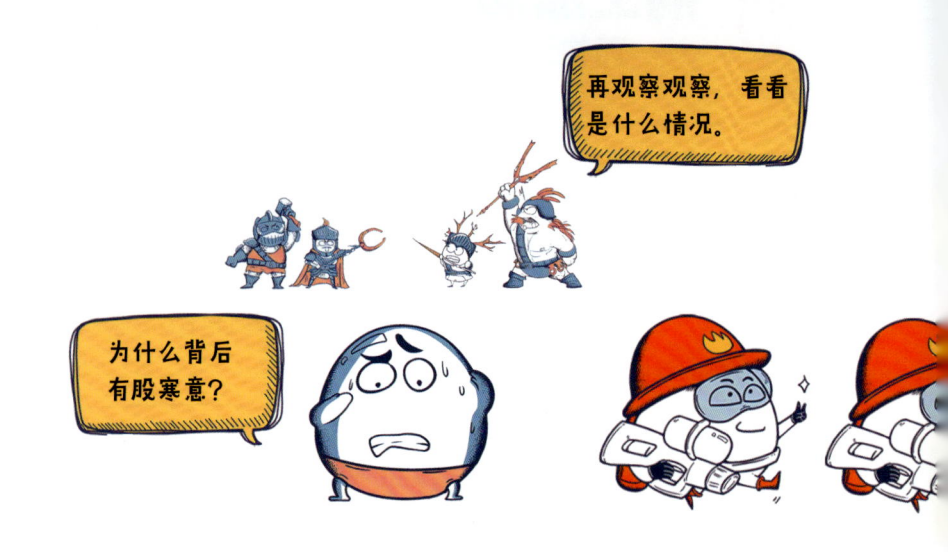

再观察观察，看看是什么情况。

为什么背后有股寒意？

但随着代谢产物数量越来越多，免疫细胞终于按捺不住，发起了战争！

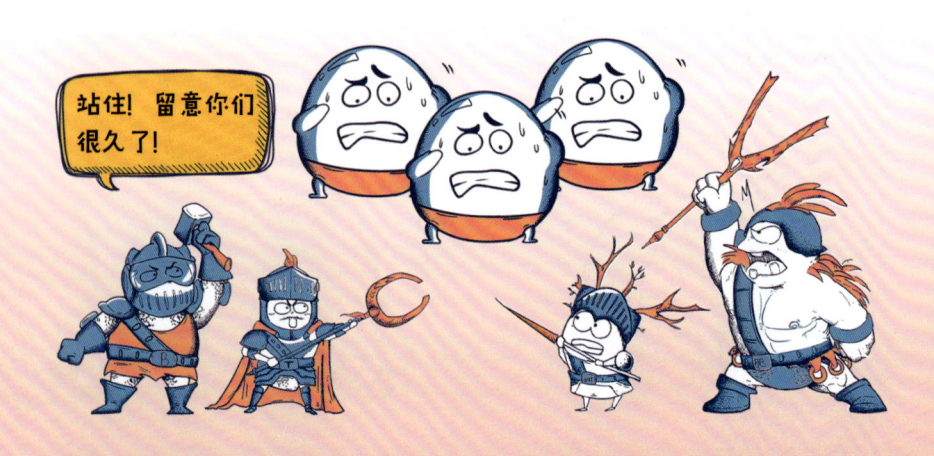

站住！留意你们很久了！

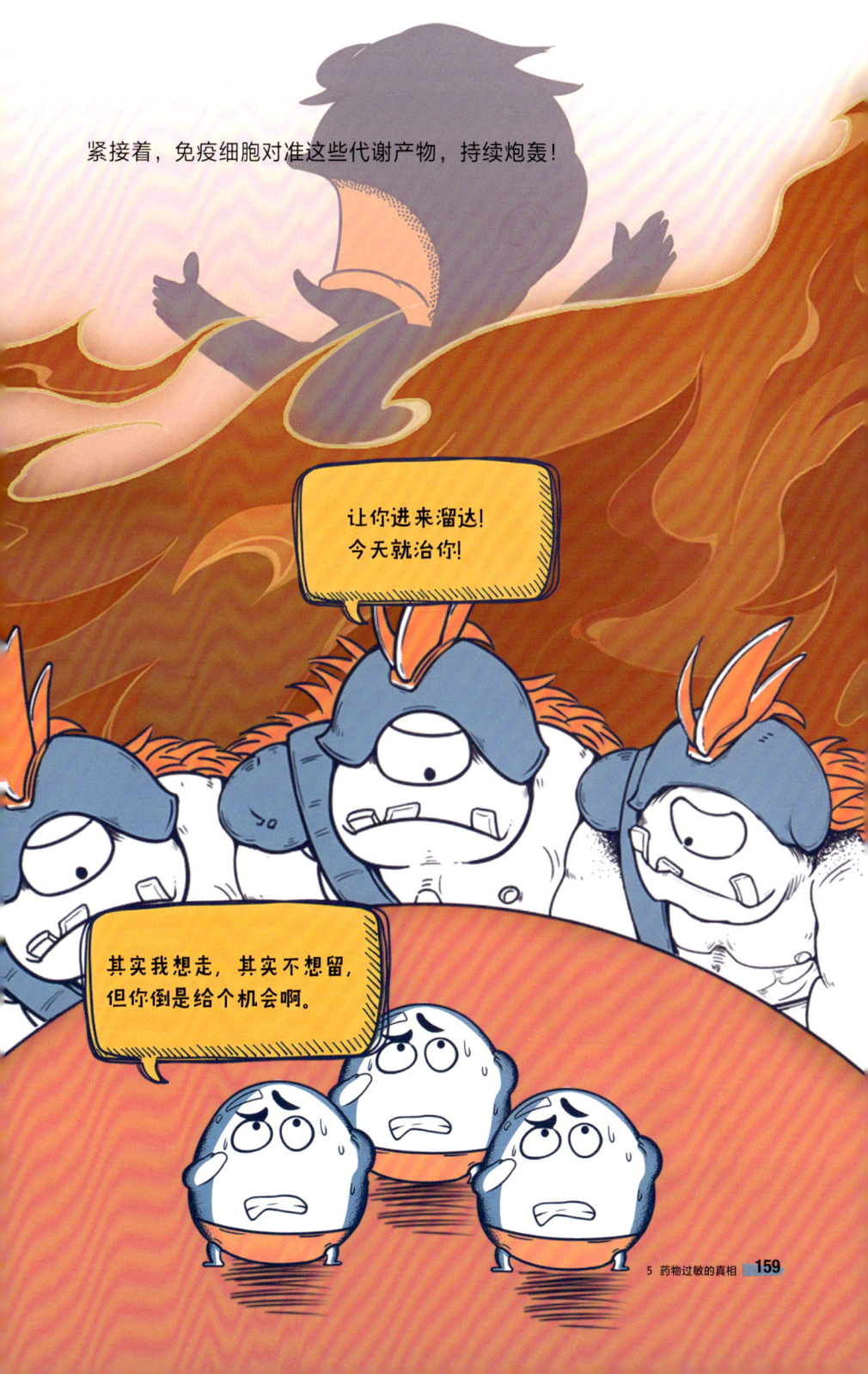

紧接着,免疫细胞对准这些代谢产物,持续炮轰!

让你进来溜达!
今天就治你!

其实我想走,其实不想留,但你倒是给个机会啊。

5 药物过敏的真相

除此之外,以下两种情况也会引发药物过敏。

代谢产物和蛋白质的组合

有些药物比如**苯妥英钠**(一种治疗癫痫的药物),它的代谢产物 4-羟基苯妥英惹不起什么风浪,但很容易和血浆蛋白结合,进而招来免疫部队的炮火。

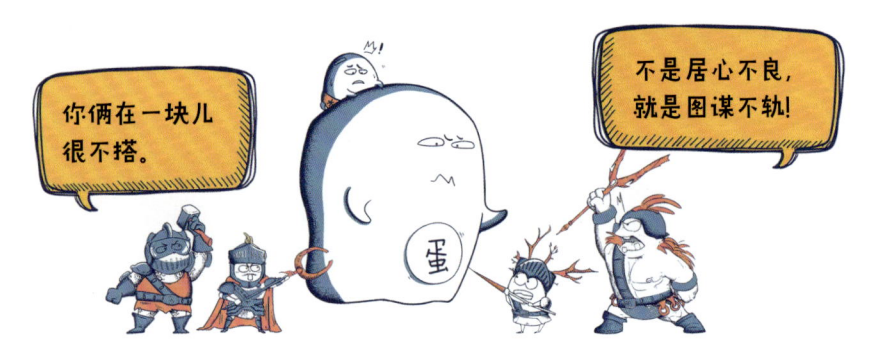

药物本身

大部分药物并不会引起免疫系统的注意,但是有个别药物自身就会招来免疫系统的炮轰,比如**胰岛素**、**疫苗**等。

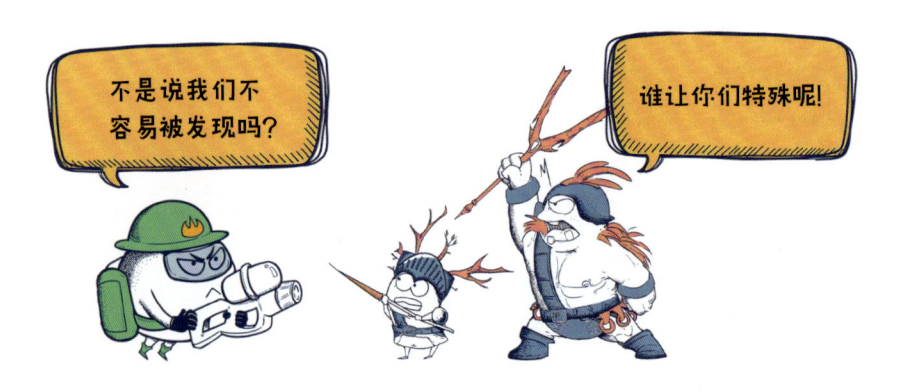

在免疫系统的炮轰下,身体的不同部位出现了不同症状。

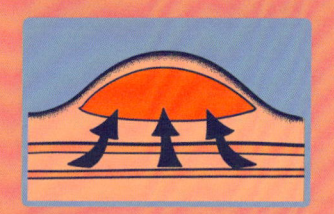

血管破裂,血液渗出,皮肤红肿瘙痒,甚至起皮疹。

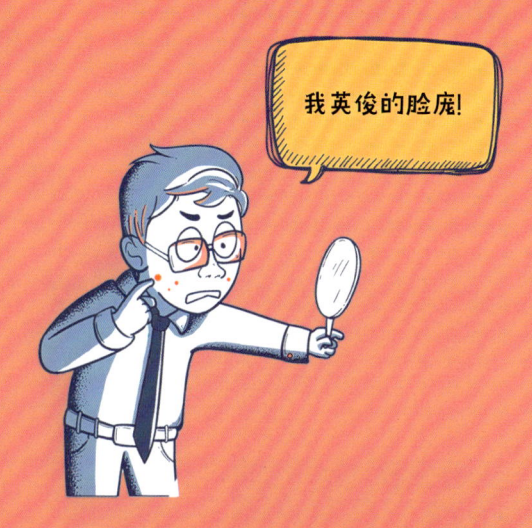

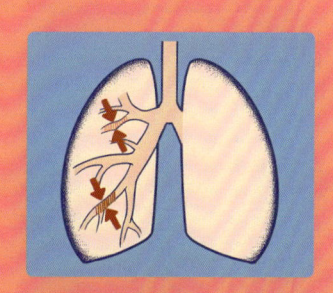

我英俊的脸庞!

支气管收缩,严重的还会哮喘发作。

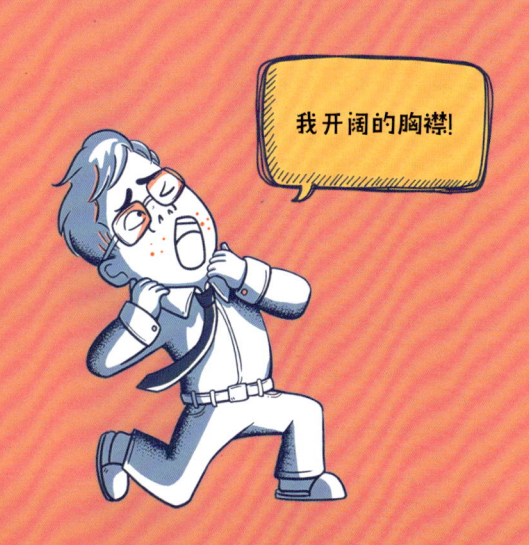

我开阔的胸襟!

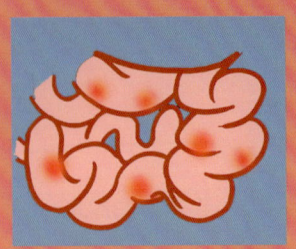

免疫细胞分泌的炎症因子刺激肠道,导致腹泻。

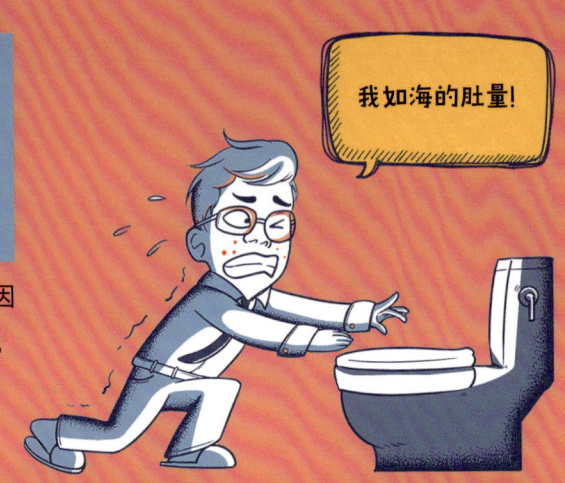

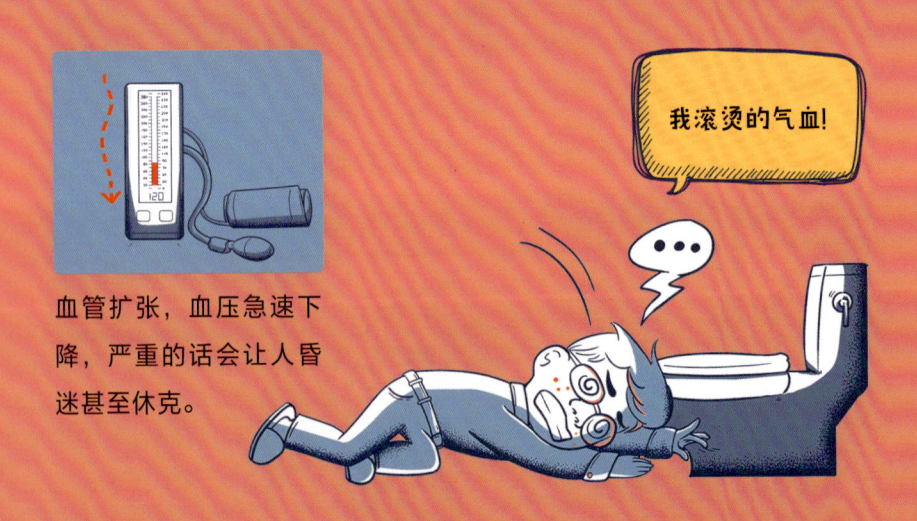

我如海的肚量!

血管扩张,血压急速下降,严重的话会让人昏迷甚至休克。

我滚烫的气血!

特殊的严重情况下,药物过敏会导致史-约综合征/中毒性表皮坏死松解症,这时身体会开始发热,皮肤有压痛,出现大片红疹,甚至开始脱落。

没想到这个"副作用"这么严重!

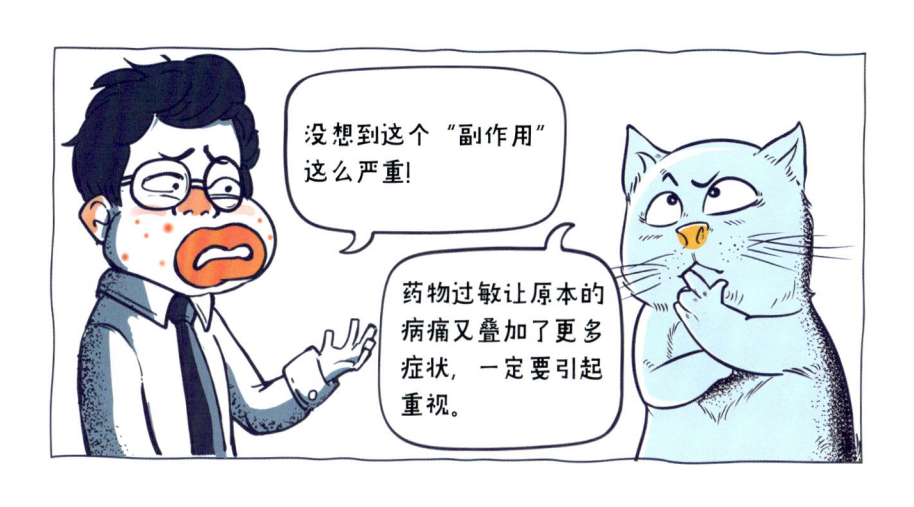

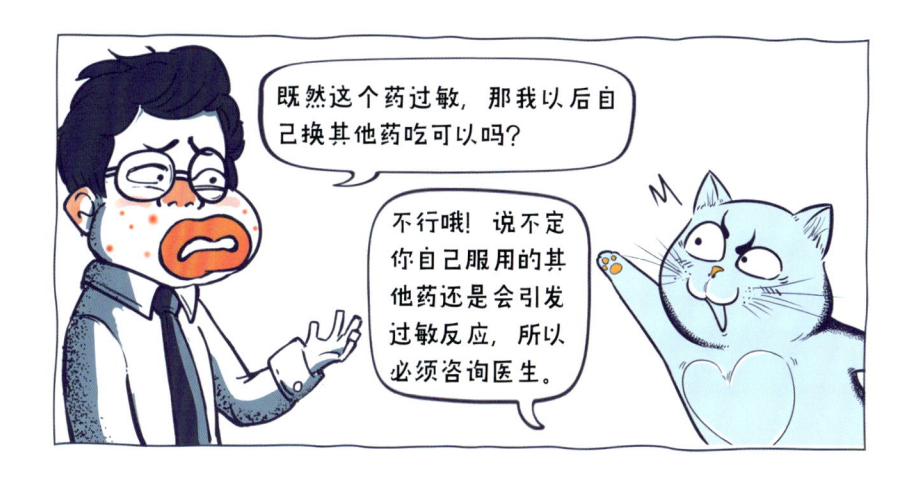

药物过敏让原本的病痛又叠加了更多症状,一定要引起重视。

既然这个药过敏,那我以后自己换其他药吃可以吗?

不行哦!说不定你自己服用的其他药还是会引发过敏反应,所以必须咨询医生。

③ 哪些药物容易引发过敏？

有些药物结构特殊，它们的代谢产物更容易引发人体的过敏反应，比如以下几种。

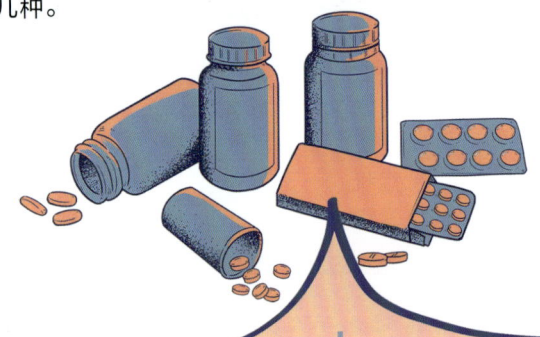

抗生素

青霉素类（如青霉素、阿莫西林等）、头孢菌素类（如头孢拉定）等。

非甾体抗炎药

阿司匹林、萘普生、布洛芬等（哮喘患者更容易对前两种药物过敏）。

抗癫痫药物

苯妥英、卡马西平等（可能会引起皮肤过敏）。

其他

麻醉药物（如利多卡因、异氟烷）、化疗药物（如紫杉醇）、放射性造影剂等。

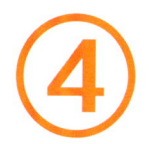

④ 哪些人容易发生药物过敏？

患有免疫缺陷病的人

系统性红斑狼疮、类风湿性关节炎等疾病的患者，更容易对药物产生过敏反应。

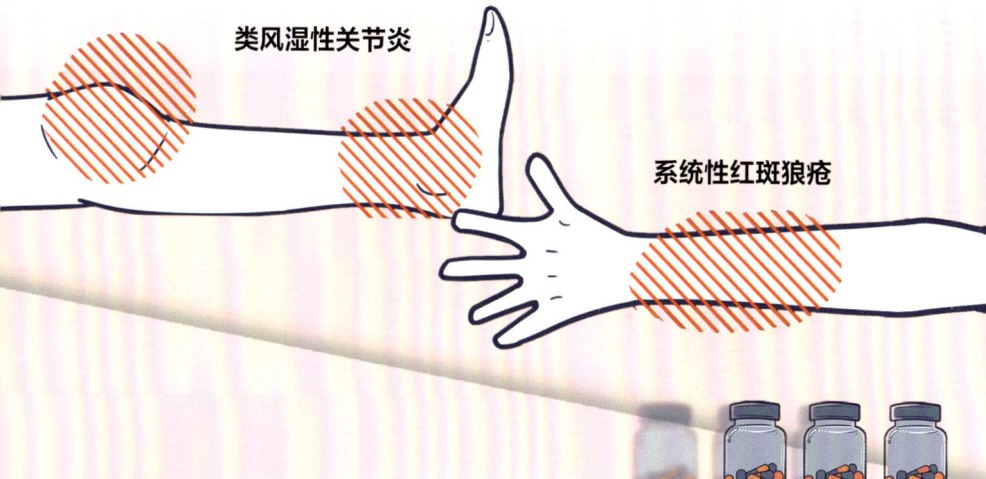

类风湿性关节炎

系统性红斑狼疮

长期使用一种药物的人

长期使用一种药物，可能会导致体内的药物分子和代谢产物不断积累，最终引发免疫系统的过度反应。

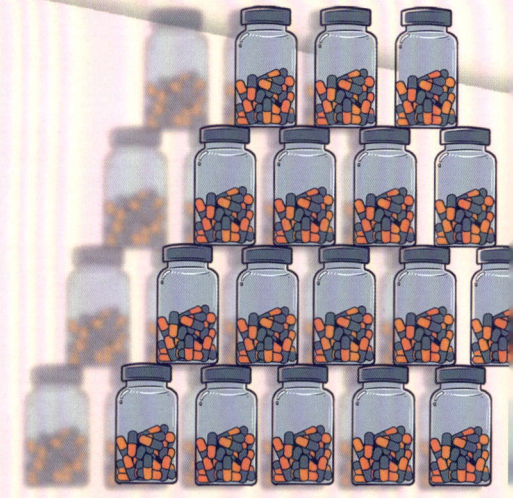

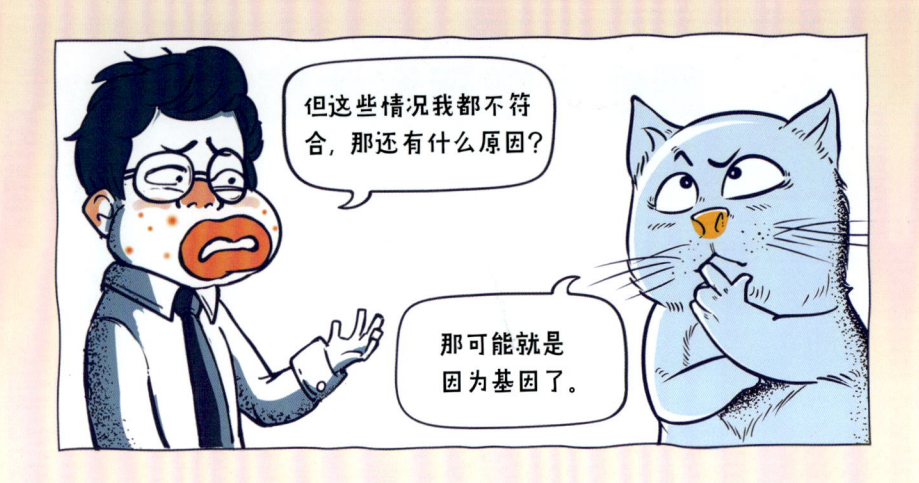

有家族过敏史的人

有家族过敏史或患有其他过敏性疾病（比如过敏性鼻炎）的人更容易发生药物过敏。

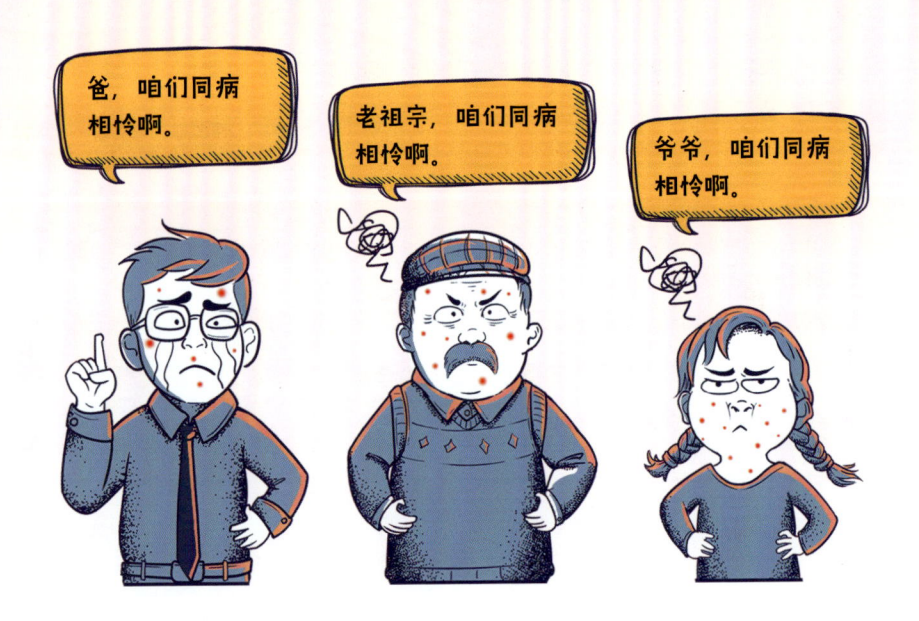

⑤ 药物过敏的诊断、治疗和预防

诊断

如果使用某种药物后，出现皮肤红肿瘙痒、皮疹等症状，就需要尽快寻求医生的帮助。

> 医生，紧急情况！

除了询问症状、过敏史，医生还会做皮肤试验，让患者的皮肤接触可能引起过敏的药物，观察皮肤是否有反应。

> 医生，麻烦轻一点儿。

注：此外，医生可能还会做血清 IgE 检测、嗜碱性粒细胞活化试验、药物激发试验等，来确认过敏原。

之后，医生就会对症采取治疗措施。

治疗

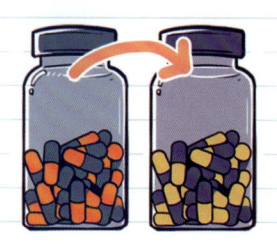

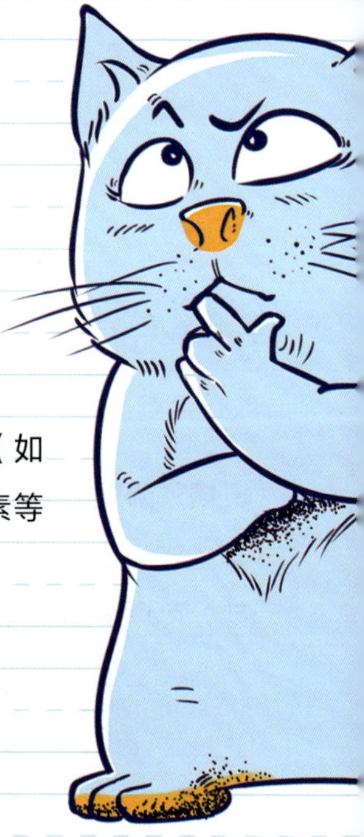

a. 更换药物
停止使用导致过敏的药物，在医生的指导下更换其他安全的药物。

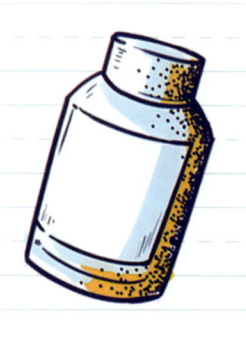

b. 药物治疗
使用抗过敏药物，如抗组胺药（如盐酸氯苯那敏）、糖皮质激素等来减轻症状。

预防

a. 避免接触过敏药物

在就医时,要及时告知医生自己的过敏史,避免医生误开可能导致过敏的药。

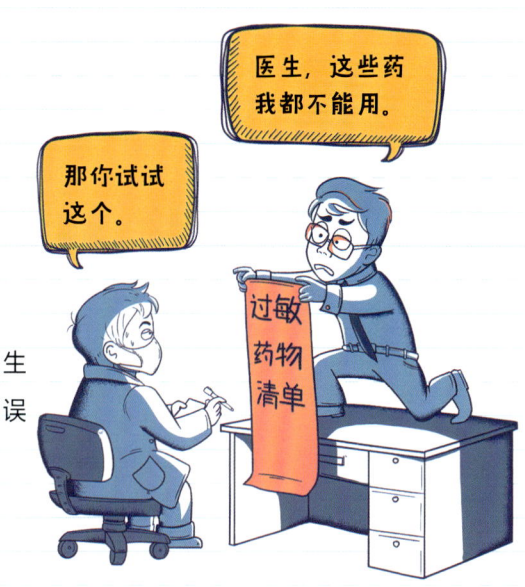

b. 用药前做测试

容易过敏的人在用新药前,可以先做皮肤试验来确定是否会过敏。

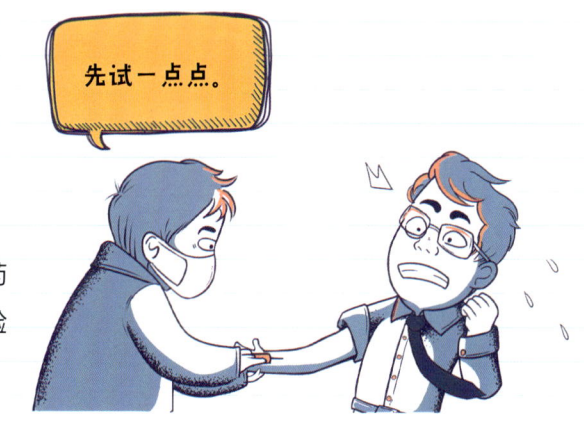

注:皮肤试验结果阴性也不能完全排除药物过敏的可能,还是要谨慎用药。

c. 密切观察

在用药期间，多关注是否出现类似过敏的症状，一旦出现，就要立即停药并咨询医生。

> 医生，医生，情况不妙啊！

> 其实你能用的药还是很多的。

d. 咨询医生

如果拿不准过敏的情况，也可以咨询医生以获取个性化的建议和方案。

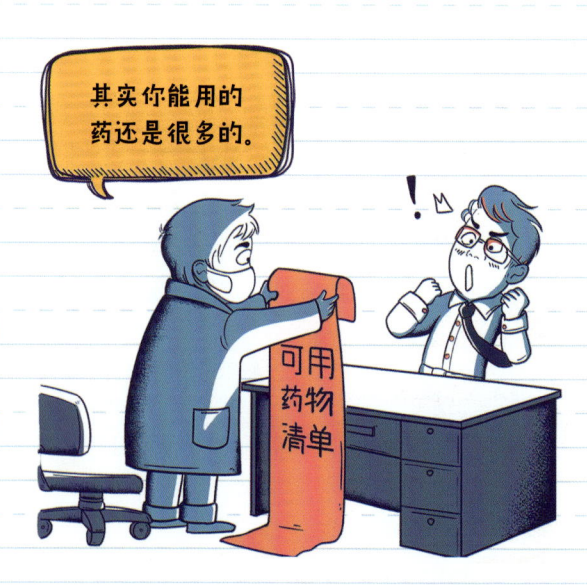

结语

当原本用来救人、使人脱离病痛的药物成了导致过敏的因素时,患者的希望似乎也因此破灭。但是,随着医学的发展和药物过敏治疗的进步,医生依旧能找到一条路,帮助患者获得恰当的治疗,使其继续健康生活!

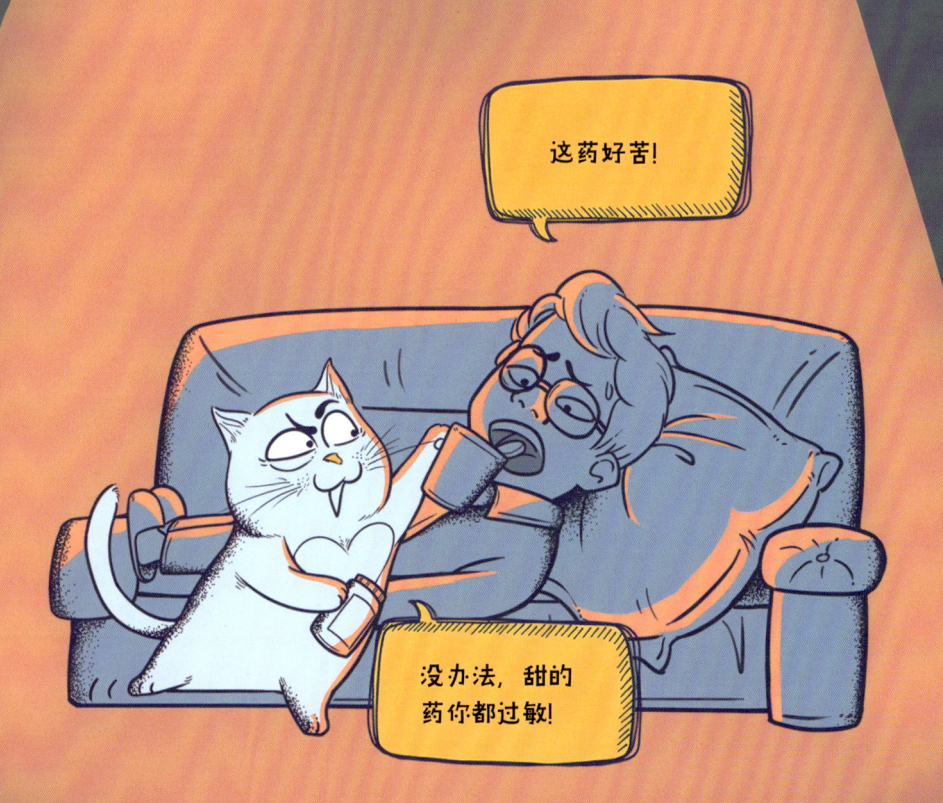

> 这药好苦!

> 没办法,甜的药你都过敏!

6

儿童过敏

宝贝反复患过敏,家长跟着操碎心

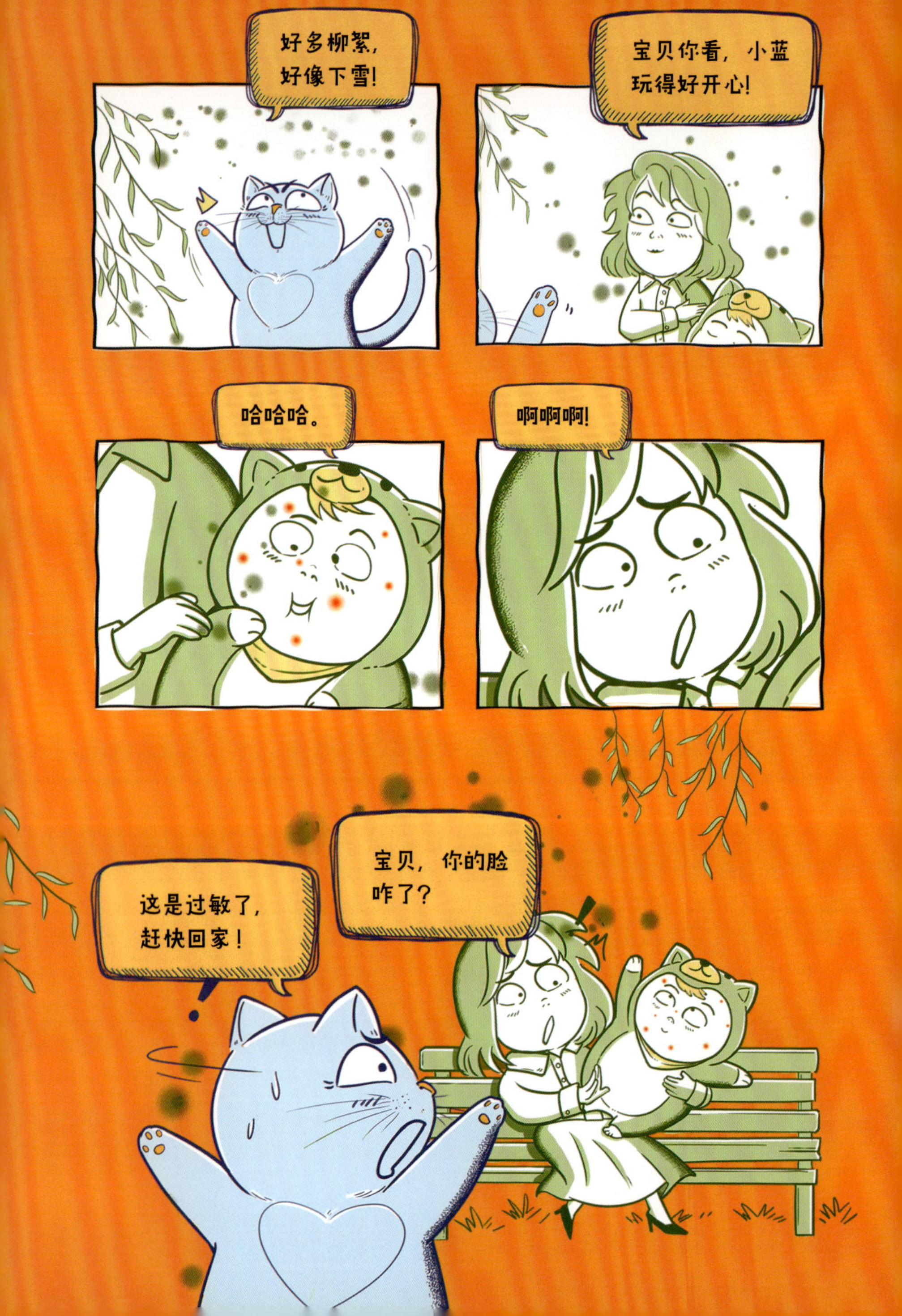
好多柳絮，
好像下雪！
宝贝你看，小蓝
玩得好开心！
哈哈哈。
啊啊啊！
宝贝，你的脸
咋了？
这是过敏了，
赶快回家！

每位家长都希望自己的孩子能健康快乐地成长,尽情感受世界的美好。然而,对于有的孩子来说,这个世界危机四伏,他们稍不注意就会过敏。

而且,易过敏儿童的数量不少。

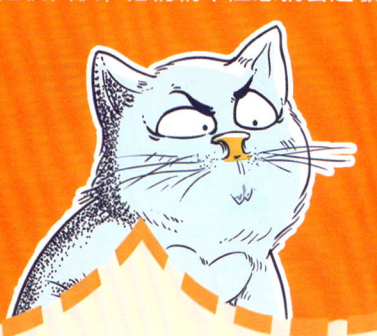

根据 2014 年开展的中国城市 0~24 月龄婴幼儿过敏性疾病症状流行病学调查,有 40.9% 的婴幼儿家长报告自己的孩子出现过或出现了过敏性疾病症状,0~24 月龄婴幼儿各类型过敏性疾病的现患率为 12.3%,相当于——

每 8 个婴幼儿里有 1 个疑似易过敏体质。

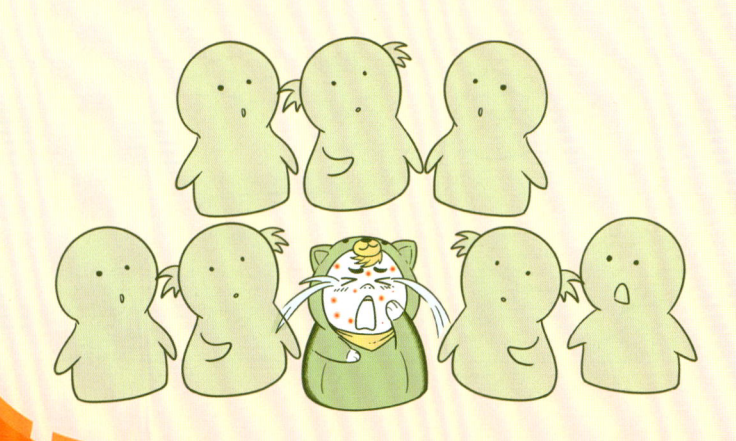

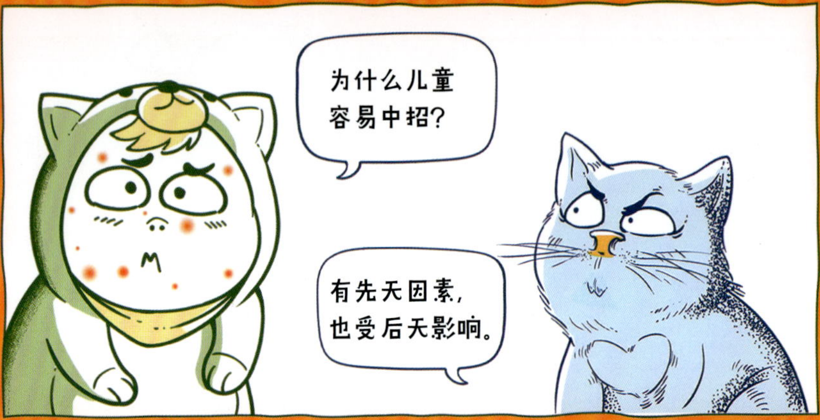
为什么儿童
容易中招？
有先天因素，
也受后天影响。

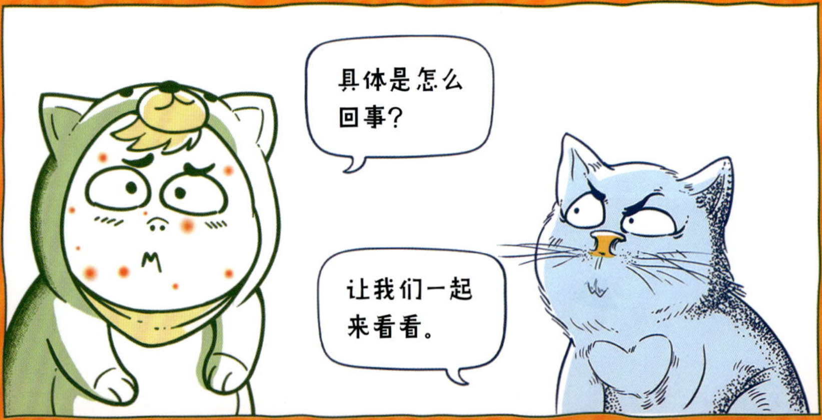
具体是怎么
回事？
让我们一起
来看看。

① 儿童过敏的先天因素
——发育不成熟

对于儿童来说，比较常见的过敏症状有：皮肤长红疹、呕吐、腹泻、流鼻涕、咳嗽等。

这些症状分别出现在他们身体的三个部位：

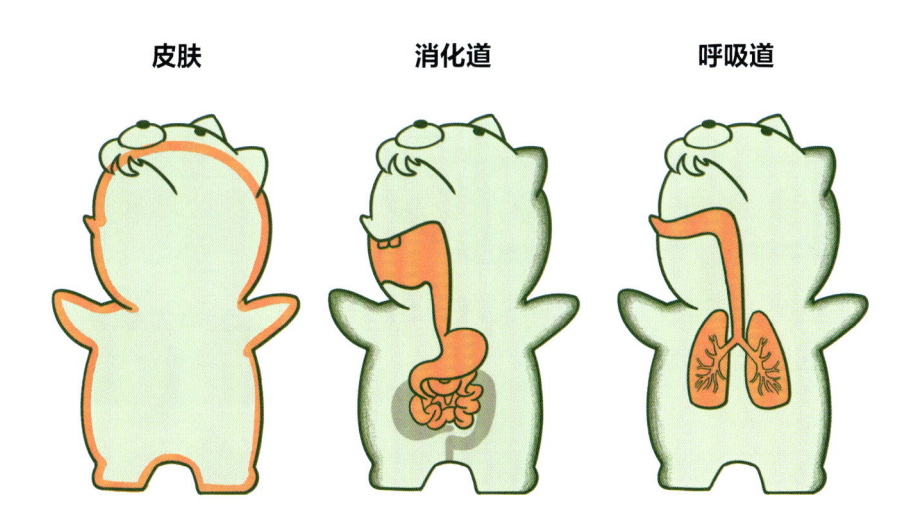

| 皮肤 | 消化道 | 呼吸道 |

儿童相比其他人群更易过敏的一大原因就是：**这些部位尚未发育成熟**，功能不够强大。

具体情况，我们一个个来看。

6 儿童过敏

皮肤

皮肤的外层，即表皮，能够阻挡外来物质（如化学物质、细菌、病毒）进入内部，是防止皮肤过敏的关键之一。孩子刚出生时容易长红疹，是因为他们的表皮和成人的相比，阻挡能力薄弱。

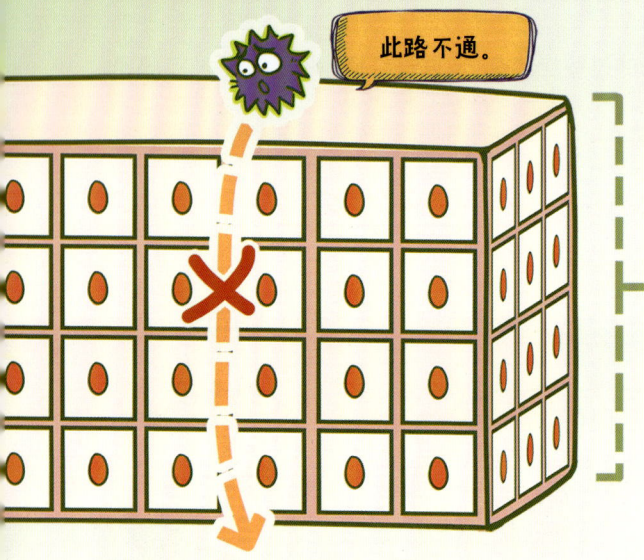

> 此路不通。

成人的表皮

表皮**较厚**且细胞**排列紧密**。

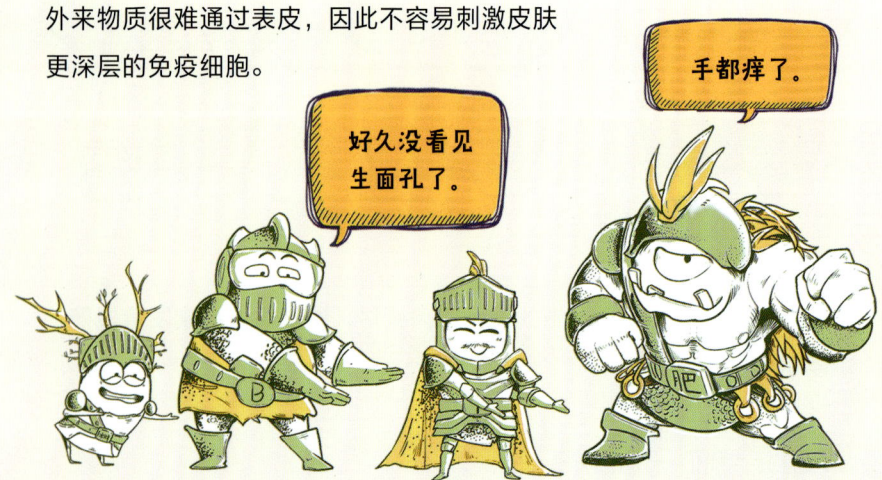

外来物质很难通过表皮，因此不容易刺激皮肤更深层的免疫细胞。

> 好久没看见生面孔了。

> 手都痒了。

> 这路好走，去瞧一瞧。

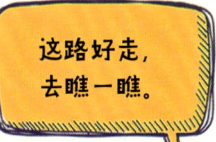

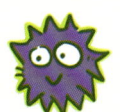

婴幼儿的表皮

表皮比成人薄 **20%~30%**，且细胞**小**、细胞**间隙大**。

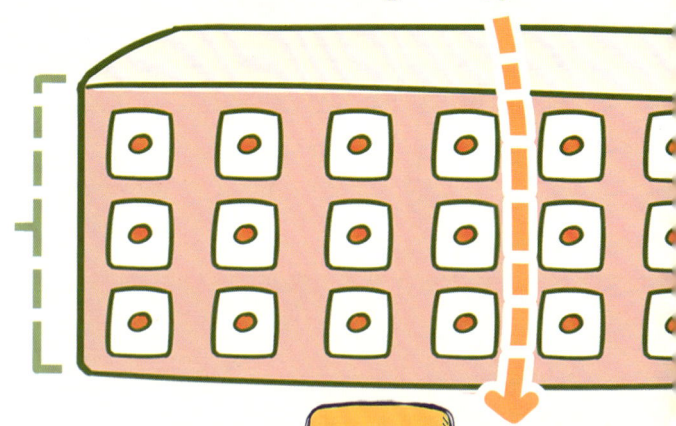

> 早知道不来了。

外来物质进入皮肤，就可能惊动里面的免疫细胞，从而引发**皮肤过敏**！

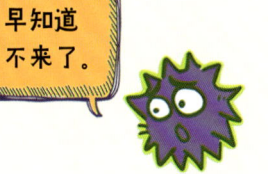

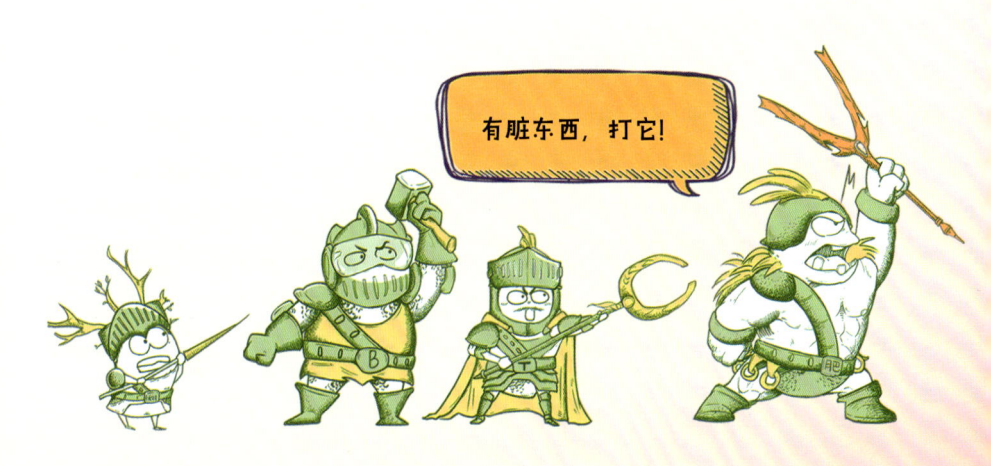

> 有脏东西，打它！

消化道

孩子到了可以吃辅食的阶段,容易出现食物过敏的现象,很可能是因为消化道还没发育好。我们来看看婴幼儿的消化道和成人的有什么区别。

成人的消化道

胃部消化功能强
在胃酸的作用下,食物被分解成适合吸收的营养物质,而后进入小肠。

小肠屏障功能强
小肠的上皮细胞排列紧密,只有分解好的营养物质才能穿过小肠壁,最后被吸收。

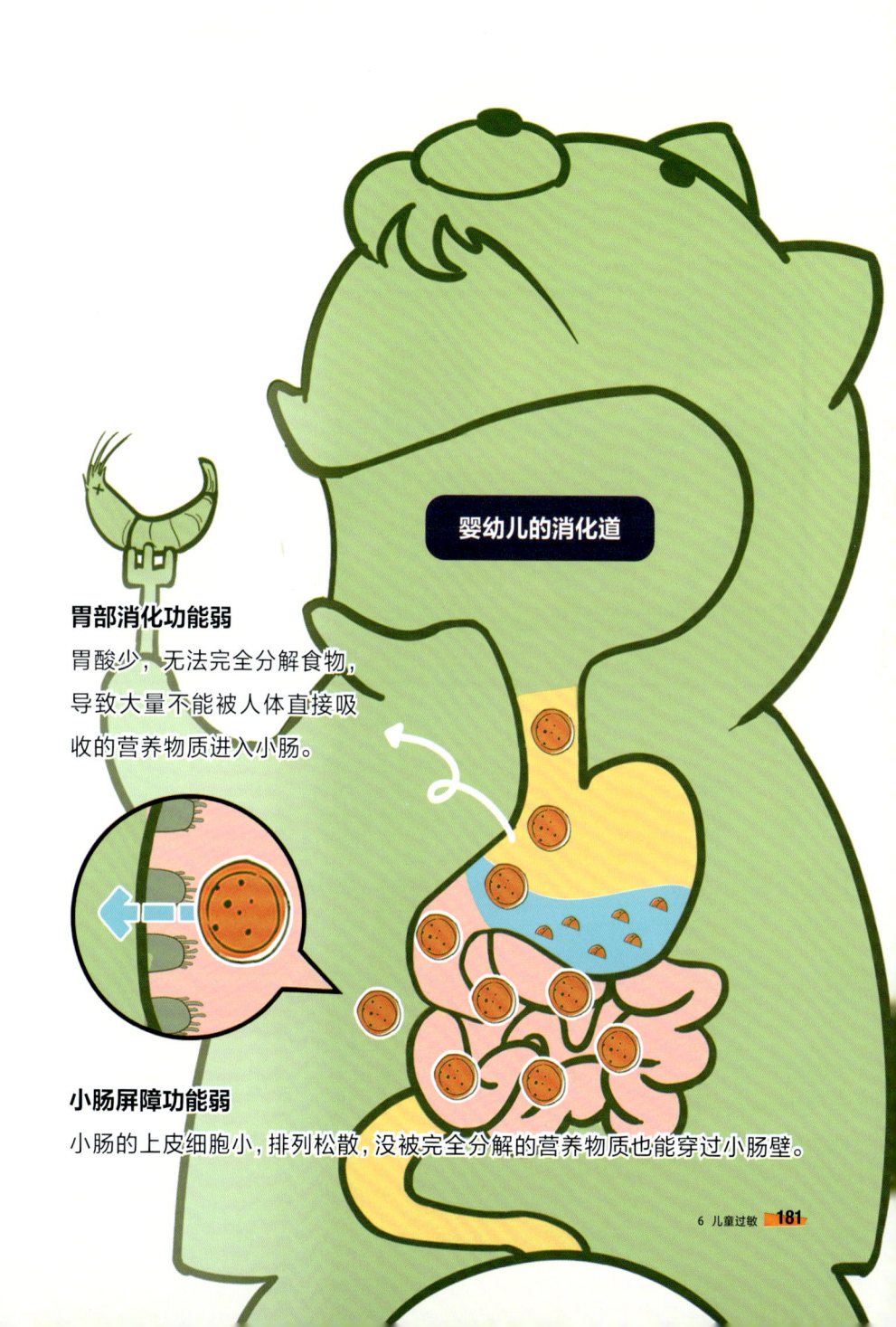

婴幼儿的消化道

胃部消化功能弱
胃酸少,无法完全分解食物,导致大量不能被人体直接吸收的营养物质进入小肠。

小肠屏障功能弱
小肠的上皮细胞小,排列松散,没被完全分解的营养物质也能穿过小肠壁。

小肠壁内有许多免疫细胞,它们一旦发现没被完全分解的营养物质,就可能会发起免疫大战。

什么东西混进来了?

不认识,打!

孩子因此会出现呕吐、腹泻、皮肤红肿等症状。

呕!

生活中,容易引起孩子过敏的食物主要有:牛奶、鸡蛋、鱼、虾、蟹、坚果等。

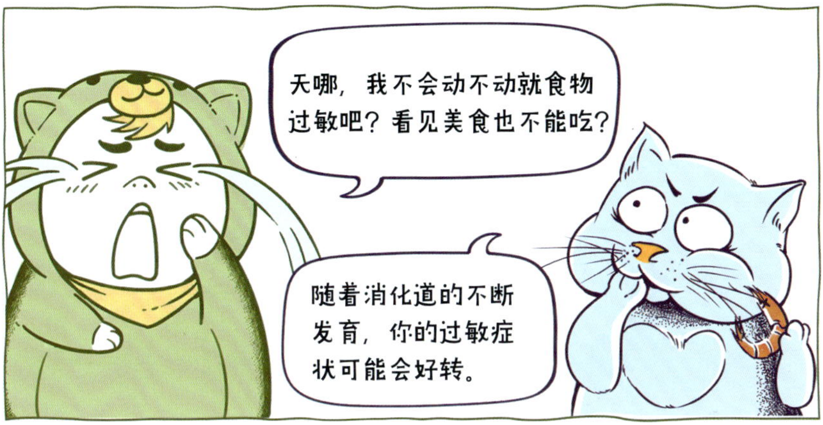
天哪，我不会动不动就食物过敏吧？看见美食也不能吃？
随着消化道的不断发育，你的过敏症状可能会好转。

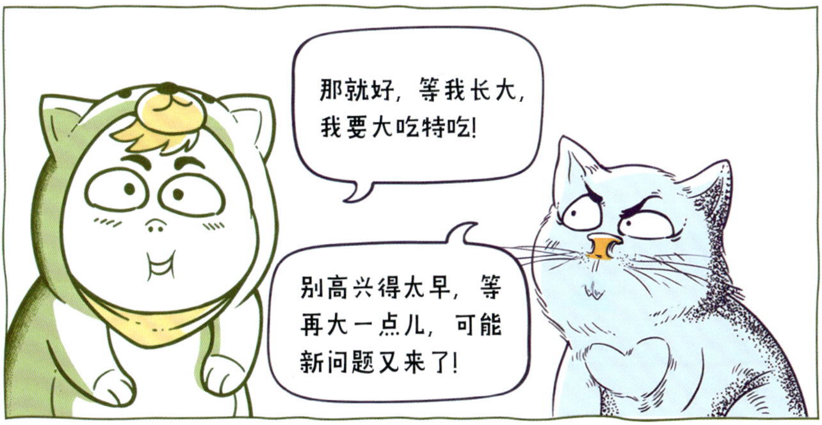
那就好，等我长大，我要大吃特吃！
别高兴得太早，等再大一点儿，可能新问题又来了！

呼吸道

a. 过敏性鼻炎

孩子在 3～5 岁时，开始进行更多的户外活动，接触的过敏原突然增加了很多，可能会发展出呼吸道的过敏性疾病——过敏性鼻炎。我们按惯例来看看儿童的鼻腔和成人的有什么不同。

成人的鼻腔

鼻纤毛多
鼻腔中的鼻纤毛通过不停摆动，来清除进入鼻子的外来物质。

要被扫地出门了。

真茂密，难道这就是森林？

鼻毛多
粗且多的鼻毛能阻挡大部分外来物质。

儿童的鼻腔

鼻纤毛少

儿童的鼻腔黏膜细胞未发育成熟,上面的鼻纤毛不仅少,摆动起来也不协调,清除外来物质的能力弱。

是在欢迎我吗?

进去看看。

鼻毛少

儿童的鼻毛生长慢,数量少,因此阻挡外来物质的效果不好。

> 我来喽。

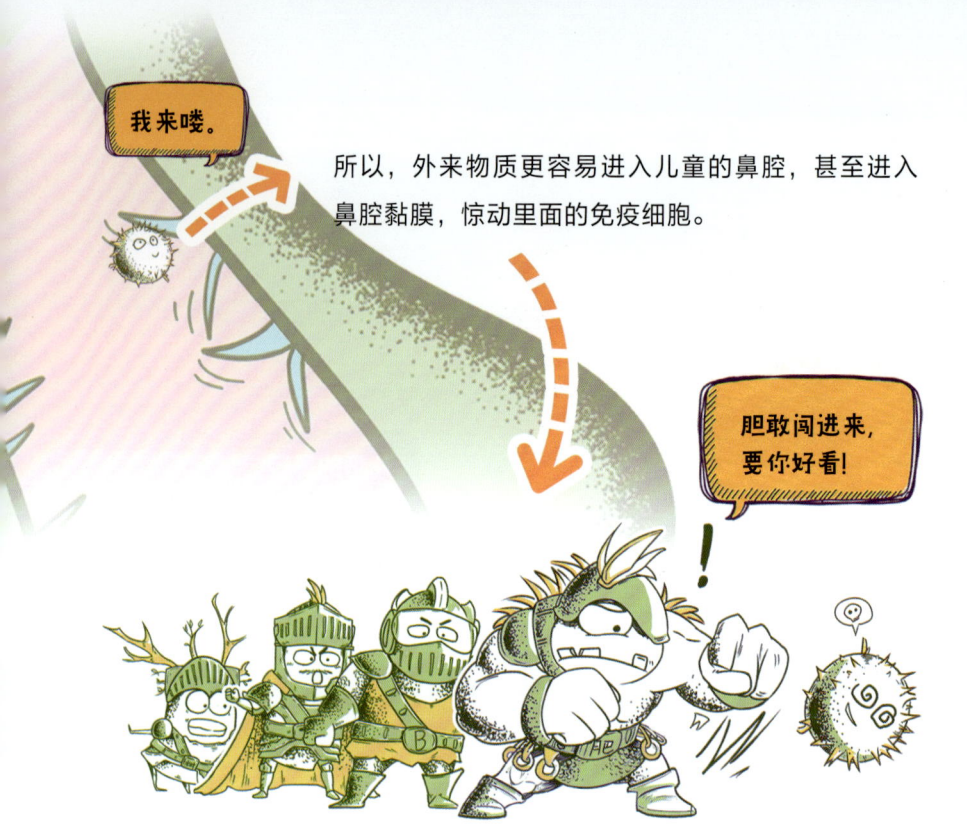

所以,外来物质更容易进入儿童的鼻腔,甚至进入鼻腔黏膜,惊动里面的免疫细胞。

> 胆敢闯进来,要你好看!

免疫细胞发起攻击后,就可能引发过敏性鼻炎,让孩子出现流鼻涕、打喷嚏的症状。说白了,这一切可能是因为他们——

"毛"没长齐!

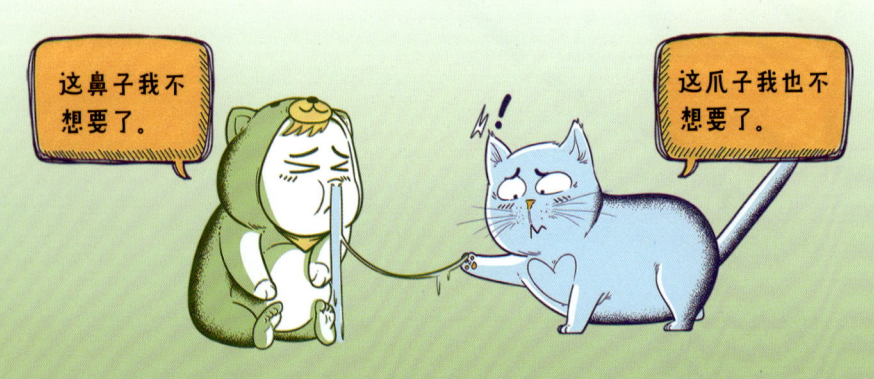

> 这鼻子我不想要了。

> 这爪子我也不想要了。

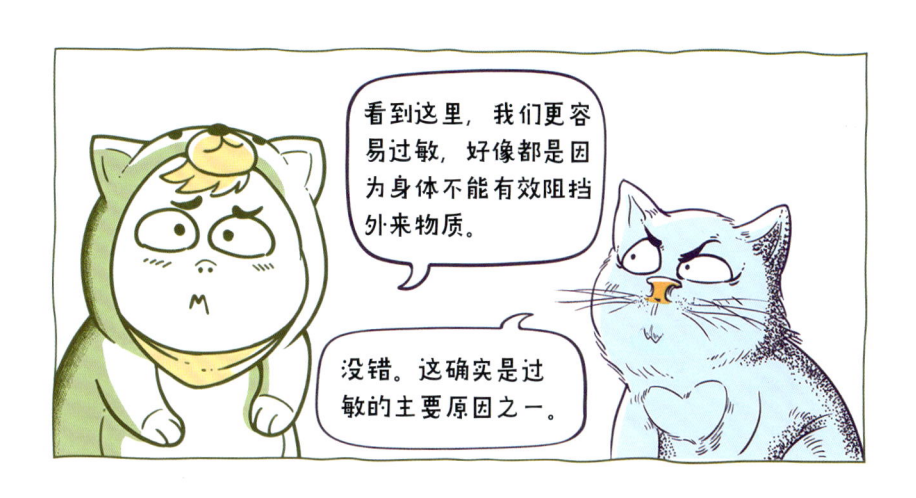

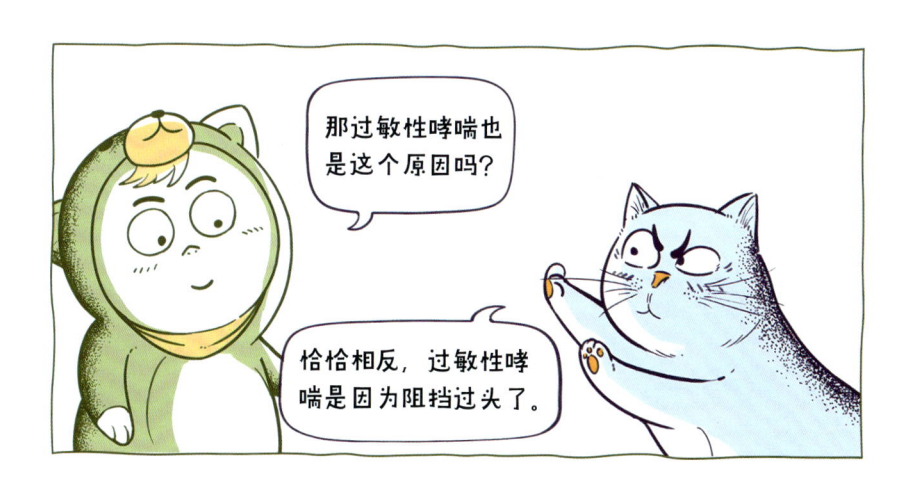

看到这里，我们更容易过敏，好像都是因为身体不能有效阻挡外来物质。

没错。这确实是过敏的主要原因之一。

那过敏性哮喘也是这个原因吗？

恰恰相反，过敏性哮喘是因为阻挡过头了。

b. 过敏性哮喘

过敏性哮喘的发生，和呼吸道的状况息息相关，下面是儿童呼吸道和成人呼吸道的不同之处。

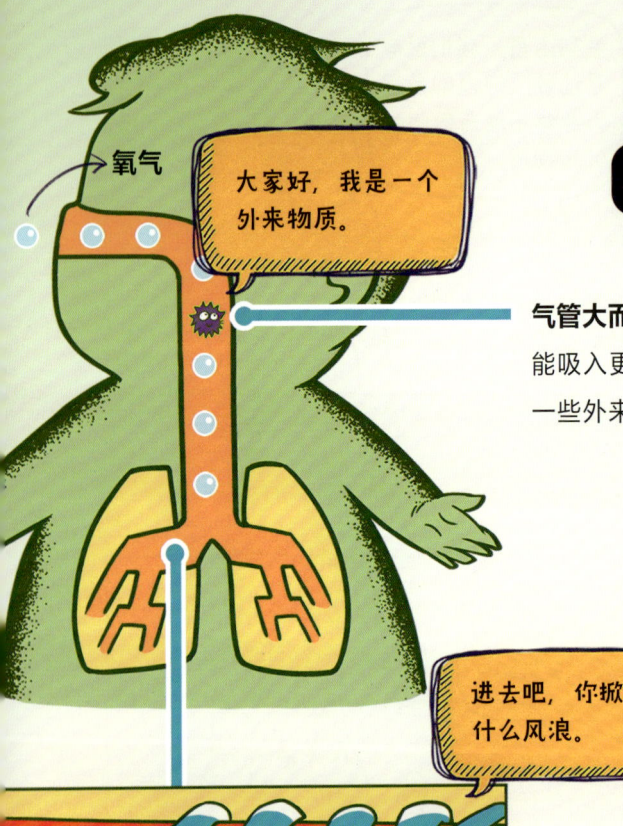

> 氧气

> 大家好，我是一个外来物质。

成人的呼吸道

气管大而宽
能吸入更多氧气，但有时也会吸入一些外来物质，比如花粉、尘螨等。

> 进去吧，你掀不起什么风浪。

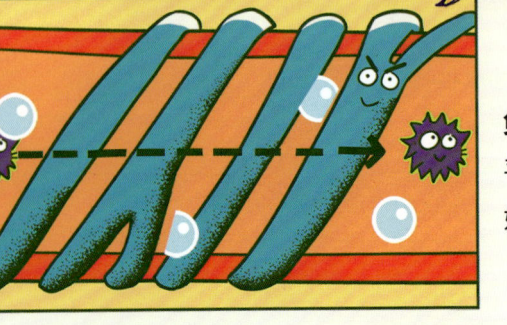

负责收缩气管的平滑肌比较稳定
平滑肌能判断外来物质是否有害，如果无害，就会放行。

188 过敏星人生存宝典

儿童的呼吸道

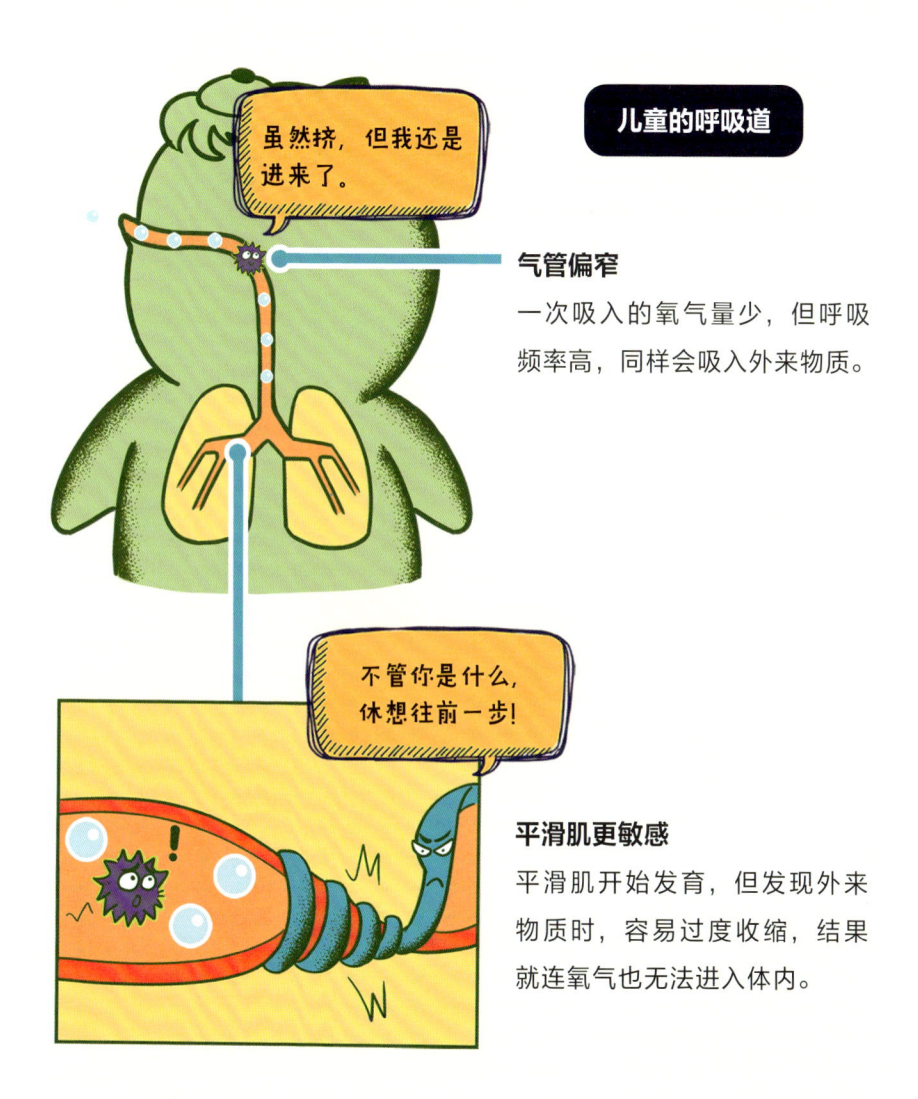

气管偏窄

一次吸入的氧气量少,但呼吸频率高,同样会吸入外来物质。

> 虽然挤,但我还是进来了。

> 不管你是什么,休想往前一步!

平滑肌更敏感

平滑肌开始发育,但发现外来物质时,容易过度收缩,结果就连氧气也无法进入体内。

因此,和成人通畅的气管不同,儿童的气管有时碰到一丝风吹草动就会透不过气来,从而使儿童发生**过敏性哮喘**。

有些孩子在出生后就开始长湿疹或发生食物过敏,例如对牛奶、鸡蛋过敏。随着他们的成长,过敏类型可能会发生变化:湿疹和食物过敏逐渐好转,但开始出现过敏性鼻炎和哮喘症状,有些人还会对药物过敏。

第一阶段	第二阶段	第三阶段	第四阶段
(新生儿期)	(婴幼儿期)	(3~6岁)	(6岁后)
皮肤过敏	食物过敏	过敏性鼻炎	过敏性哮喘

人长大了,症状也变了。

这种随着年龄增长而变化的过敏现象被称为"过敏进程"。了解过敏进程有助于预测和及时采取适当的措施预防过敏。

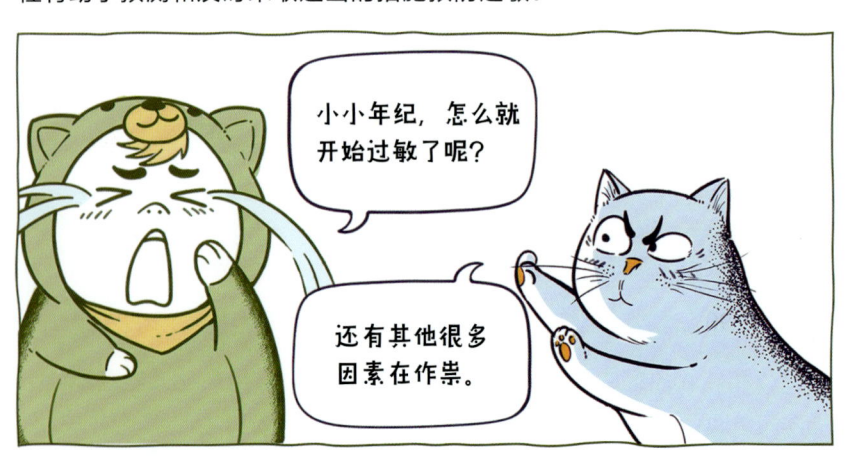

小小年纪,怎么就开始过敏了呢?

还有其他很多因素在作祟。

② 儿童过敏的后天因素
——早期经历、环境、生活习惯

过敏儿童不仅多，还越来越多。拿哮喘举例，我国研究人员在 1990 年、2000 年和 2010 年开展的三次中国城市儿童哮喘流行病学调查显示，我国 0 ~ 14 岁城区儿童哮喘总患病率显著上升，如下图所示：

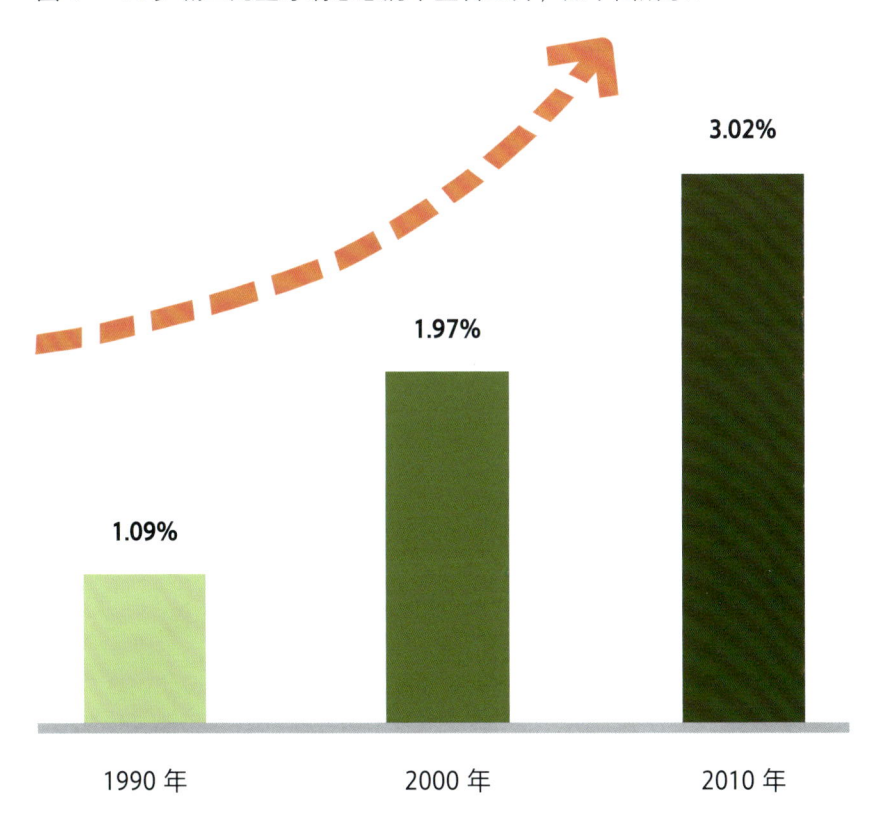

- 1990 年：1.09%
- 2000 年：1.97%
- 2010 年：3.02%

儿童过敏受到了很多后天因素的影响。

儿童早期经历

宝宝的出生方式、母乳喂养时间的长短,都可能影响过敏发生的概率。

a. 出生方式

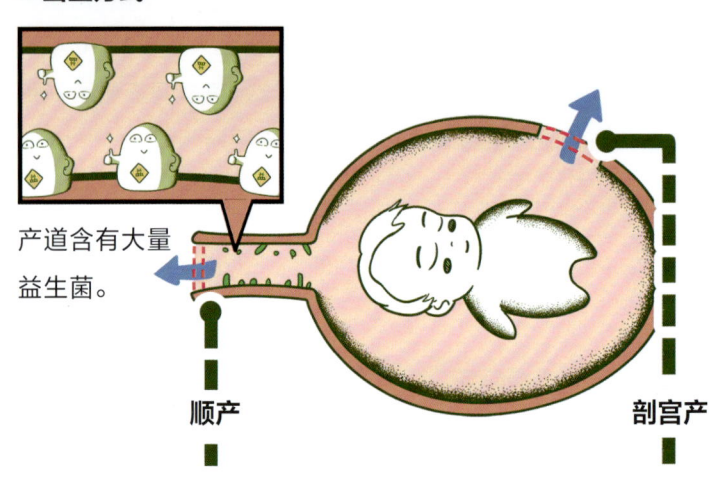

产道含有大量益生菌。

顺产

剖宫产

胎儿通过产道时,能获得益生菌,它们可以帮助胎儿体内的免疫细胞,避免在遇到无害外来物质时反应过度。

由于没有接触产道中的益生菌,免疫细胞全靠自己,在遇到外来无害物质时可能发起过度攻击,**增加过敏概率**。

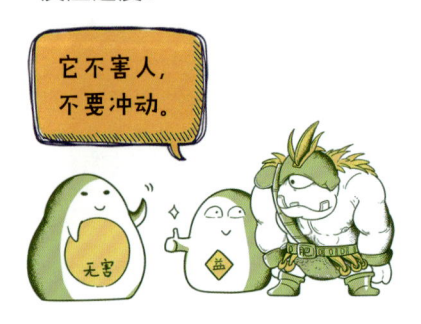

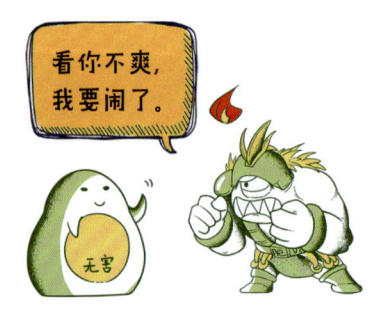

> 它不害人,不要冲动。

> 看你不爽,我要闹了。

注:前文提到,过敏症状主要是由肥大细胞释放组胺引起的。有一些研究表明,产道中的天然**乳酸菌**和**双歧杆菌**能抑制肥大细胞过度释放组胺。

b. 母乳喂养的时间

有的妈妈可能会过早停止母乳喂养，转喂奶粉。其实对未满 6 个月的婴儿来说，母乳是最理想的营养来源，能预防过敏发生。

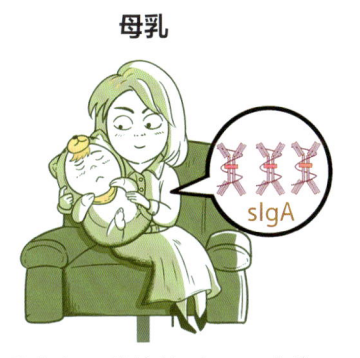

母乳

sIgA

母乳含有一种抗体叫 **sIgA（分泌型免疫球蛋白 A）**，分布在婴儿消化道上时，可以阻止病原体、过敏原进入小肠壁，**减少过敏反应。**

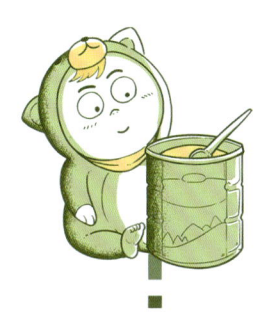

奶粉

在生产奶粉的过程中，很难将 **sIgA** 加入其中，因此奶粉无法像母乳那样保护婴儿的消化道。

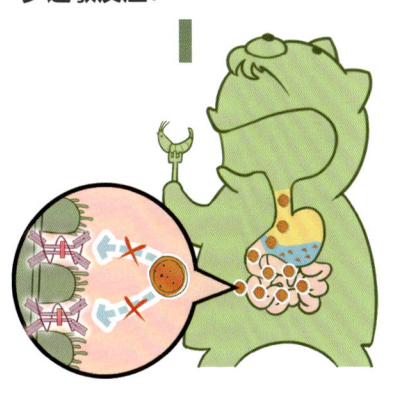

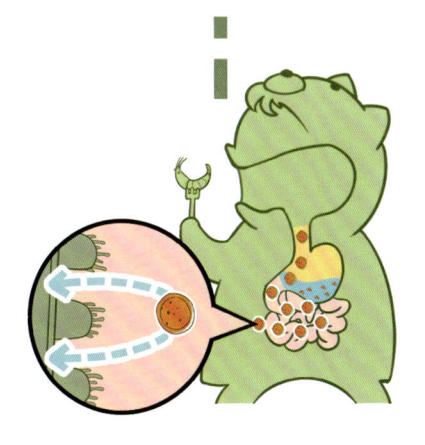

注：在参考上述两点时，要结合婴儿母亲的身体状况和医生的建议再做决定，毕竟妈妈的身心健康同样重要。

环境因素

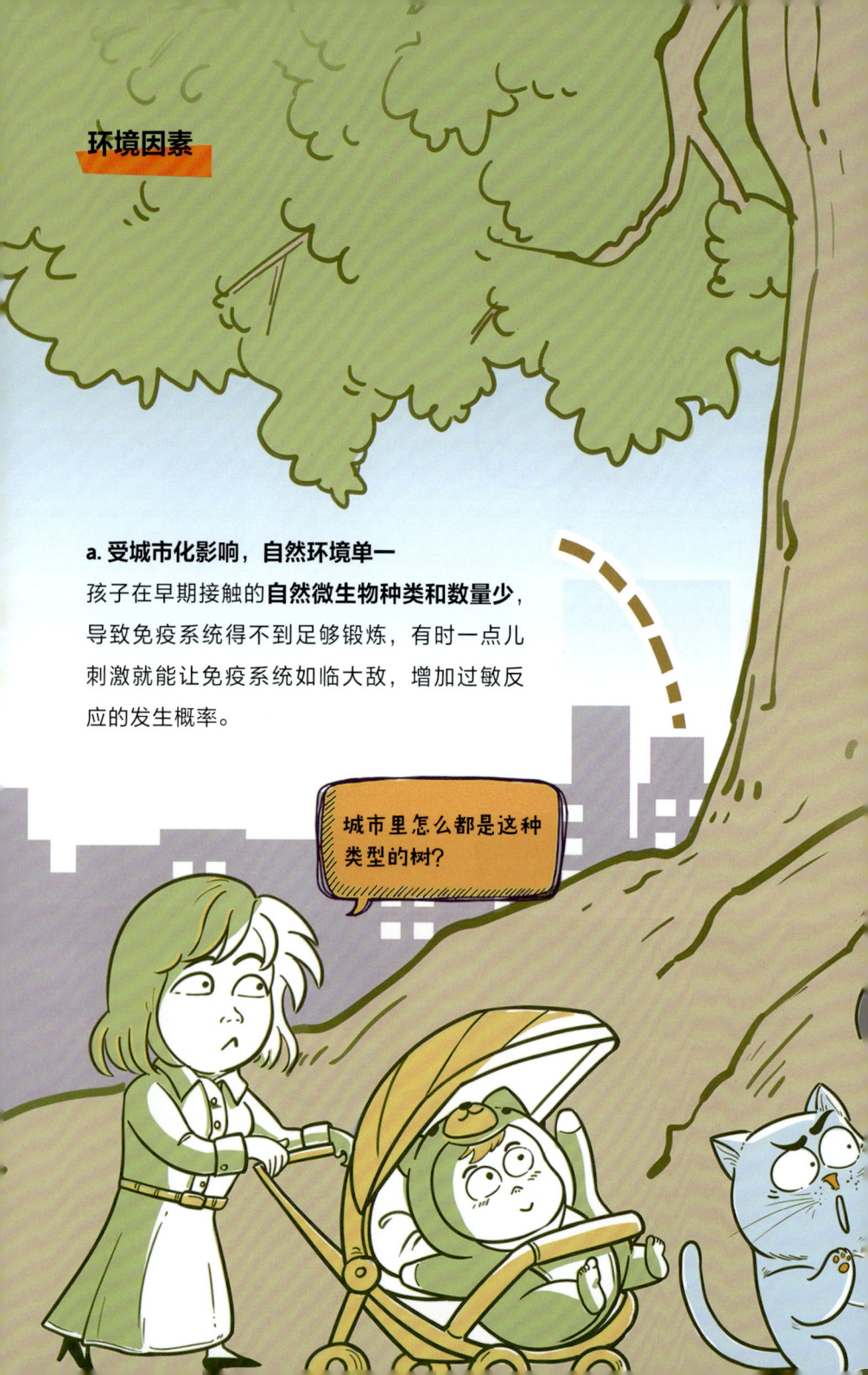

a. 受城市化影响，自然环境单一

孩子在早期接触的**自然微生物种类和数量少**，导致免疫系统得不到足够锻炼，有时一点儿刺激就能让免疫系统如临大敌，增加过敏反应的发生概率。

> 城市里怎么都是这种类型的树？

b. 全球变暖，花粉变多

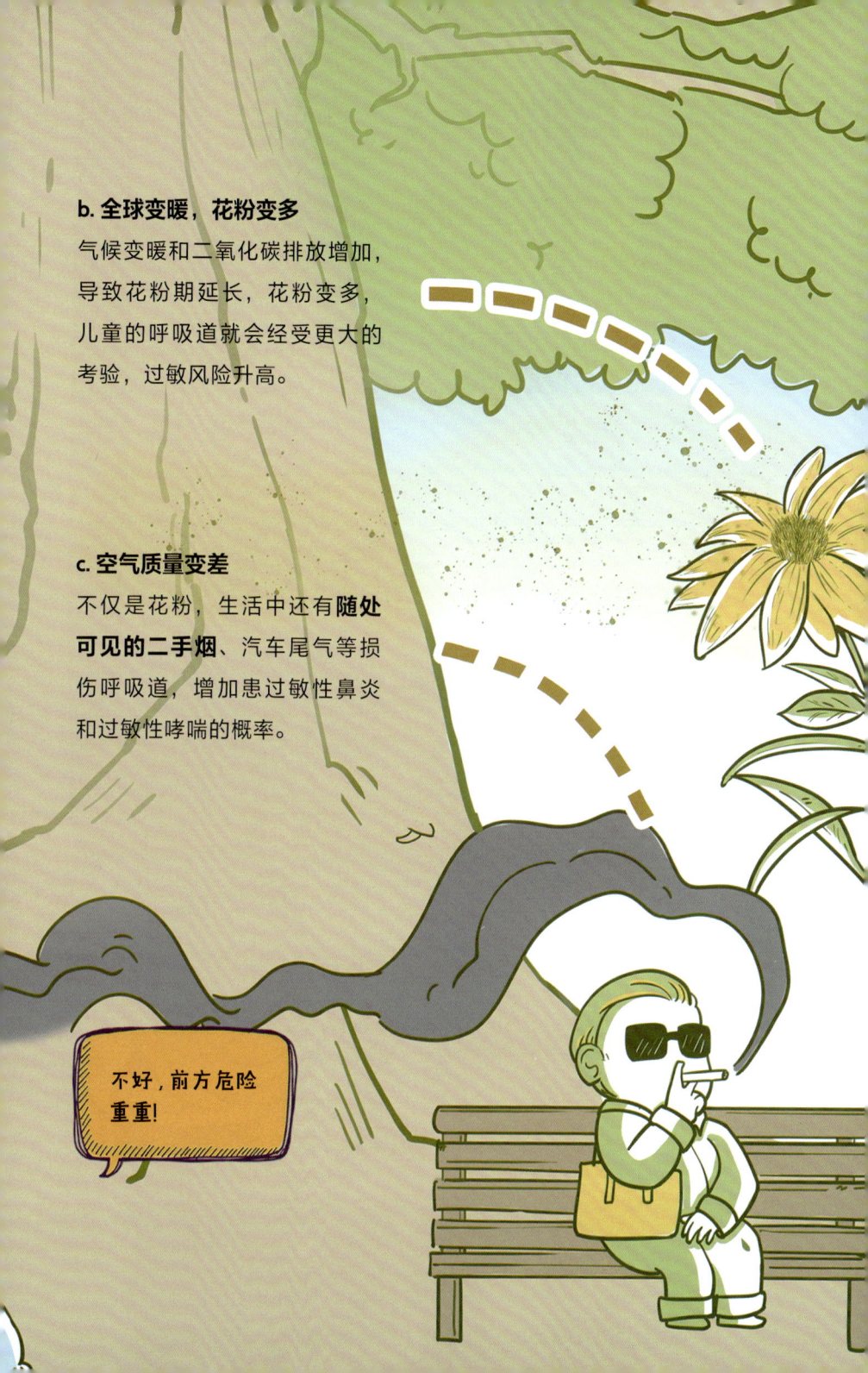

气候变暖和二氧化碳排放增加，导致花粉期延长，花粉变多，儿童的呼吸道就会经受更大的考验，过敏风险升高。

c. 空气质量变差

不仅是花粉，生活中还有**随处可见的二手烟**、汽车尾气等损伤呼吸道，增加患过敏性鼻炎和过敏性哮喘的概率。

不好，前方危险重重！

生活习惯

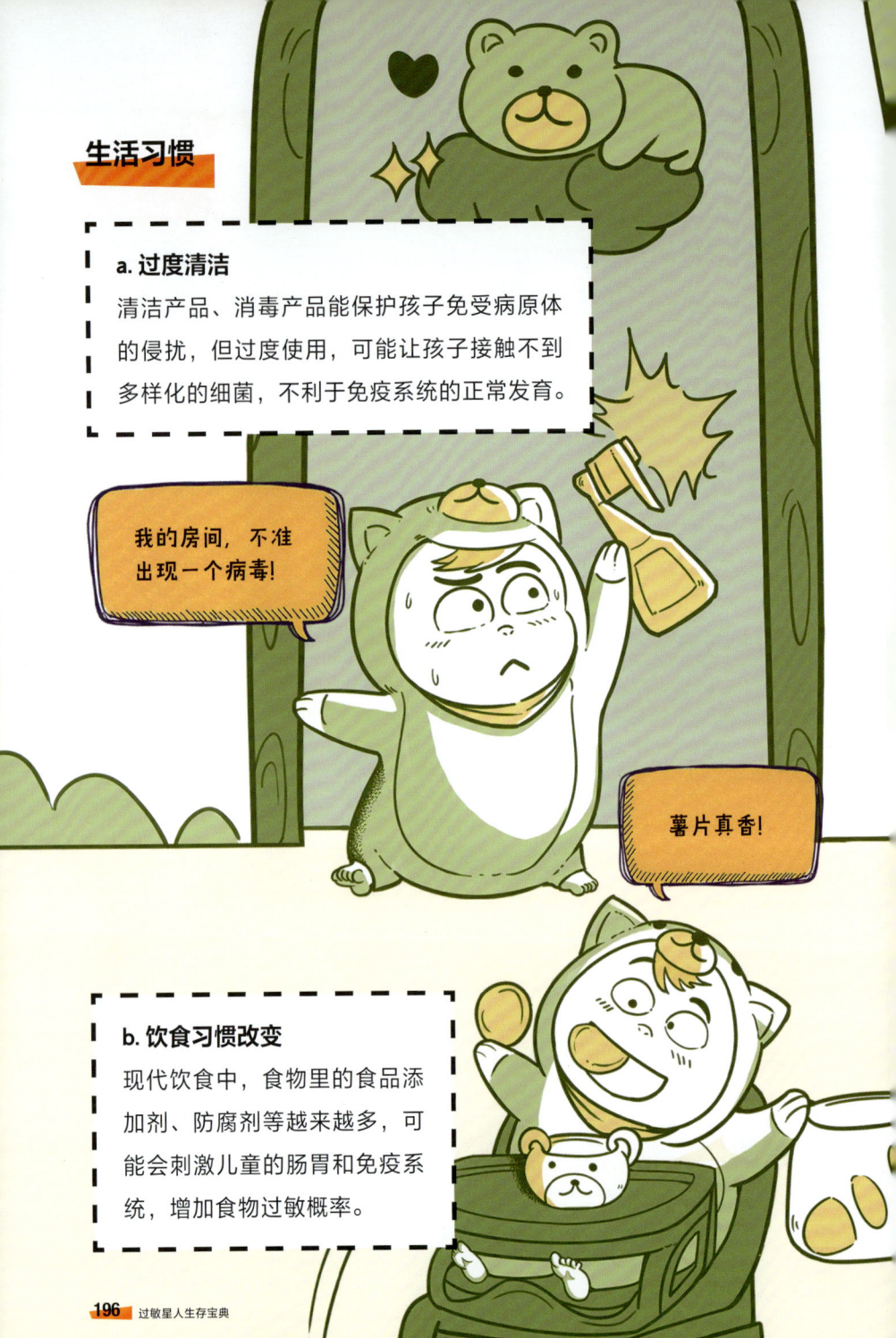

a. 过度清洁
清洁产品、消毒产品能保护孩子免受病原体的侵扰,但过度使用,可能让孩子接触不到多样化的细菌,不利于免疫系统的正常发育。

> 我的房间,不准出现一个病毒!

> 薯片真香!

b. 饮食习惯改变
现代饮食中,食物里的食品添加剂、防腐剂等越来越多,可能会刺激儿童的肠胃和免疫系统,增加食物过敏概率。

c. 抗生素滥用

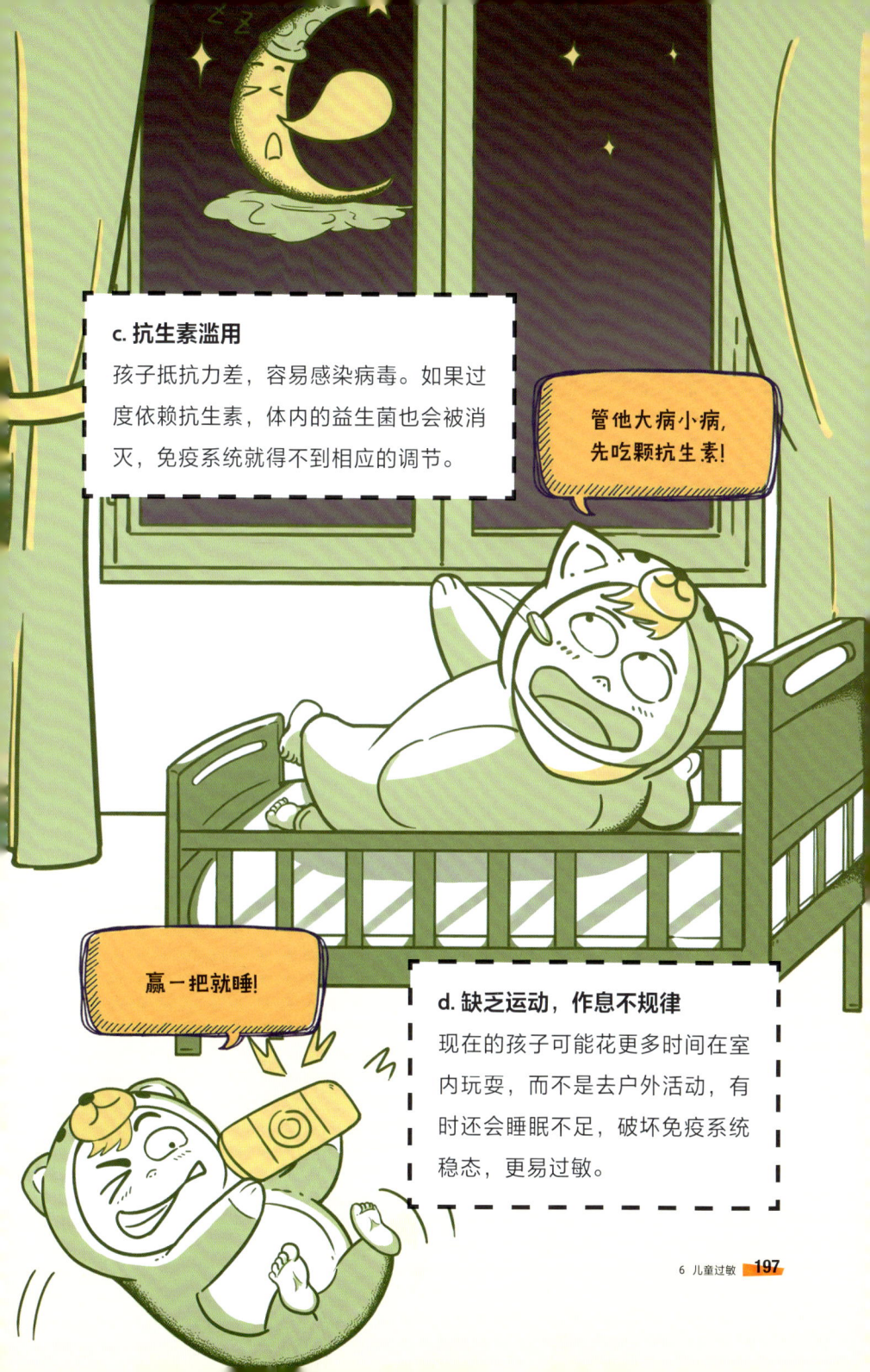

孩子抵抗力差,容易感染病毒。如果过度依赖抗生素,体内的益生菌也会被消灭,免疫系统就得不到相应的调节。

管他大病小病,先吃颗抗生素!

赢一把就睡!

d. 缺乏运动,作息不规律

现在的孩子可能花更多时间在室内玩耍,而不是去户外活动,有时还会睡眠不足,破坏免疫系统稳态,更易过敏。

6 儿童过敏

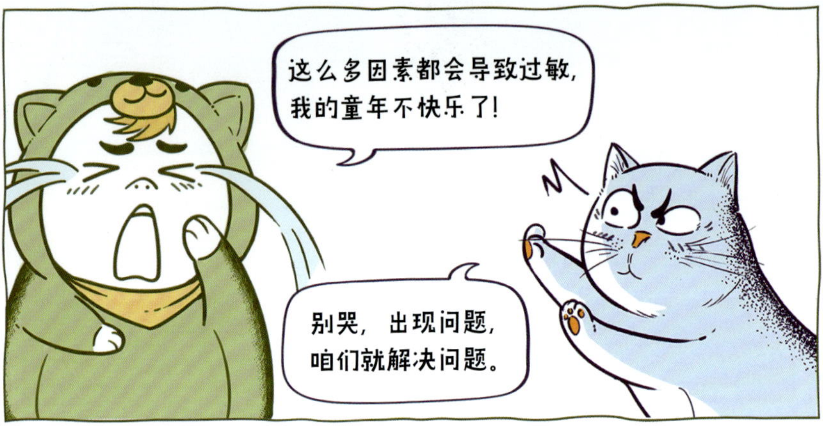
这么多因素都会导致过敏，
我的童年不快乐了！
别哭，出现问题，
咱们就解决问题。

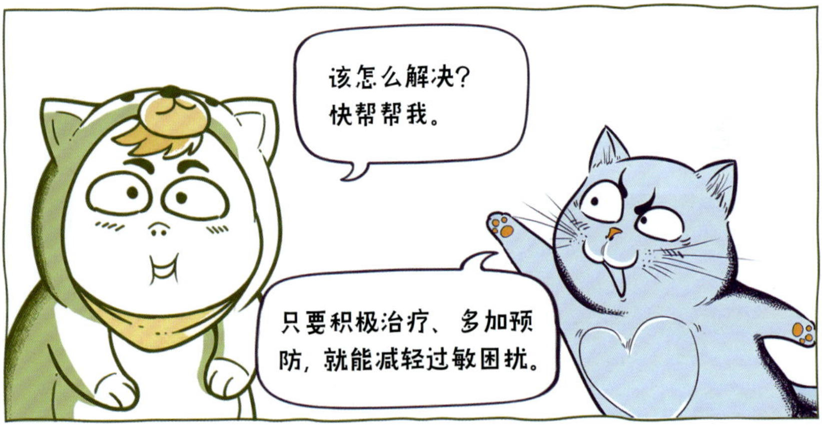
该怎么解决？
快帮帮我。
只要积极治疗、多加预
防，就能减轻过敏困扰。

③ 儿童如何抗过敏？

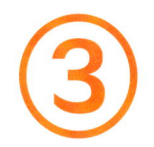

一旦孩子在生活中出现了过敏症状，就要及时就医，医生会根据过敏情况制定相应的治疗方案。

药物治疗

抗组胺药

使用适合儿童的抗组胺药，如氯雷他定糖浆、盐酸西替利嗪片，可以快速缓解鼻炎、皮肤瘙痒、皮肤红肿等症状。

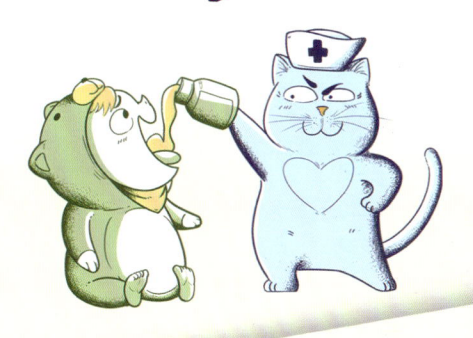

> 药剂一喝，快快乐乐。

> 药片一吃，症状消失！

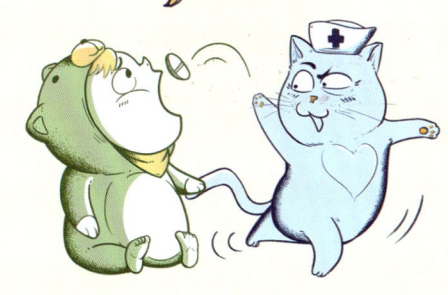

糖皮质激素

若孩子过敏症状严重，出现哮喘、血压降低的现象，就要遵医嘱服用适合儿童的糖皮质激素药物，如布地奈德、氢化可的松、强的松等。

过敏原阻隔剂

将阻隔剂均匀涂抹在孩子鼻内,能在鼻腔中形成一层薄膜,阻挡过敏原进入鼻腔,缓解孩子的鼻塞、流鼻涕、打喷嚏等症状。

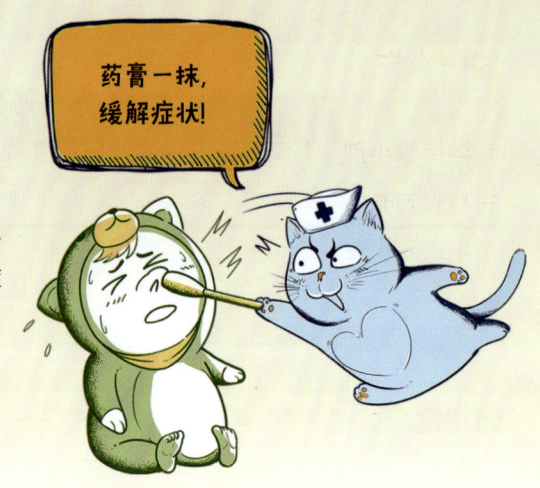

药膏一抹,缓解症状!

服用药物时,还有两点要切记。

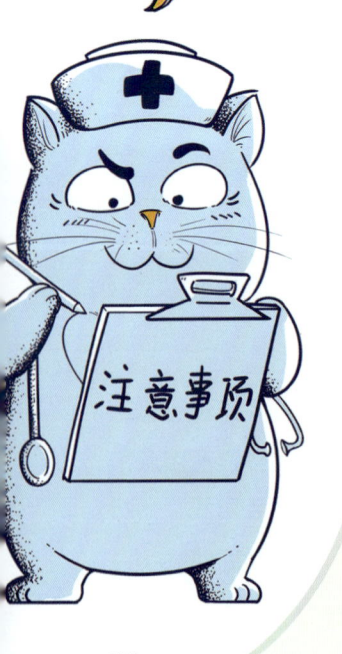

不自行停药

有些家长担心药物会带来副作用,孩子的症状一好转,就贸然停药,殊不知这可能会导致过敏复发和恶化。

不自行延长用药时间

还有些家长为避免孩子过敏复发,在该停药时却让孩子继续服药,这可能会导致不健康的药物依赖。

脱敏治疗

定期接触小剂量过敏原,让孩子体内的免疫系统逐渐适应过敏原,不再将其视为有害物质,从而停止攻击,达到脱敏效果。脱敏治疗适用于5岁以上的儿童,主要方式为皮下注射。

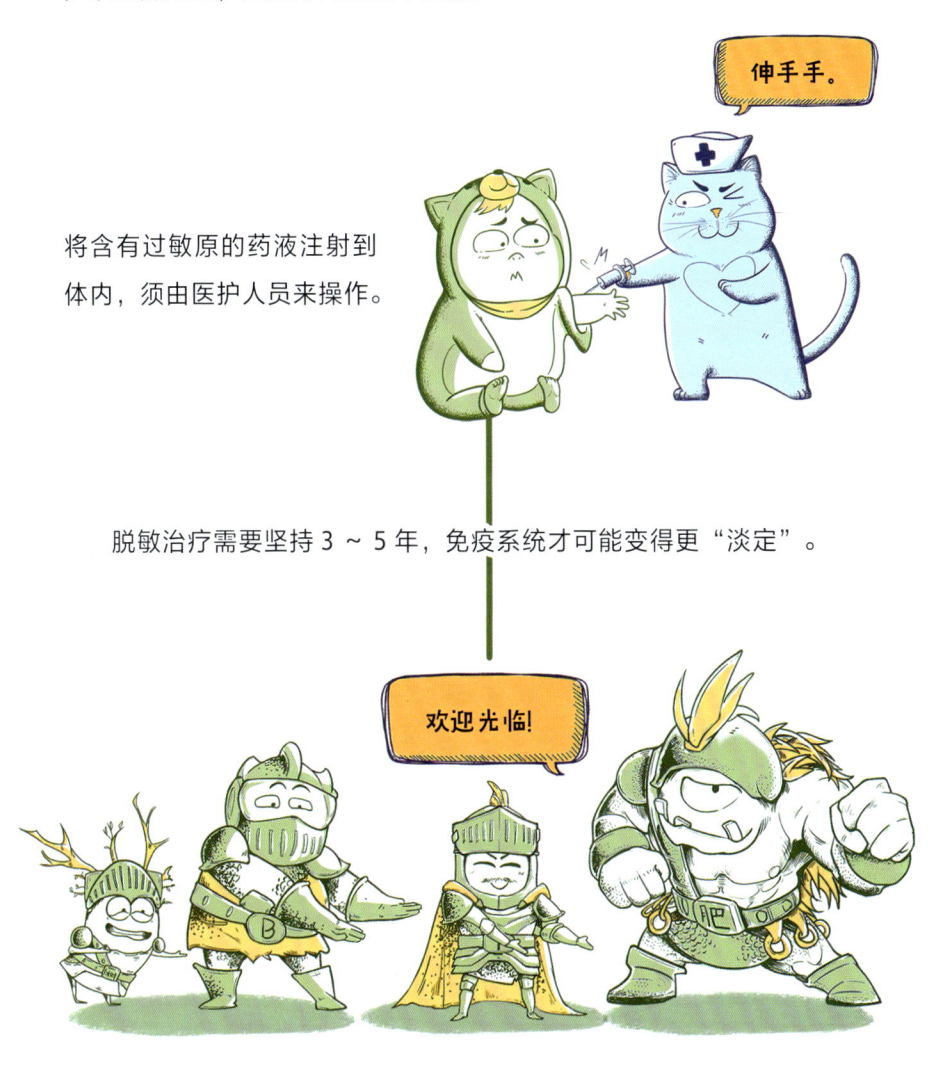

伸手手。

将含有过敏原的药液注射到体内,须由医护人员来操作。

脱敏治疗需要坚持3~5年,免疫系统才可能变得更"淡定"。

欢迎光临!

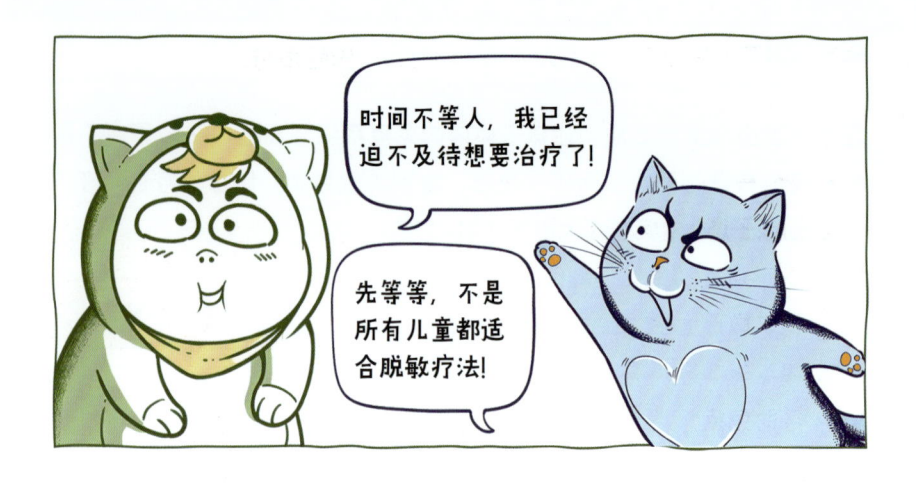

> 时间不等人,我已经迫不及待想要治疗了!

> 先等等,不是所有儿童都适合脱敏疗法!

对于以下儿童,即使接触的过敏原剂量很小,也可能会带来严重的副作用,甚至危及生命,因此脱敏疗法不适用。

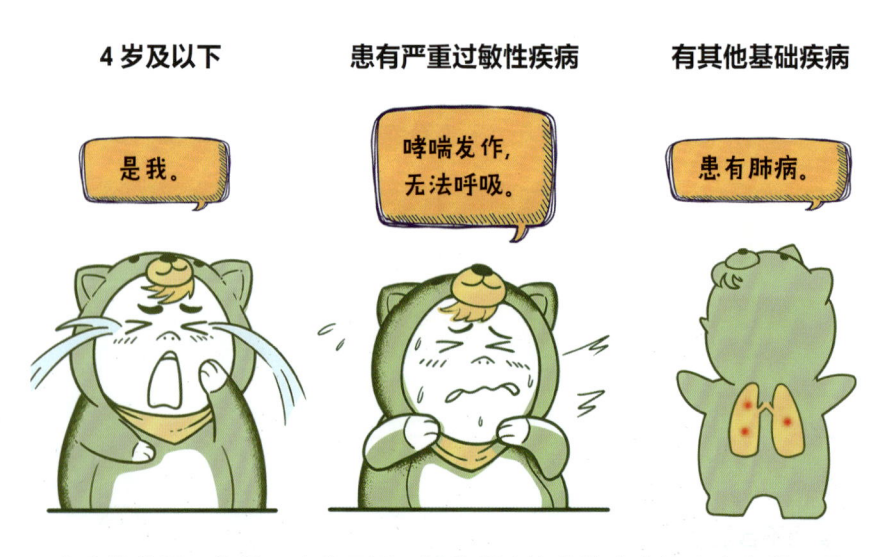

4 岁及以下

> 是我。

患有严重过敏性疾病

> 哮喘发作,无法呼吸。

有其他基础疾病

> 患有肺病。

儿童的体质、年龄、症状不同,医生所建议的治疗方法也会有所不同。严格遵医嘱,才能达到更好的治疗效果。

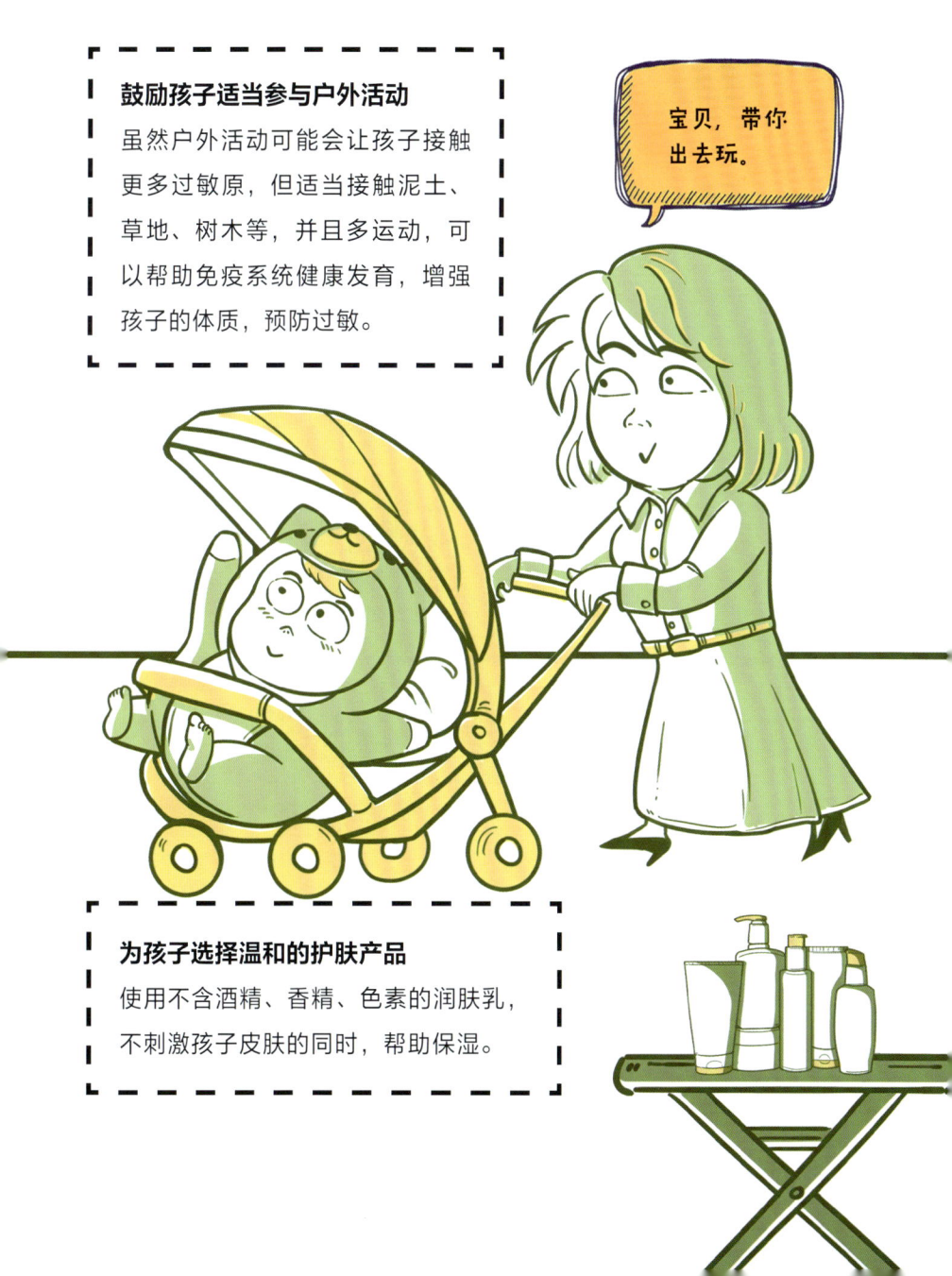

当然，除了积极治疗，全家人还应共同努力，**做好预防**。

鼓励孩子适当参与户外活动

虽然户外活动可能会让孩子接触更多过敏原，但适当接触泥土、草地、树木等，并且多运动，可以帮助免疫系统健康发育，增强孩子的体质，预防过敏。

> 宝贝，带你出去玩。

为孩子选择温和的护肤产品

使用不含酒精、香精、色素的润肤乳，不刺激孩子皮肤的同时，帮助保湿。

保持良好的家庭环境

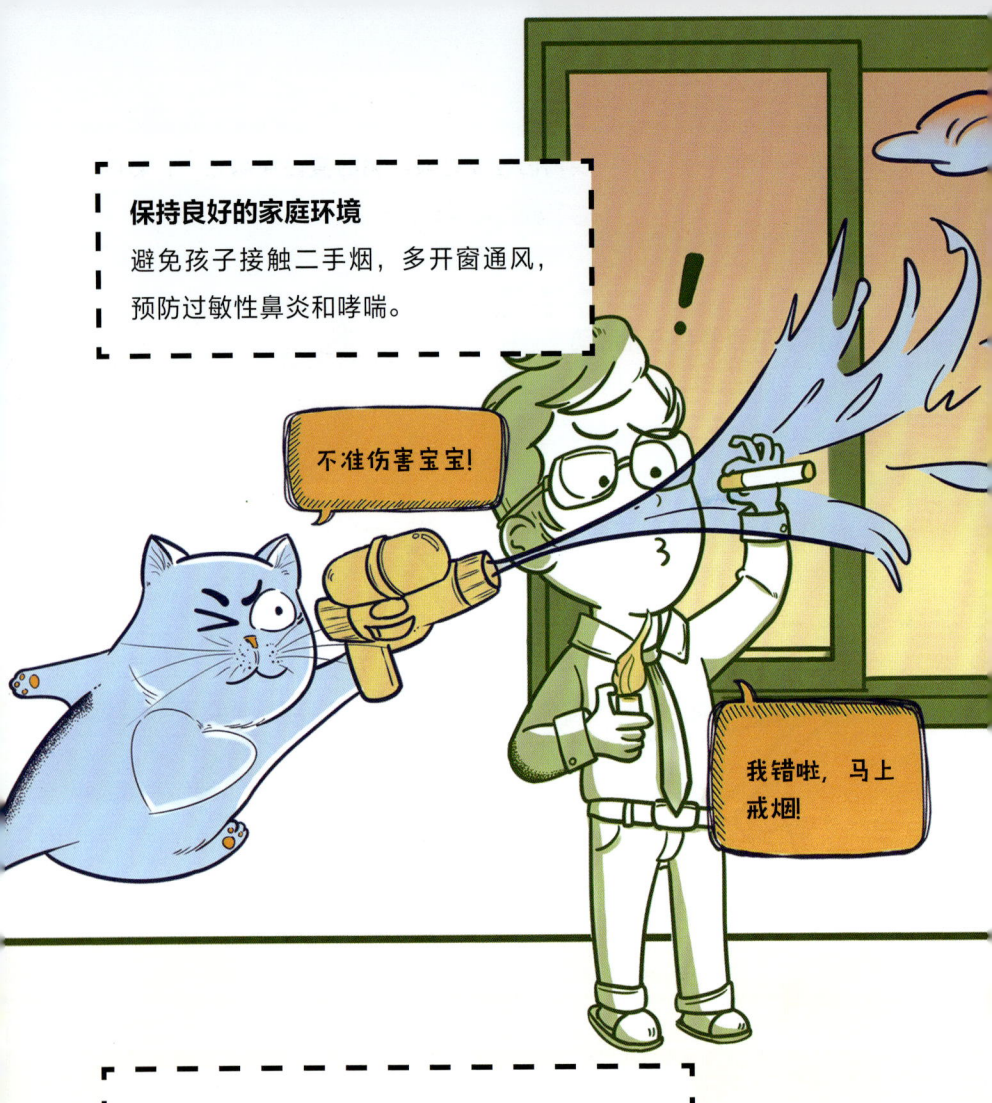

避免孩子接触二手烟,多开窗通风,预防过敏性鼻炎和哮喘。

定期清洁宠物

在家中养宠物,可以促进孩子接触多样化的微生物,有助于降低过敏风险,但是要做好清洁,减少宠物蛋白质对孩子的影响。

相信一家人齐心协力,一定能打赢这场儿童过敏预防战!

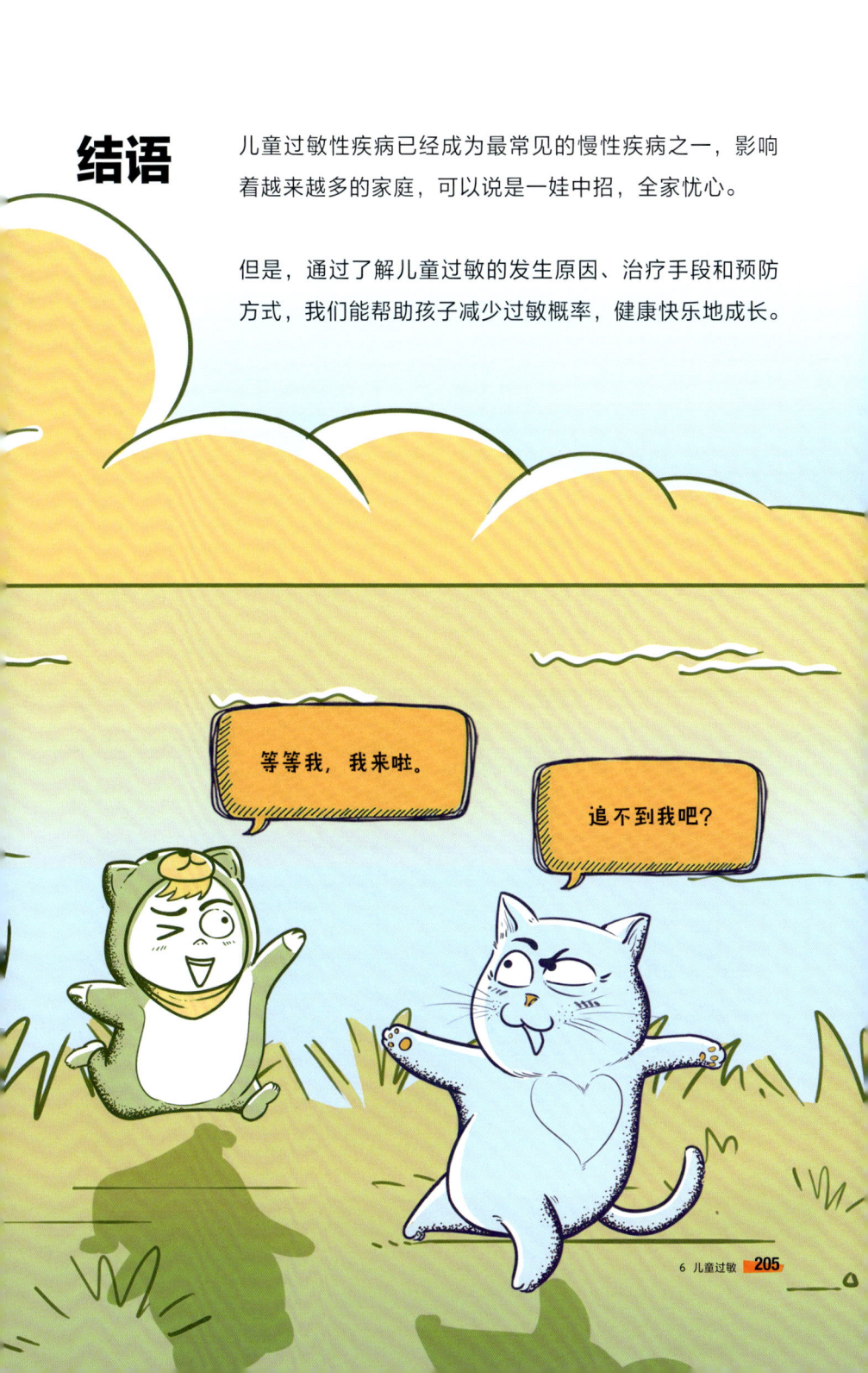

结语

儿童过敏性疾病已经成为最常见的慢性疾病之一,影响着越来越多的家庭,可以说是一娃中招,全家忧心。

但是,通过了解儿童过敏的发生原因、治疗手段和预防方式,我们能帮助孩子减少过敏概率,健康快乐地成长。

7

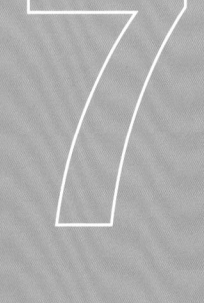

孕妇和老年人的过敏

一个是防卫周详,一个是漏洞百出

对于普通人而言，过敏已经相当棘手。对体质特殊的人群来说，过敏则意味着更大的危险。

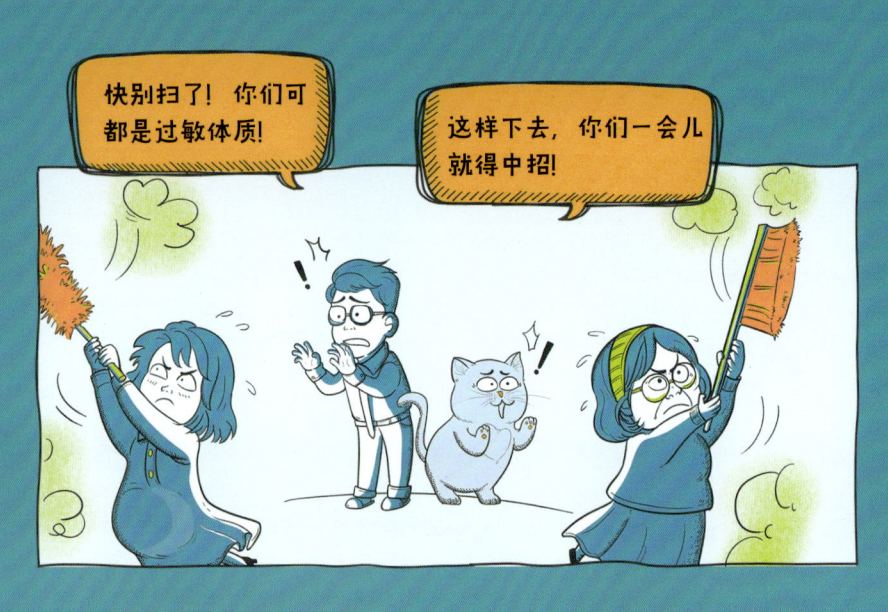

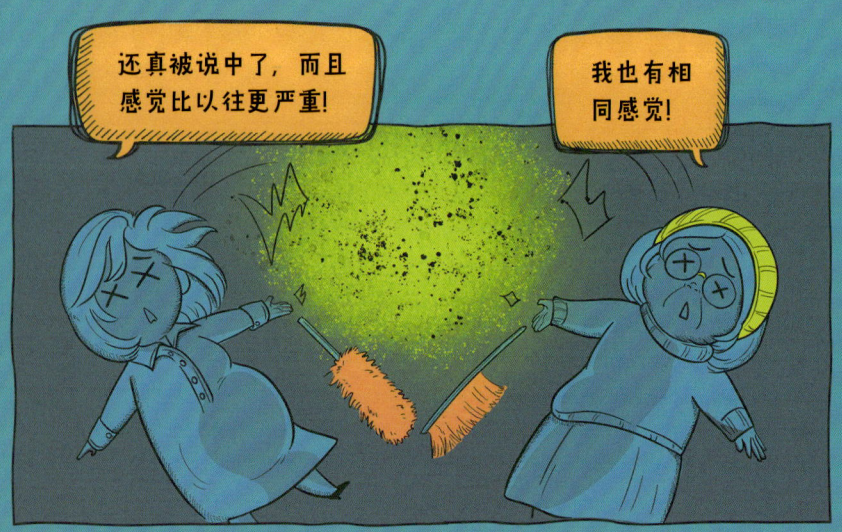

这些特殊人群的代表就是：

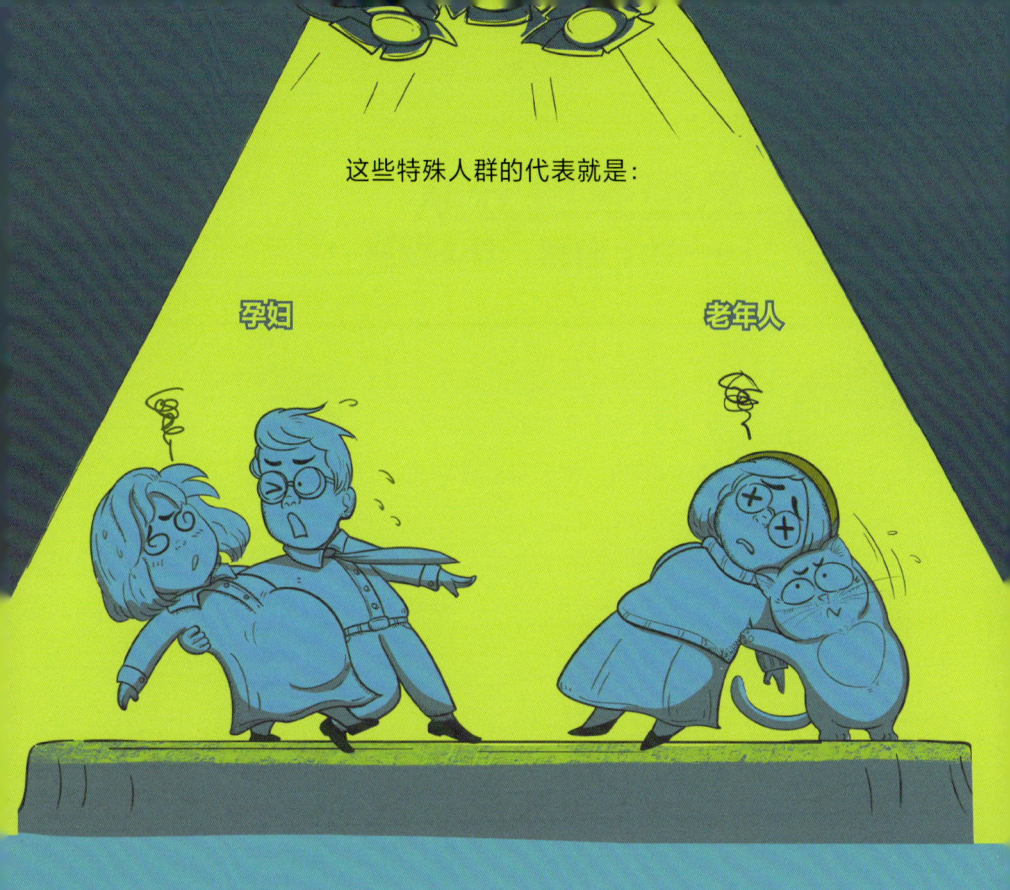

孕妇　　　　　　　　　老年人

他们的过敏发作起来，不仅症状难缠，还可能会产生严重的后果。

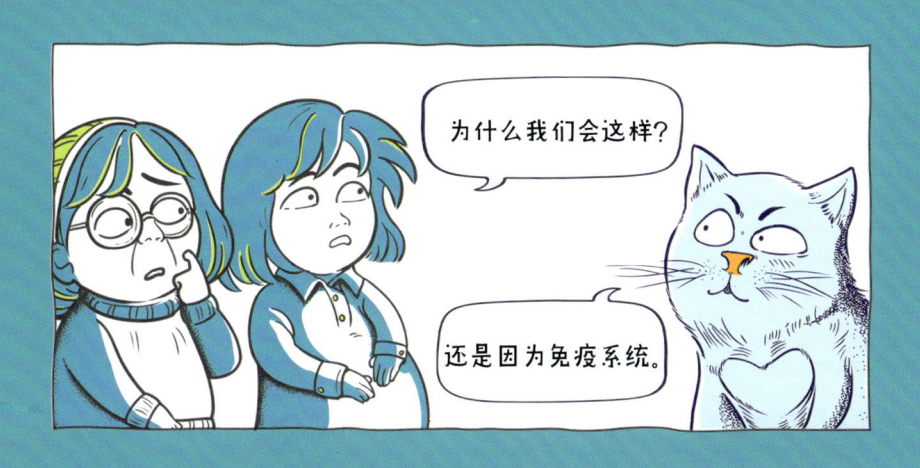

为什么我们会这样？

还是因为免疫系统。

① 免疫系统分队
——Th1 细胞、Th2 细胞

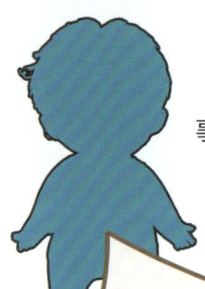

事情是这样的，我们身体内部有许许多多的**细胞**。

有些体积**比较小**的外来者，比如病毒，可以**钻进细胞**。

有些体积**比较大**的外来者**钻不进去**，比如细菌，只能在细胞外游荡。

> 已成功打入细胞内部！

> 在细胞外面逛逛，静待时机！

为了阻止这两种外来者对人体造成伤害，免疫系统也准备了**两支分队**。

分队 1　自己动手型：Th1 细胞

当 Th1 细胞监测到细胞已经被外来者侵占时，它会直接捣毁被感染的细胞，顺带消灭藏在细胞里的外来者。

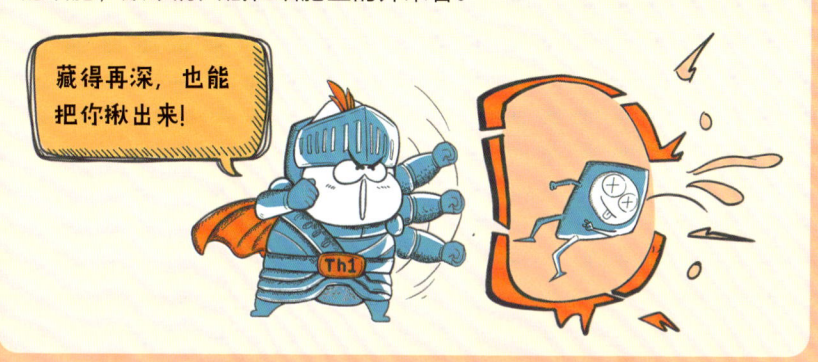

> 藏得再深，也能把你揪出来！

分队 2　叫救兵型：Th2 细胞

当 Th2 细胞遇到在细胞外游荡的外来者时，它会召唤肥大细胞来消灭外来者。

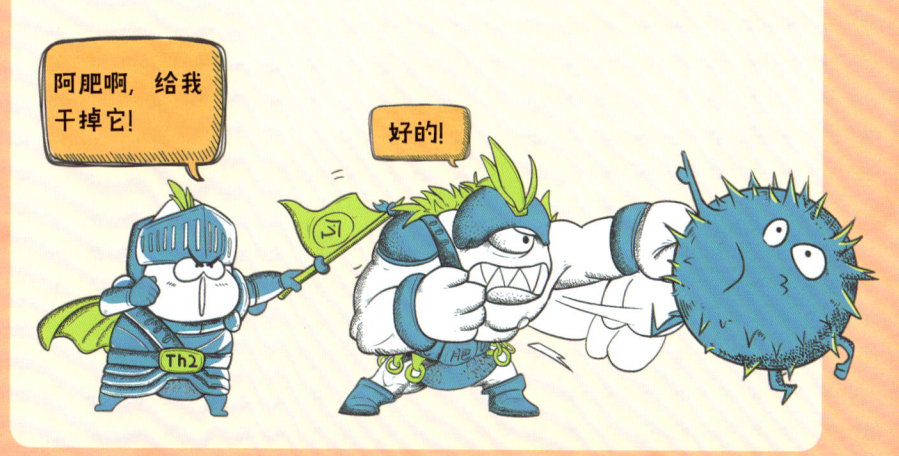

> 阿肥啊，给我干掉它！

> 好的！

7　孕妇和老年人的过敏

Th1 细胞、Th2 细胞虽然都为身体健康浴血奋战,但它俩之间并不和睦,它们各自释放的细胞因子都会**抑制对方数量的增长**。

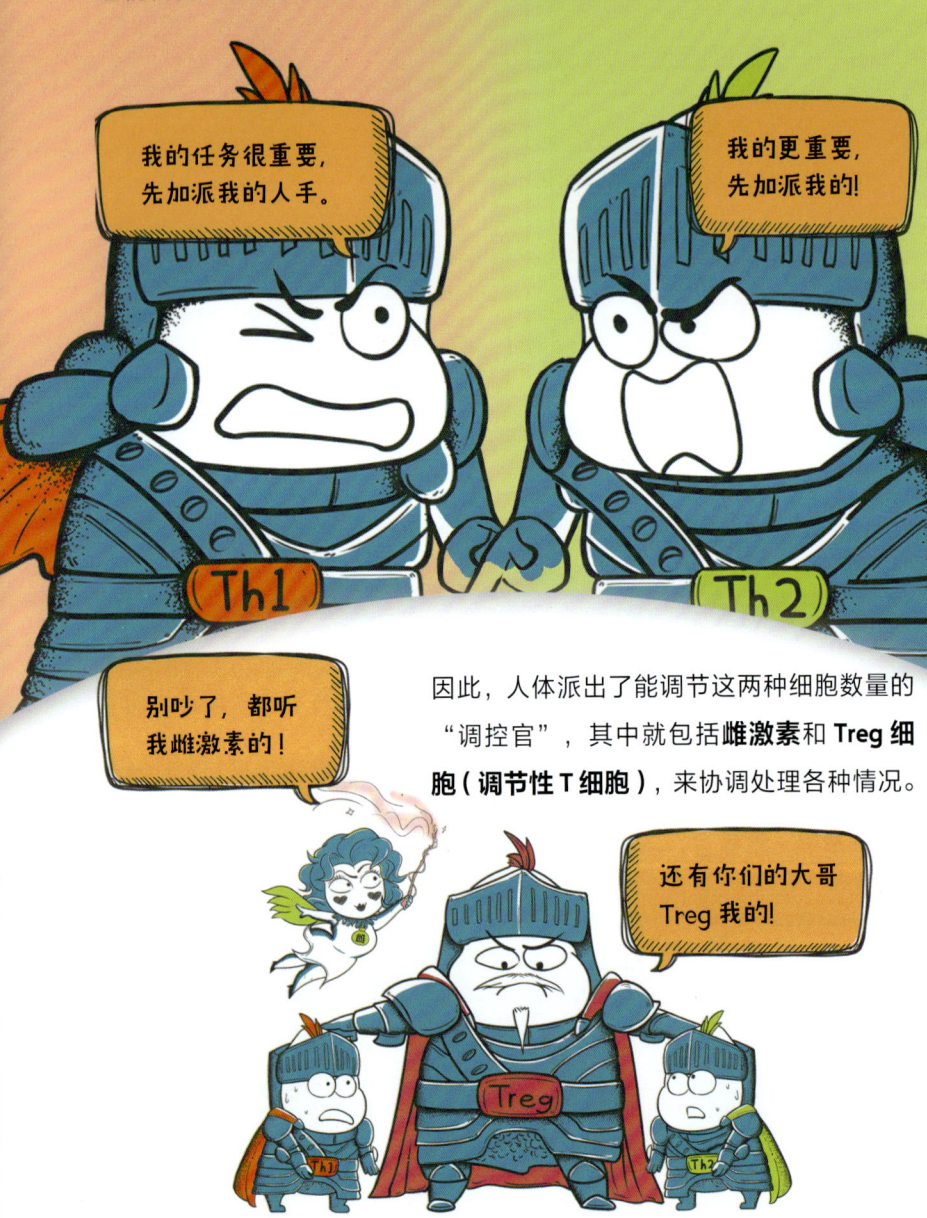

> 我的任务很重要,先加派我的人手。

> 我的更重要,先加派我的!

Th1　　Th2

> 别吵了,都听我雌激素的!

因此,人体派出了能调节这两种细胞数量的"调控官",其中就包括**雌激素**和 **Treg 细胞(调节性 T 细胞)**,来协调处理各种情况。

> 还有你们的大哥 Treg 我的!

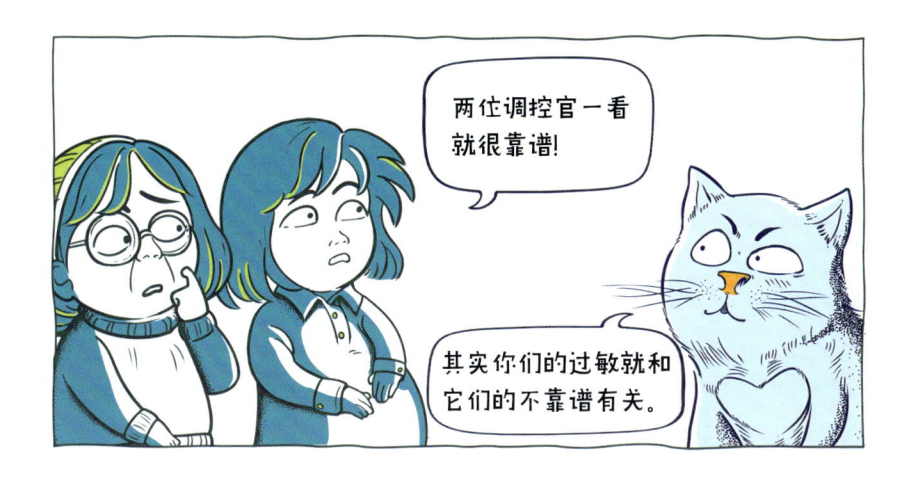

大家都知道，人体的情况瞬息万变，除了一般时期，还有特殊时期，比如**孕期**和**老年期**，这就导致调控官的工作可能发生纰漏，最终引发过敏。具体是怎么回事，我们逐个来看。

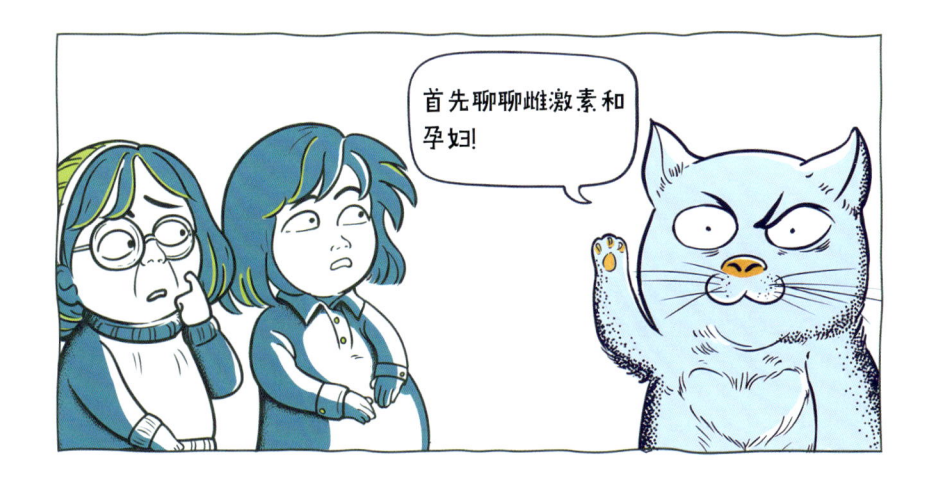

7 孕妇和老年人的过敏

② 孕妇的过敏

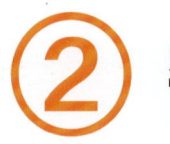

孕妇身体大不同！

孕妇过敏的特殊性离不开孕妇特殊的身体结构，因为怀孕后，雌激素会对孕妇的身体结构进行**三大改造**。

> 好紧张，心情就像过山车！

> 别紧张，一切都是为了孩子好。

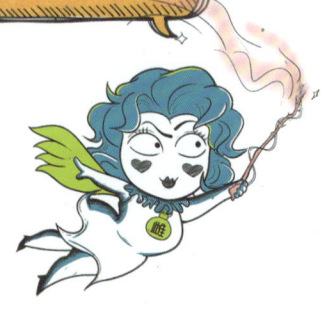

这些改造能确保胎儿在孕妇的子宫里顺利地发育，直到分娩。

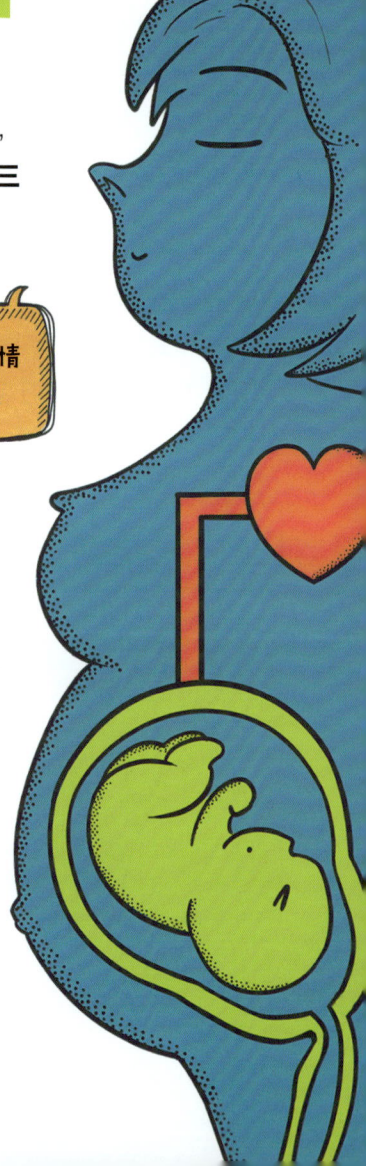

a. 增加供血

怀孕期间，孕妇通过血液将营养提供给胎儿。**雌激素会增加孕妇血管内的血流量**，好让胎儿获取足够的营养。

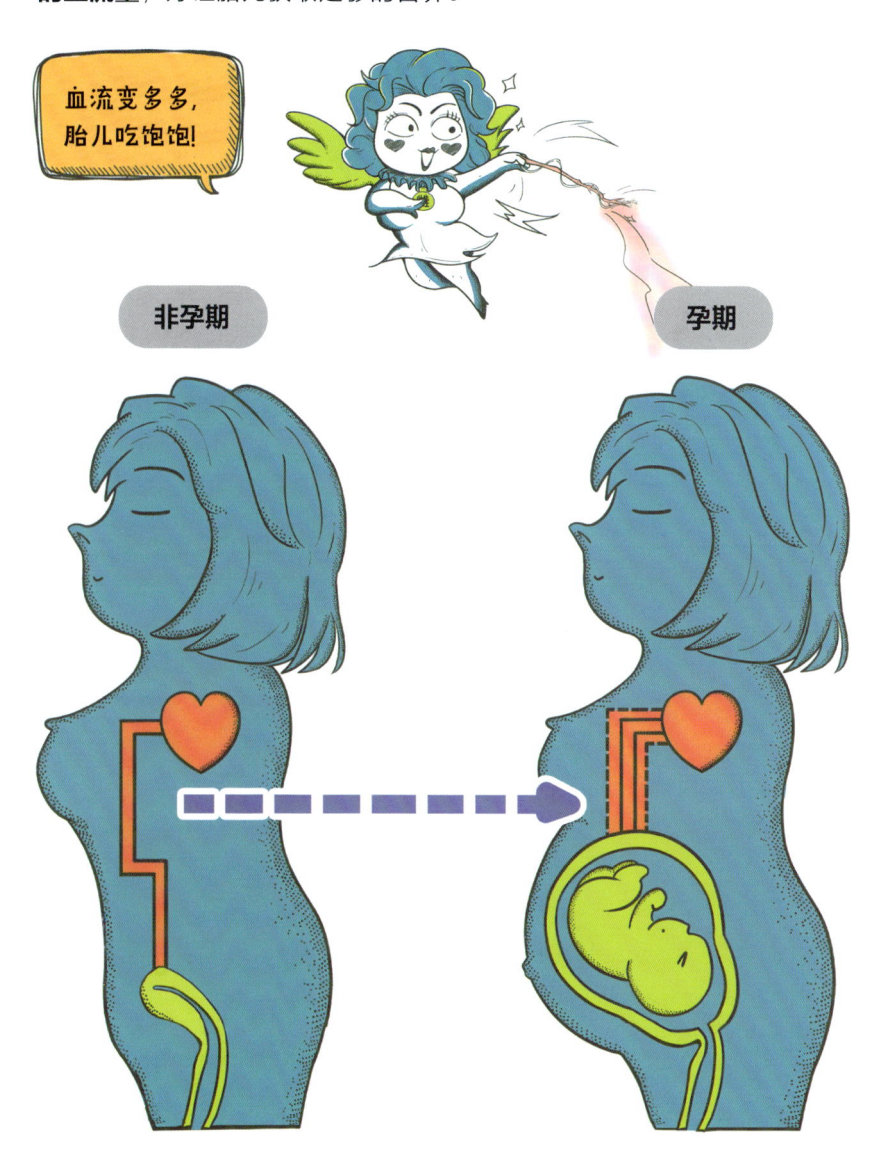

血流变多多，
胎儿吃饱饱!

非孕期

孕期

7 孕妇和老年人的过敏

b. 改善阴道环境

阴道连通外界，很多细菌、病毒都可能从这儿进入子宫，危害胎儿安全。

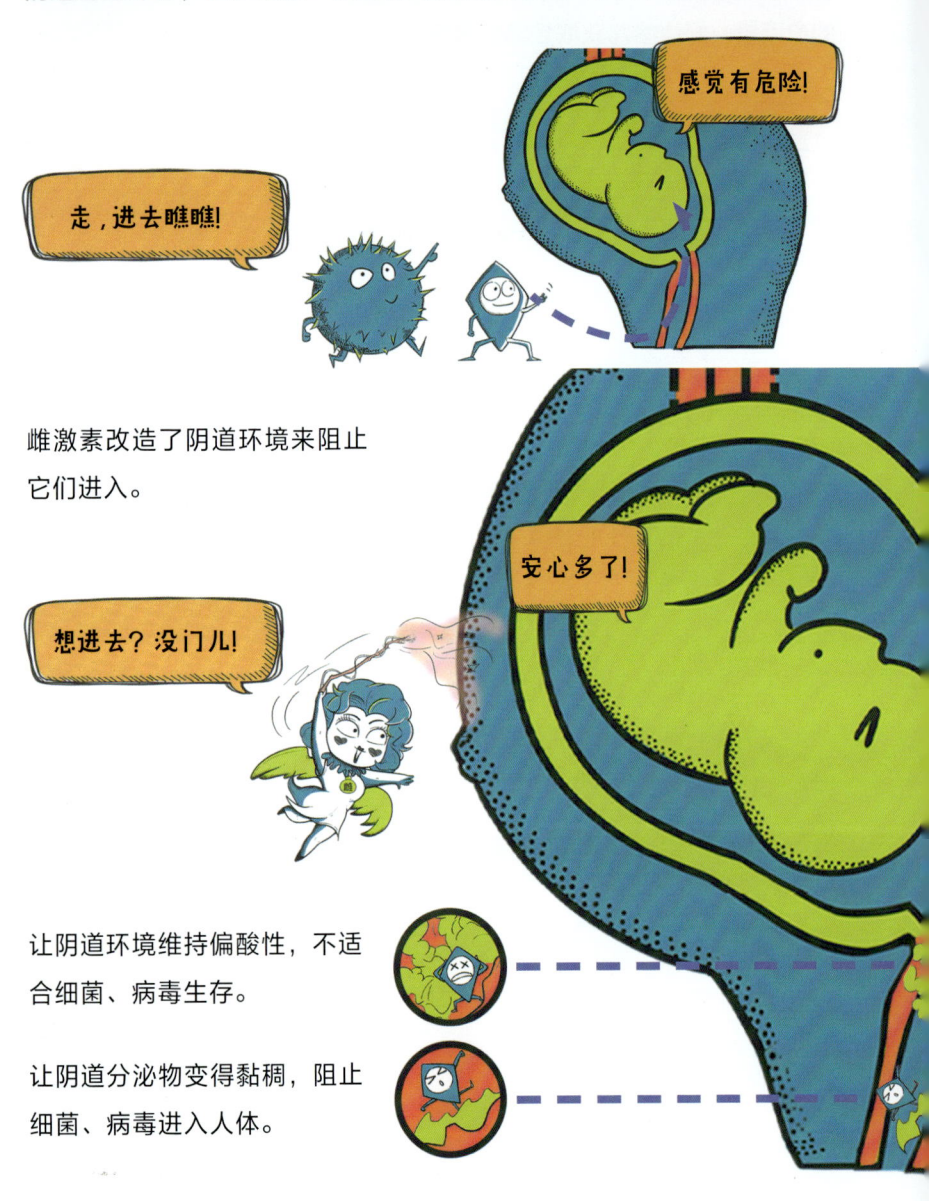

走，进去瞧瞧！

感觉有危险！

雌激素改造了阴道环境来阻止它们进入。

想进去？没门儿！

安心多了！

让阴道环境维持偏酸性，不适合细菌、病毒生存。

让阴道分泌物变得黏稠，阻止细菌、病毒进入人体。

c. 阻止孕妇身体排斥胎儿

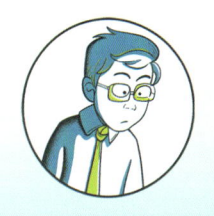

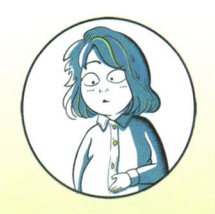

胎儿是由父亲的精子和母亲的卵细胞结合成的受精卵发育而来的。

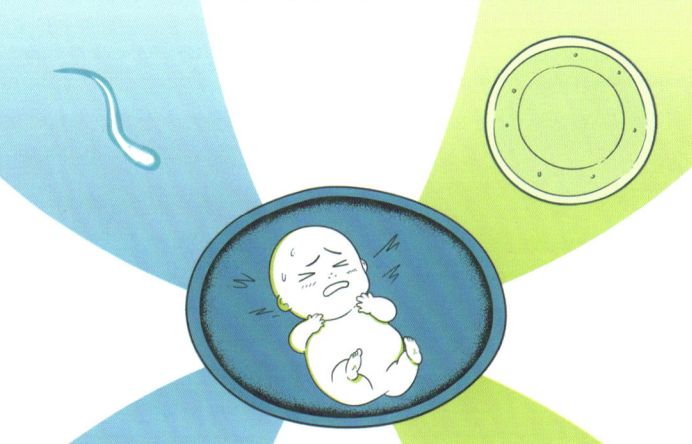

对孕妇的身体来说,精子来自体外,所以**胎儿也算半个外来者**,如何处理这半个外来者,免疫系统内部在这个问题上产生了分歧。

Th1 细胞主张消灭

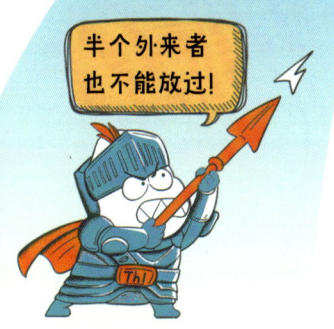

半个外来者也不能放过!

Th2 细胞主张保护

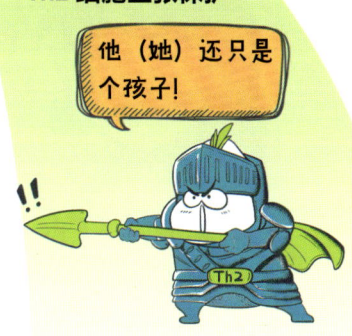

他(她)还只是个孩子!

7 孕妇和老年人的过敏

如果孕妇的身体出现问题，导致 Th1 细胞数量比 Th2 细胞多很多，孕妇的身体就会排斥胎儿，引发流产。就在双方僵持不下的时候，雌激素出手了，**它能增加 Th2 细胞的数量**，让 Th2 细胞占上风，保障胎儿在子宫里的安全。

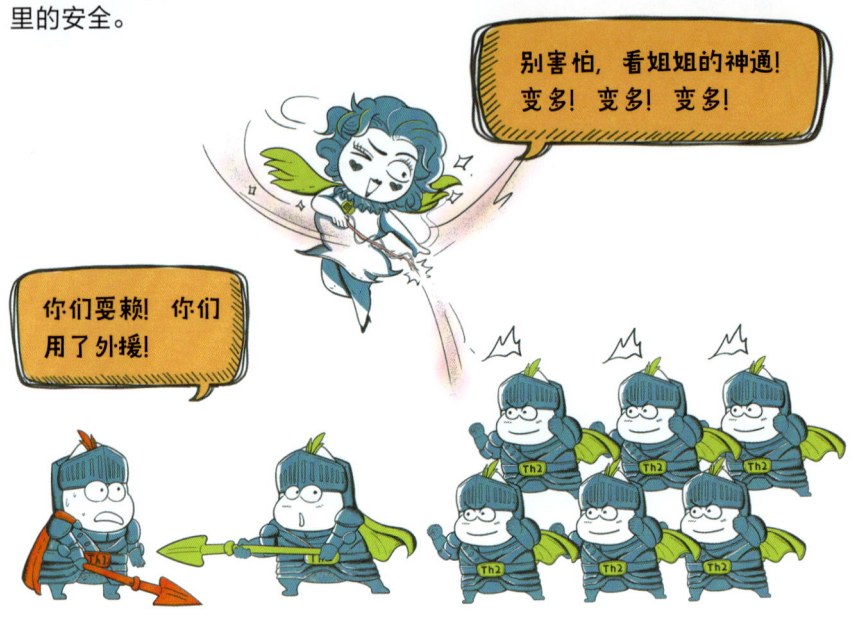

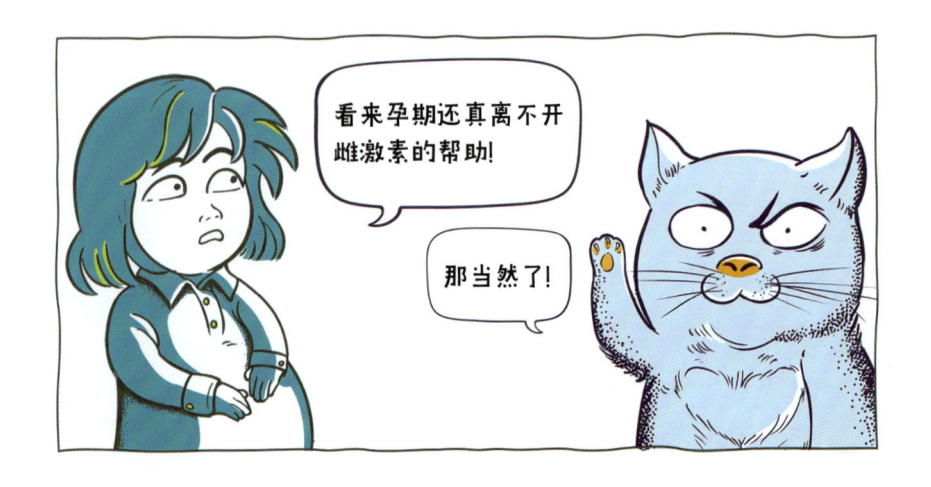

> 别害怕，看姐姐的神通！变多！变多！变多！

> 你们耍赖！你们用了外援！

> 看来孕期还真离不开雌激素的帮助！

> 那当然了！

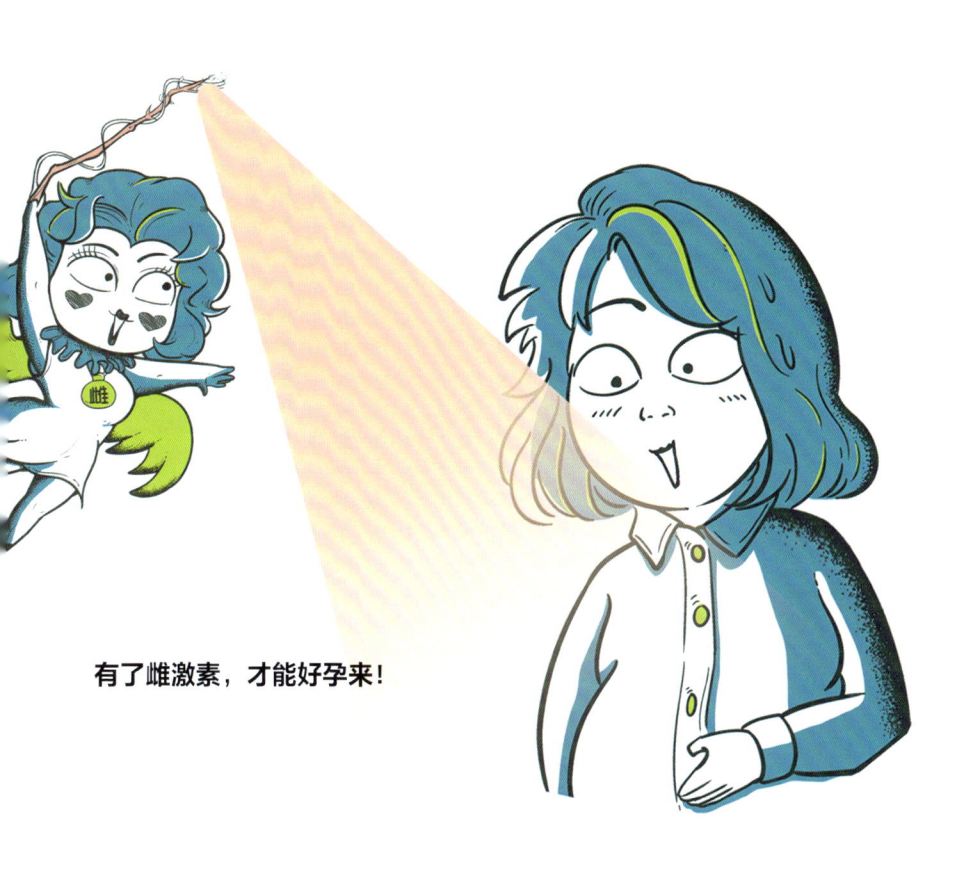

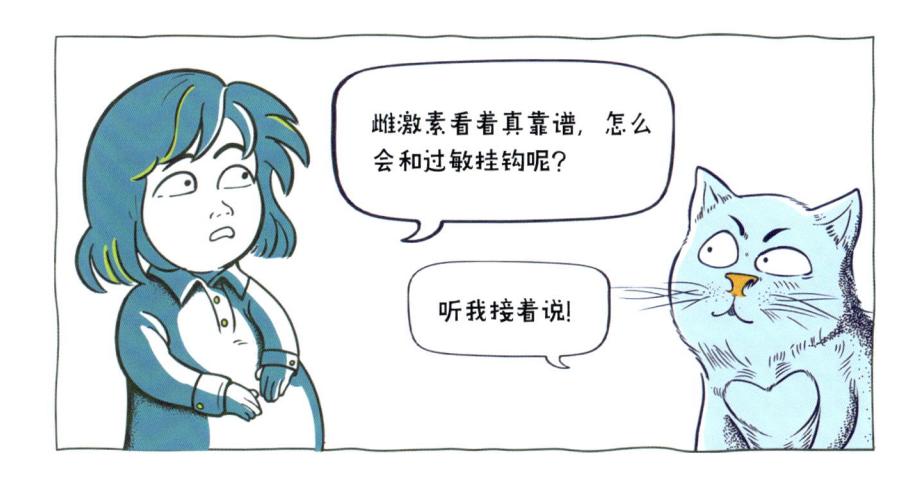

有了雌激素，才能好孕来！

雌激素看着真靠谱，怎么会和过敏挂钩呢？

听我接着说！

7 孕妇和老年人的过敏

雌激素如何引发过敏？

雌激素特别重要，在孕期，女性体内的**雌激素水平会大幅上升，上升幅度高达几十倍**。雌激素一多，就有一部分从子宫里跑出来，去往身体各处，其中包括：

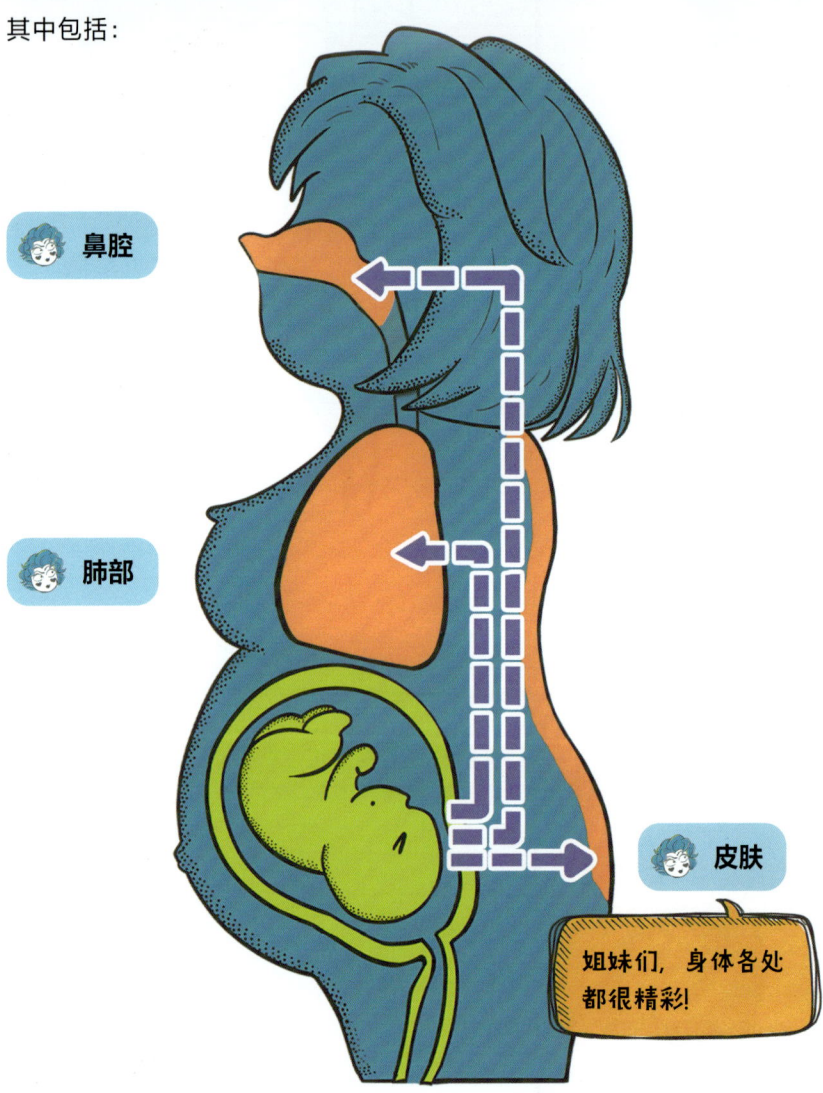

- 鼻腔
- 肺部
- 皮肤

姐妹们，身体各处都很精彩！

出走的雌激素很不安分，走到哪儿都要发展自己人，也就是 Th2 细胞。

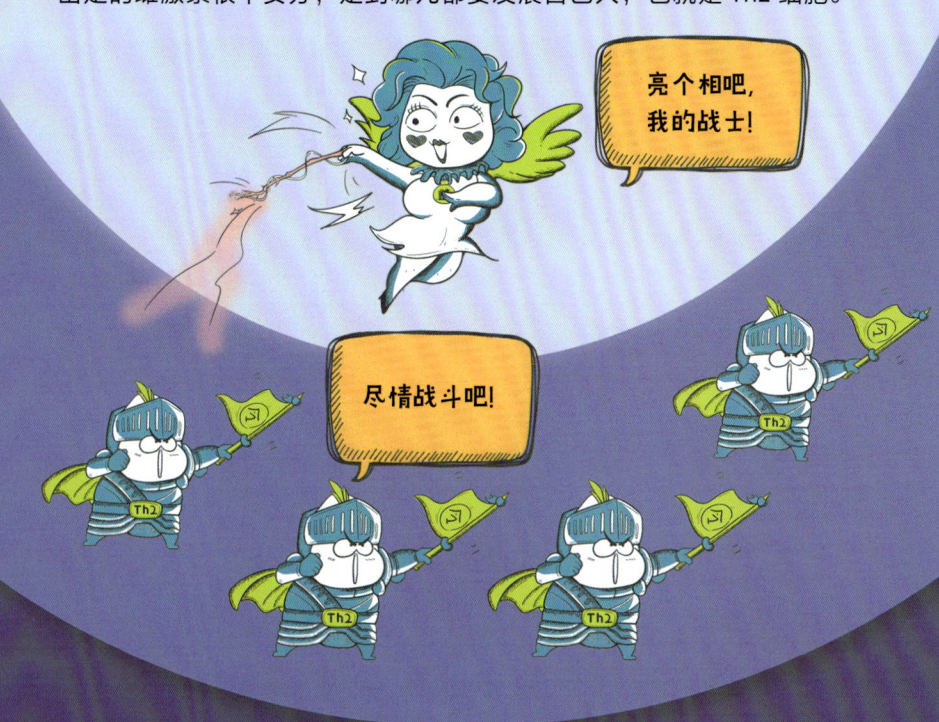

亮个相吧，我的战士！

尽情战斗吧！

有了雌激素撑腰，Th2 细胞大幅增多，它们会指使肥大细胞进入战斗模式，释放组胺等炎症因子。

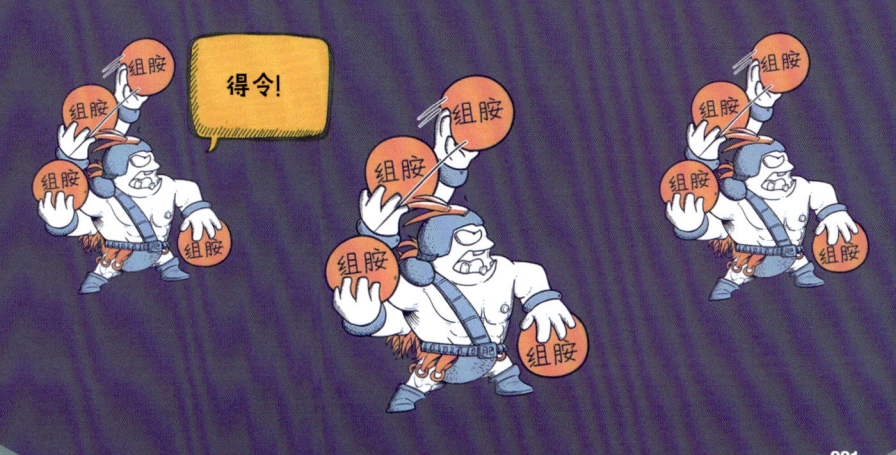

得令！

结果，这几个部位受到连累，状况百出。

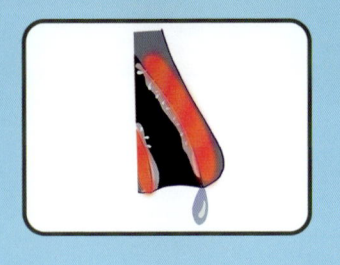

鼻子不通气，生活没力气！

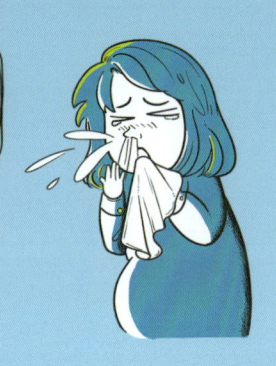

鼻子分泌黏液，发炎红肿，鼻炎发作。

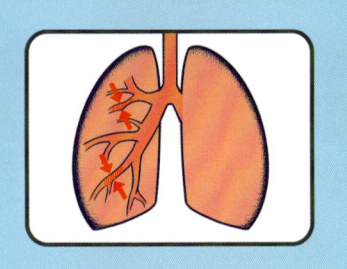

呼吸不顺利，老往医院去！

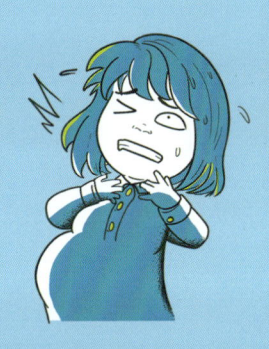

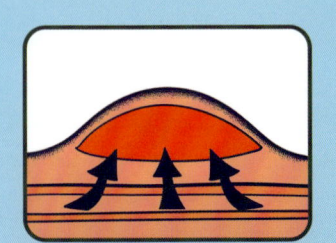

支气管发炎收缩，导致哮喘。

红疹长得密，变得不美丽！

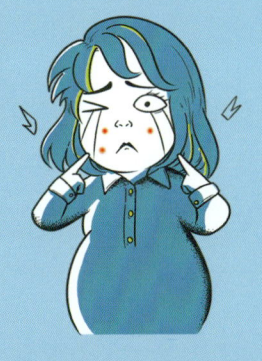

血管通透性发生变化，血液渗出到皮肤组织中，引发荨麻疹。

瞧，很多情况下，孕妇过敏其实是因为

雌激素的瞎指挥！

你说说！你说说！我咋就好心办坏事了？

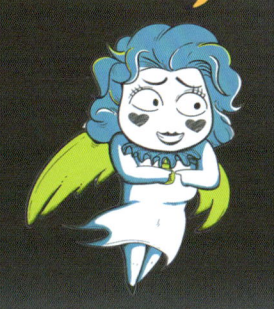

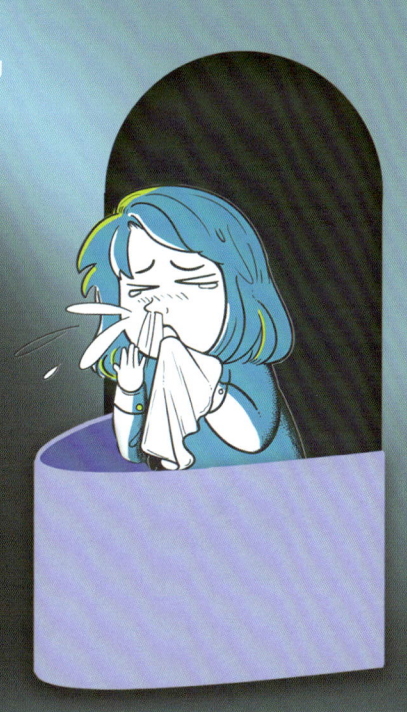

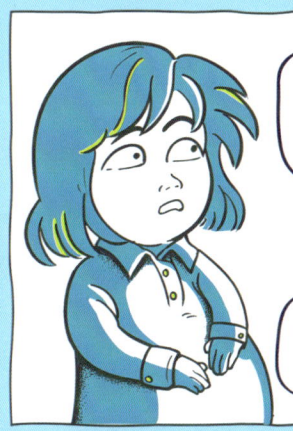

没想到雌激素居然会引发孕期过敏！

雌激素本身并不能引发过敏，而是会促进过敏发生！

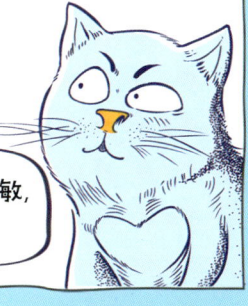

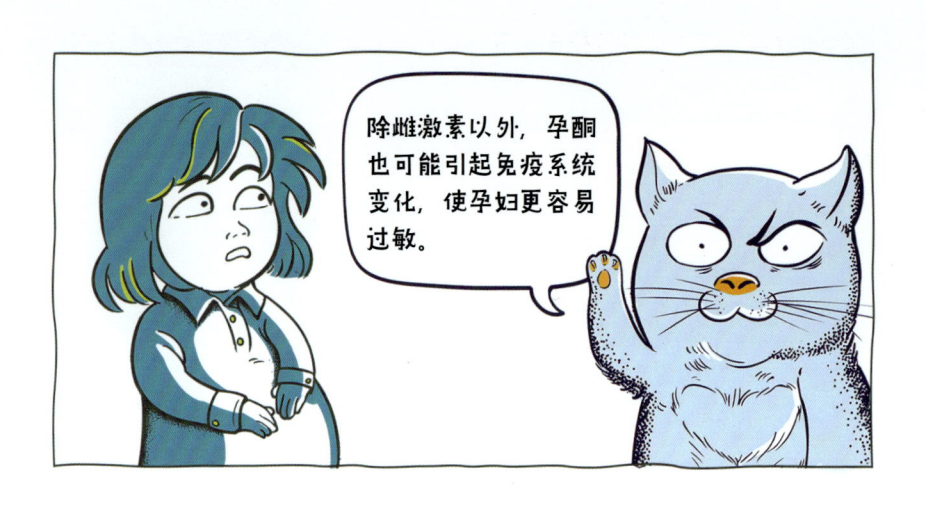

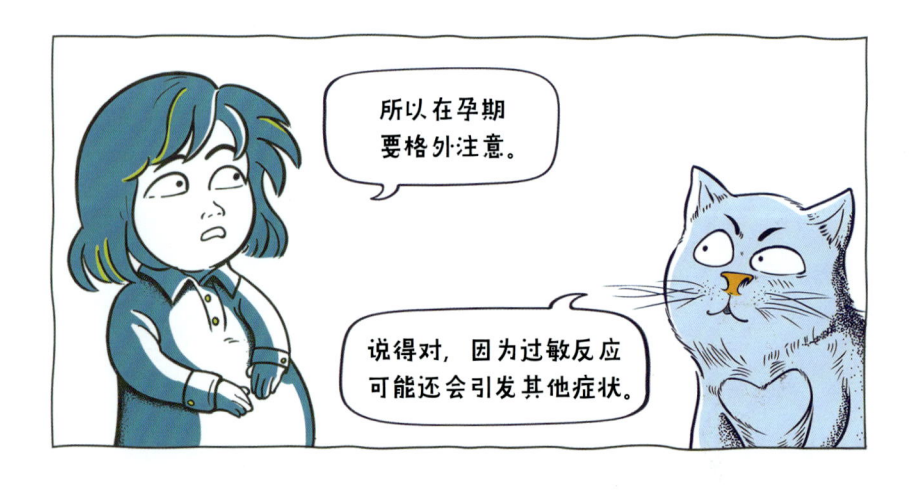

> 除雌激素以外,孕酮也可能引起免疫系统变化,使孕妇更容易过敏。

> 所以在孕期要格外注意。

> 说得对,因为过敏反应可能还会引发其他症状。

过敏对孕妇的影响

孕期过敏如果得不到有效控制,就可能影响胎儿的发育,甚至导致流产。

荨麻疹会在孕期反复发作,导致剧烈瘙痒,给孕妇带来极大痛苦。

妊娠期鼻炎会导致打鼾和睡眠呼吸暂停,可能引起严重的并发症,如妊娠高血压、先兆子痫,还有头晕、呕吐等症状。

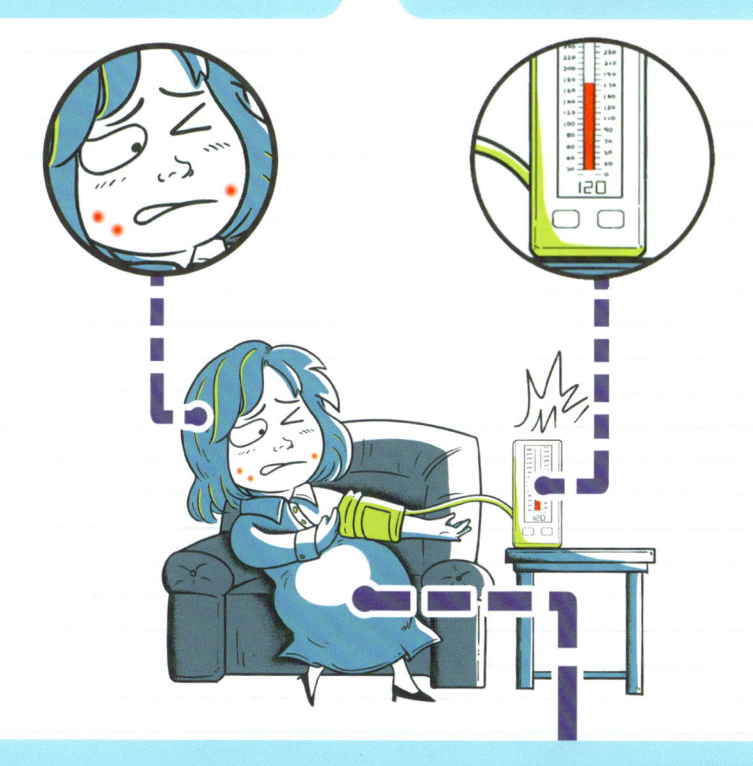

同时,如果鼻炎和哮喘长期得不到有效控制,孕妇就会缺氧,导致胎儿发育迟缓,甚至造成流产或早产。

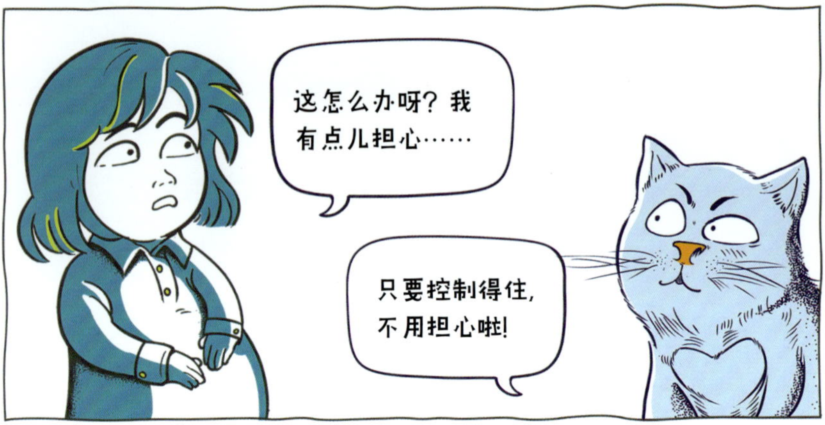
这怎么办呀？我有点儿担心……
只要控制得住，不用担心啦！

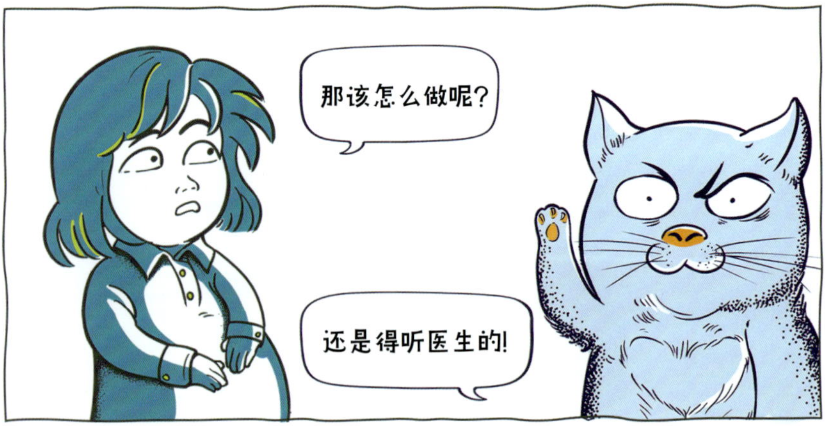
那该怎么做呢？
还是得听医生的！

对于一些常见的过敏病症，医生会根据孕妇的情况，选择合适的药物。

孕期过敏性鼻炎

孕期过敏性鼻炎首选非药物治疗来缓解症状，比如用生理盐水、深海盐水或高渗盐水对鼻腔进行冲洗。

对于症状较轻的孕妇，有的药物相对安全，它们的不良反应更轻，比如第二代抗组胺药物氯雷他定、西替利嗪等。

对于症状中等或较重的孕妇，医生会根据情况，选择有效剂量偏低的糖皮质激素鼻喷雾剂如布地奈德作为初始疗法，必要时可能会添加第二代抗组胺药物来进一步控制症状。

孕期过敏性哮喘

医生会根据情况使用对母婴相对安全的药物，如吸入性糖皮质激素、吸入性β受体激动剂等。

孕期特应性皮炎

医生会根据情况选择对母婴相对安全的口服药如氯雷他定、西替利嗪等，以及外用糖皮质激素如氢化可的松等。

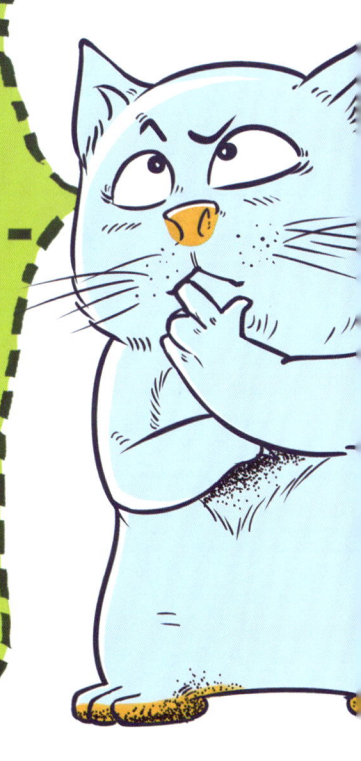

孕期如何抗过敏？

虽然孕期过敏的后果有些可怕，但只要好好治疗，就能保证孕妇和胎儿一切顺利。

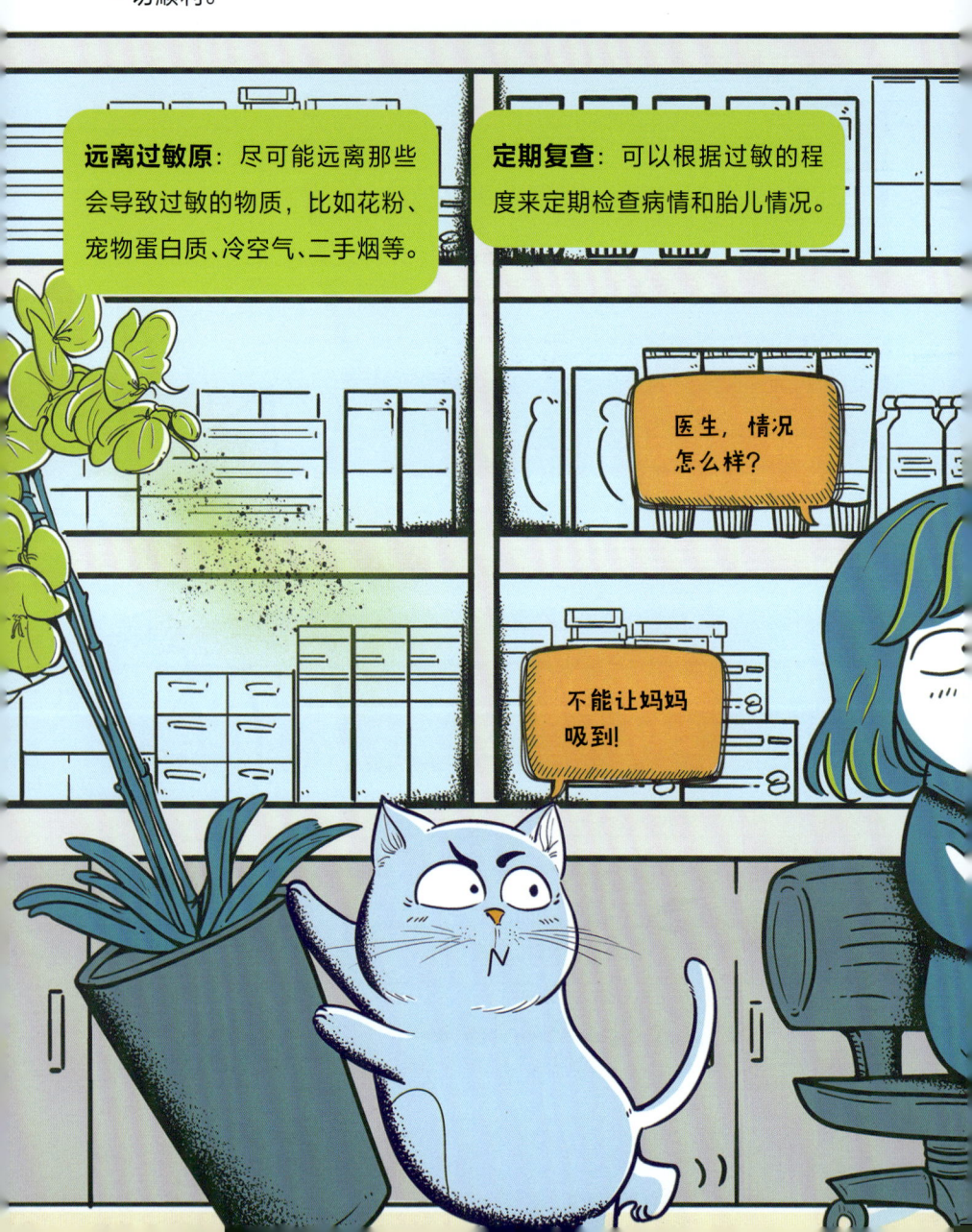

远离过敏原：尽可能远离那些会导致过敏的物质，比如花粉、宠物蛋白质、冷空气、二手烟等。

定期复查：可以根据过敏的程度来定期检查病情和胎儿情况。

医生，情况怎么样？

不能让妈妈吸到!

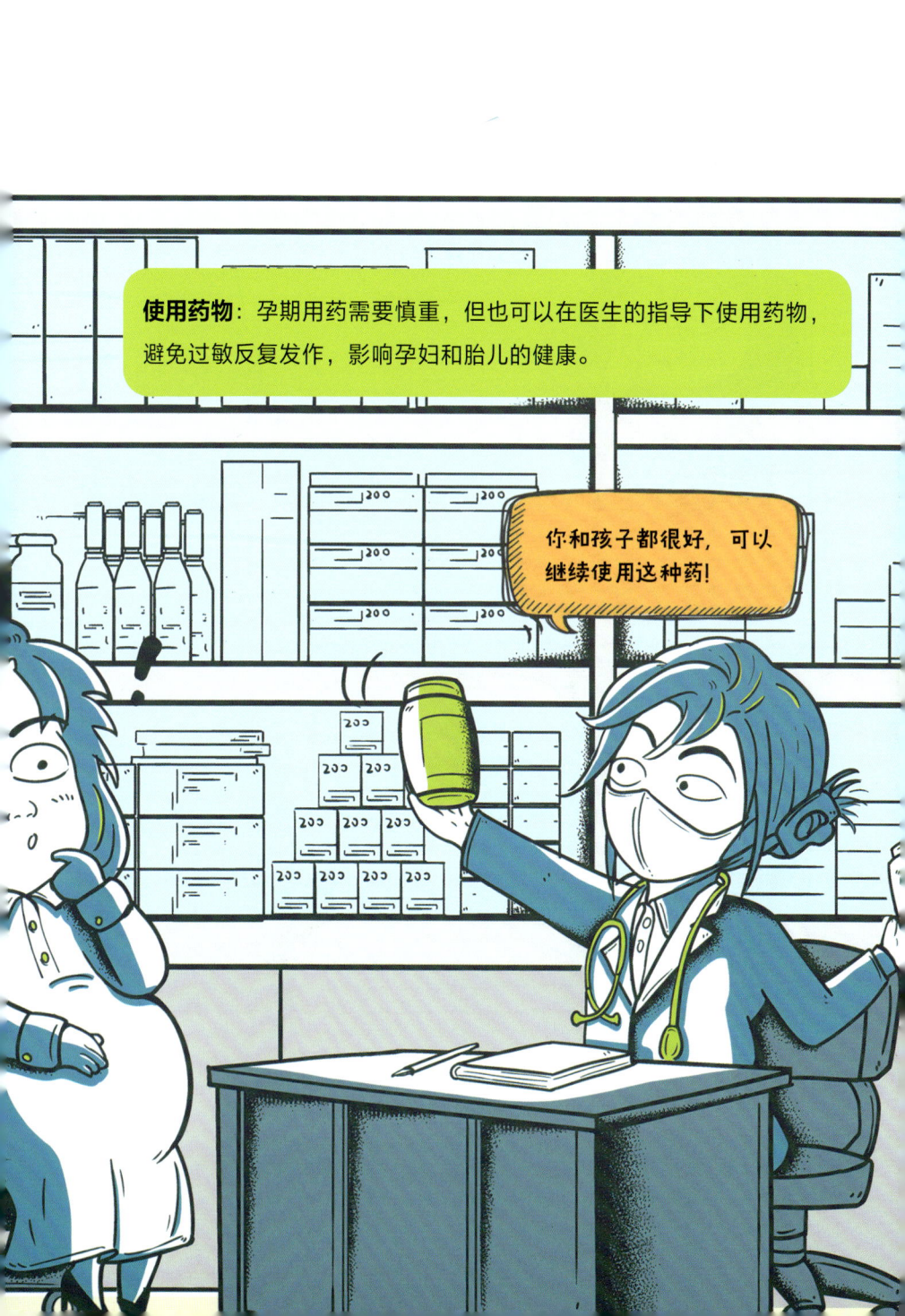

使用药物：孕期用药需要慎重，但也可以在医生的指导下使用药物，避免过敏反复发作，影响孕妇和胎儿的健康。

你和孩子都很好，可以继续使用这种药！

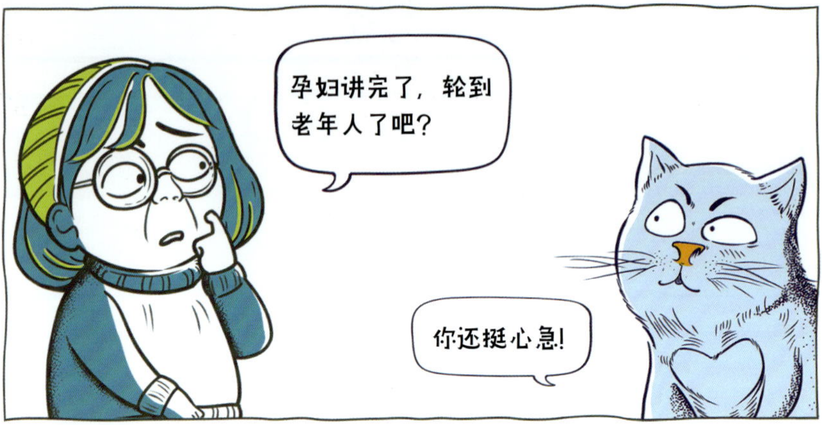
孕妇讲完了，轮到老年人了吧？
你还挺心急！

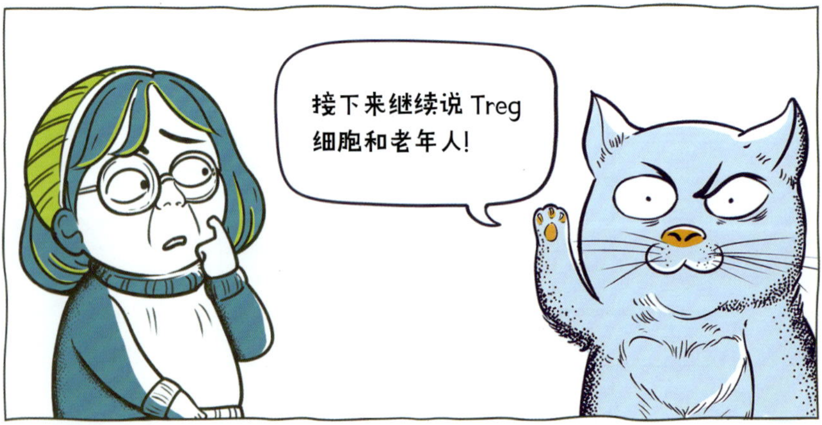
接下来继续说 Treg 细胞和老年人！

③ 老年人的过敏

老年人奋斗了一辈子，身体情况和以往有了很大区别，这也给了过敏原很多可乘之机。

老年人体质大不同

随着年龄的增长，老年人的身体各方面都发生了变化。

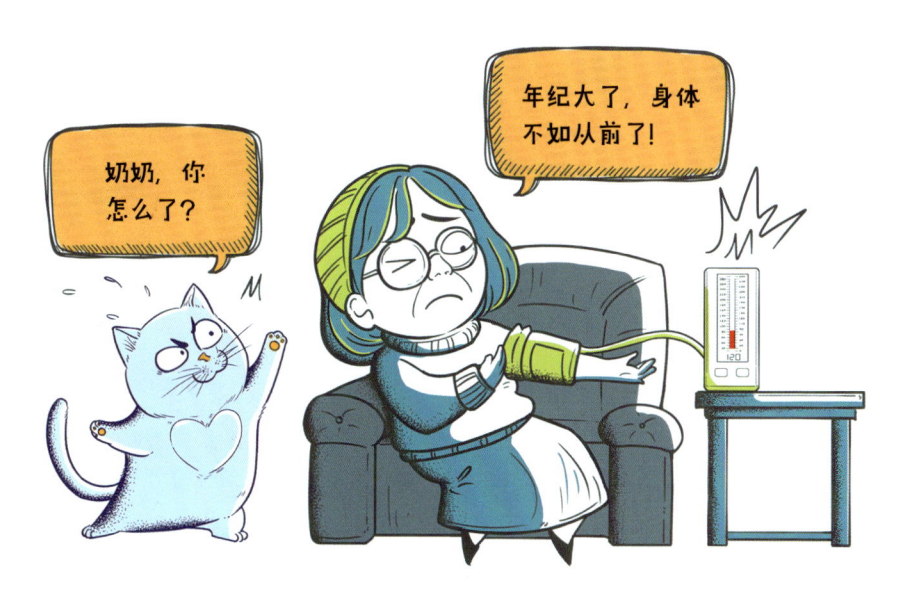

变化主要体现在以下三个方面。

阻挡过敏原的能力变弱

在承受多年的风吹雨打之后,老年人有**三个部位**阻挡过敏原的能力下降了很多,因此变得容易过敏。

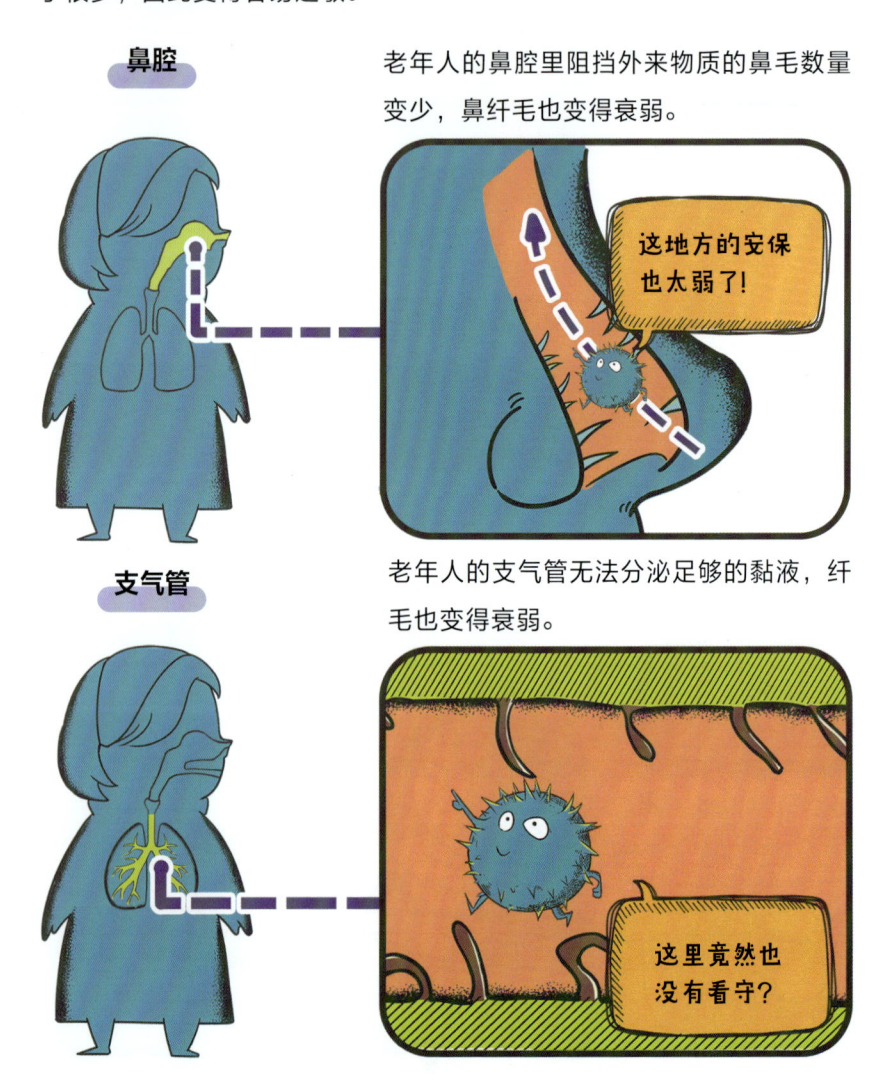

鼻腔

老年人的鼻腔里阻挡外来物质的鼻毛数量变少,鼻纤毛也变得衰弱。

这地方的安保也太弱了!

支气管

老年人的支气管无法分泌足够的黏液,纤毛也变得衰弱。

这里竟然也没有看守?

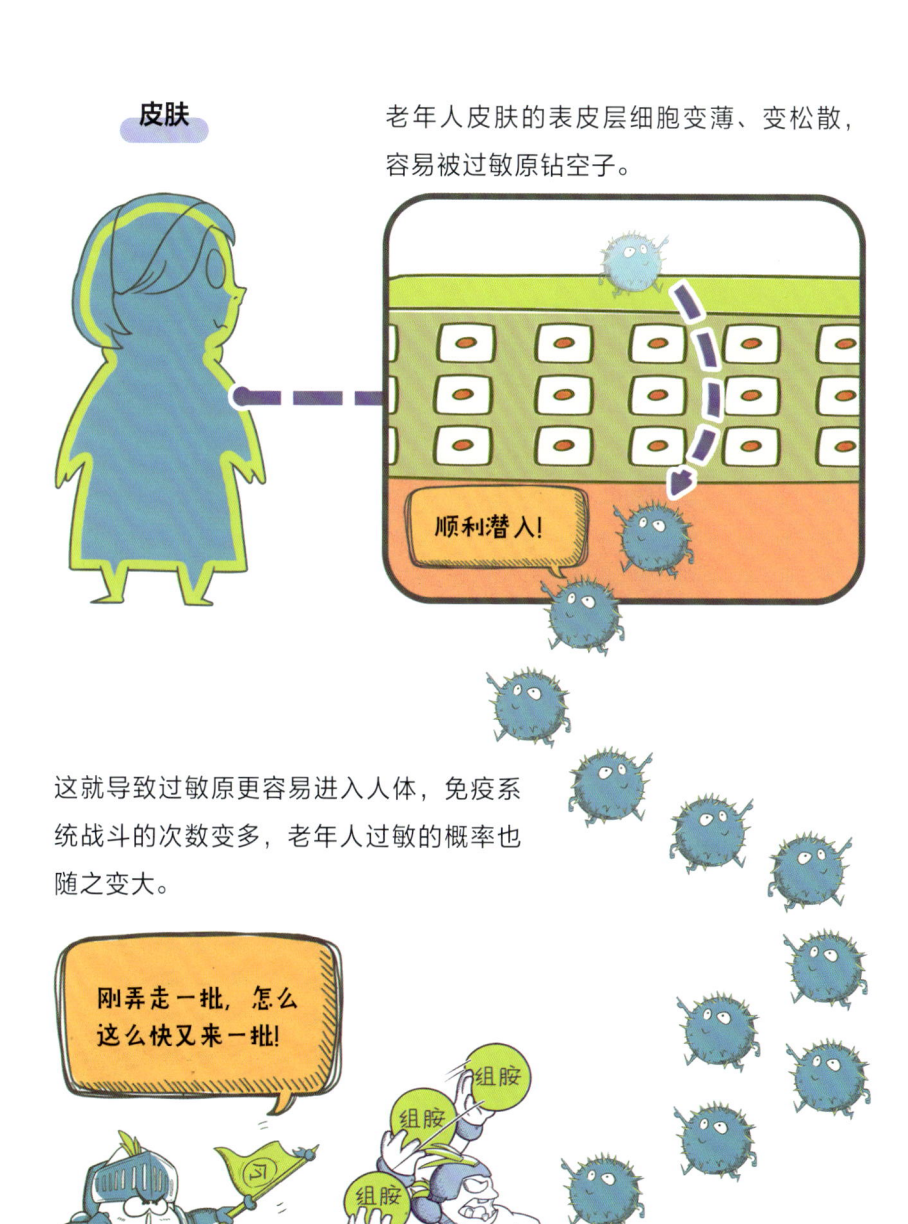

皮肤

老年人皮肤的表皮层细胞变薄、变松散，容易被过敏原钻空子。

顺利潜入！

这就导致过敏原更容易进入人体，免疫系统战斗的次数变多，老年人过敏的概率也随之变大。

刚弄走一批，怎么这么快又来一批！

组胺

Treg 细胞的调节能力下降

前面说过，Treg 细胞会调节 Th1 细胞和 Th2 细胞的数量，避免其中一方独大。当人年轻时，Treg 细胞可以很好地完成这项工作。

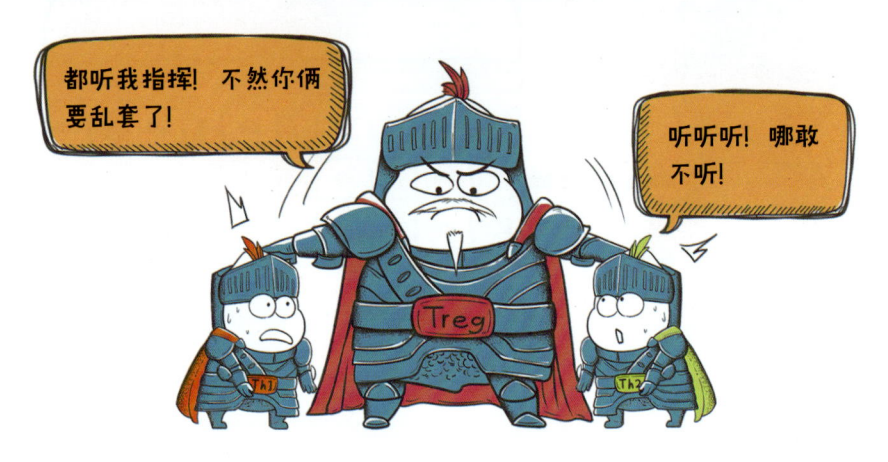

随着身体的衰老，Treg 细胞的能力退化。与此同时，Th2 细胞在漫长的过敏战斗中不断变强，以至于衰老的 Treg 细胞无法压制。

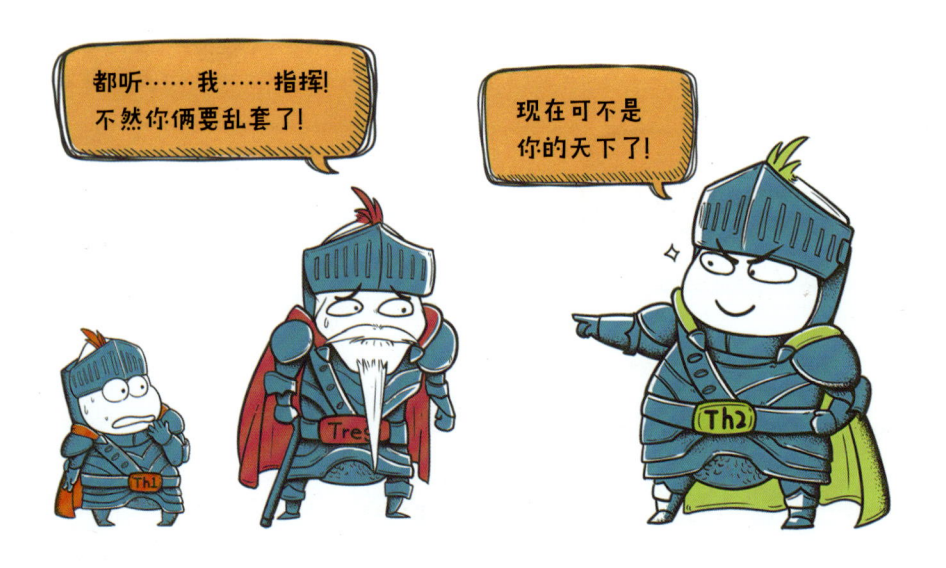

完全放飞自我的 Th2 细胞拼命扩大规模，指挥肥大细胞在身体四处开战，释放组胺等炎症因子，再次增加了老年人过敏的严重程度！

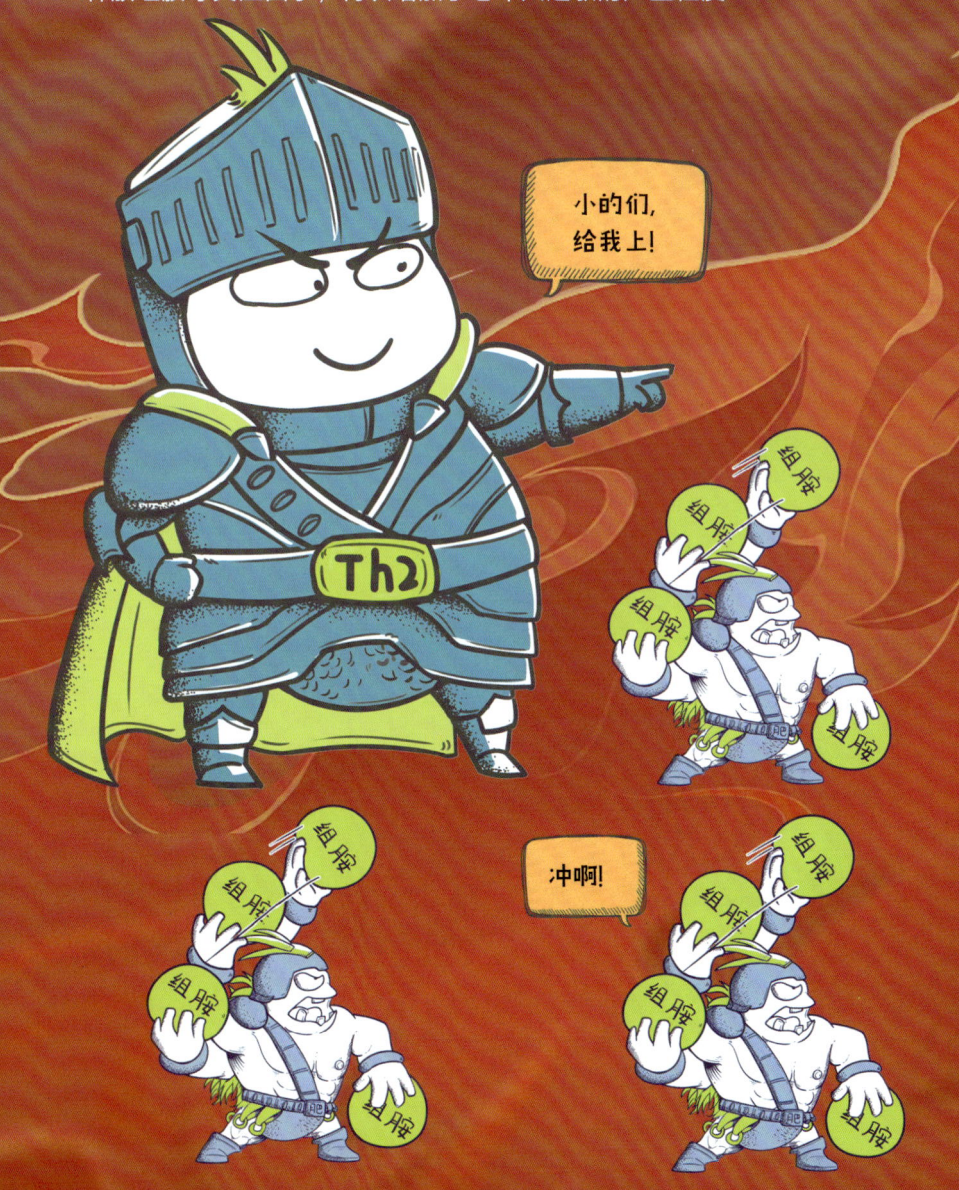

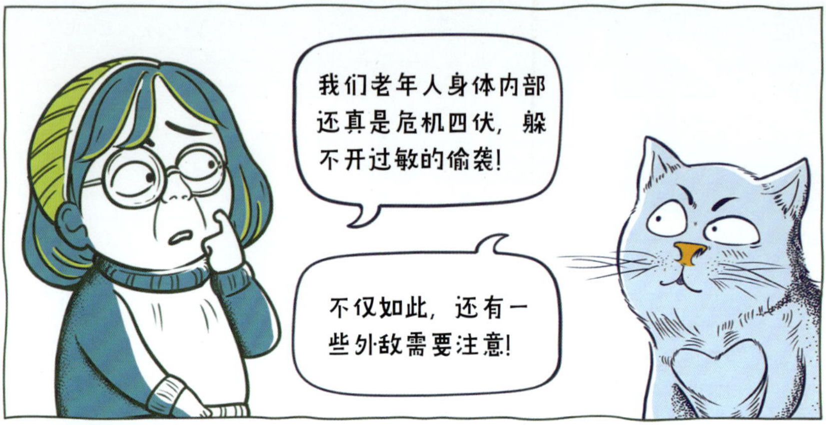
我们老年人身体内部还真是危机四伏，躲不开过敏的偷袭！
不仅如此，还有一些外敌需要注意！

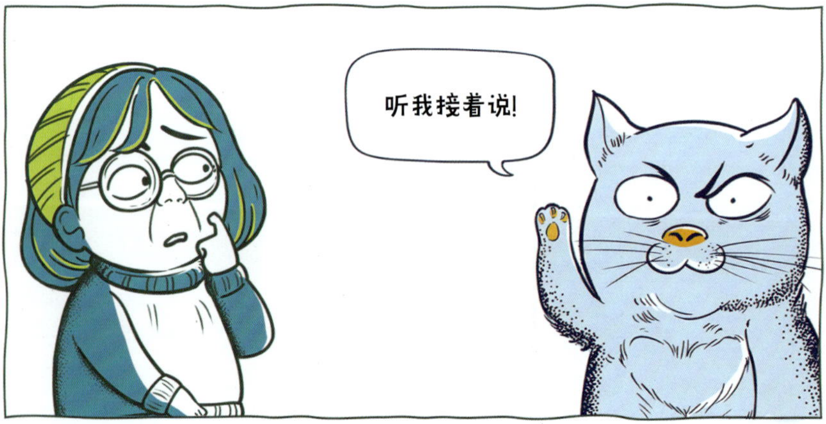
听我接着说！

老年人的基础病变多

老年人身上难免有些病痛,就拿心脑血管疾病(高血压、冠心病等)来说,患有这类疾病的老年人的体内会大量产生一种叫活性氧的物质。活性氧号称细胞杀手,**会诱导细胞走向凋亡**,其中就包括 Treg 细胞。

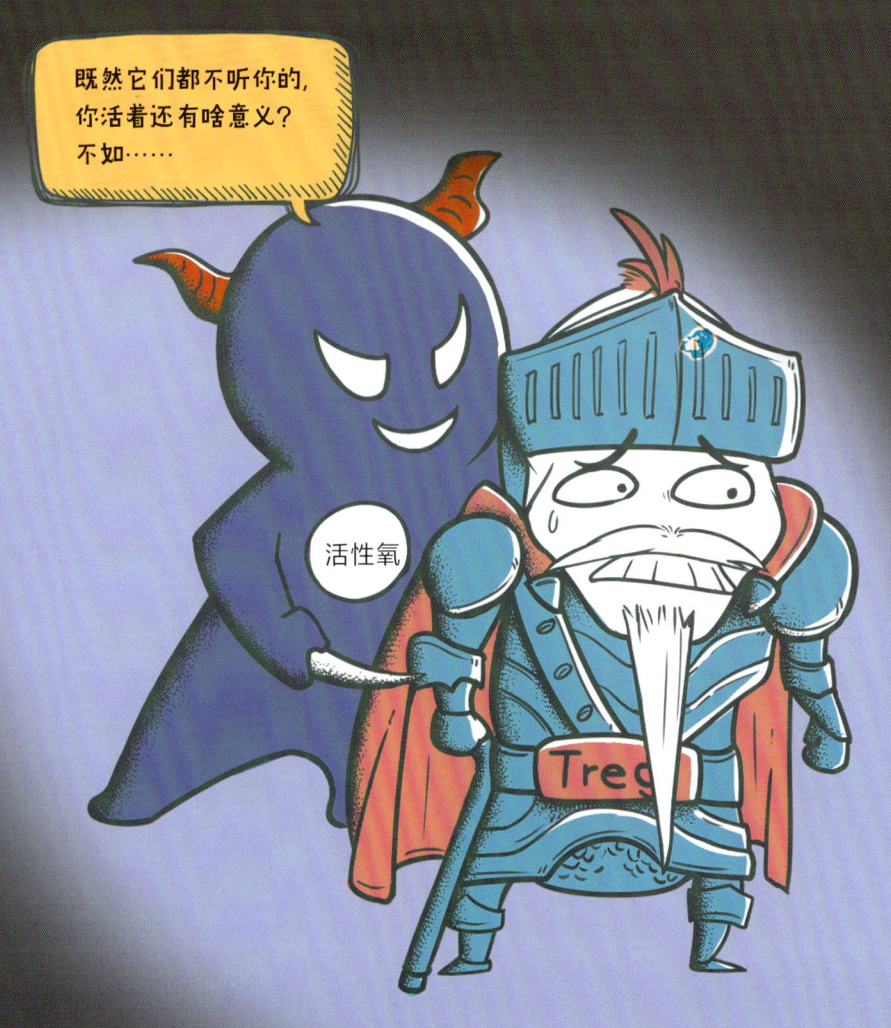

这就导致患有心脑血管疾病的老年人体内的 Treg 细胞数量再次减少,更加难以约束 Th2 细胞。

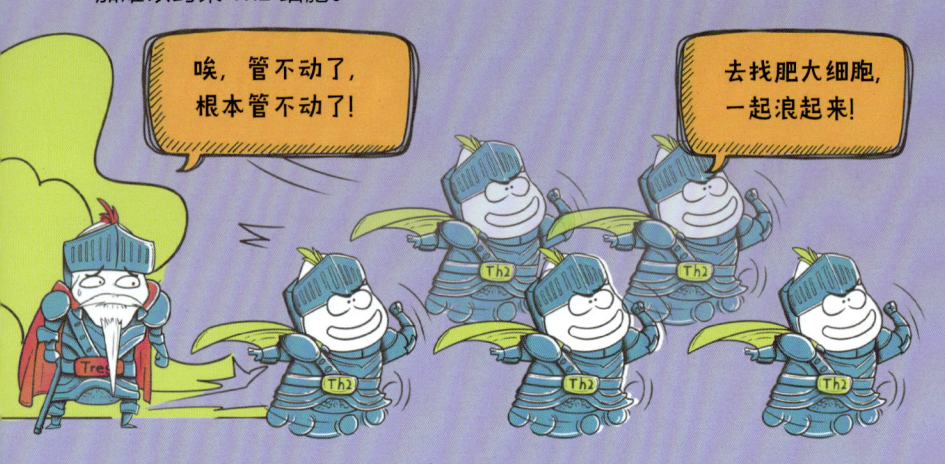

> 唉,管不动了,根本管不动了!

> 去找肥大细胞,一起浪起来!

这一套组合拳下来,老年人的体内到处都是暴走的肥大细胞,它们没章法地释放组胺等炎症因子,最终导致老年人不仅更容易过敏,过敏症状也更严重。

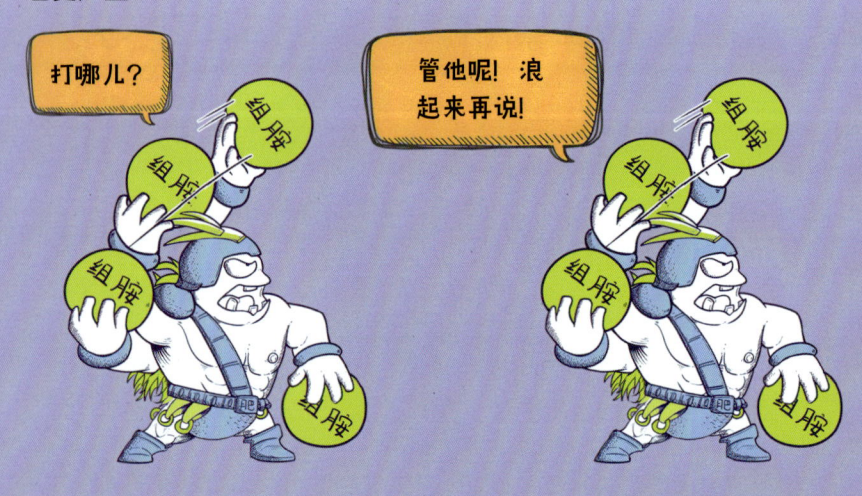

> 打哪儿?

> 管他呢!浪起来再说!

可以说,老年人的过敏都是因为——

**身体虽然亮了红灯,
却给了过敏一路绿灯。**

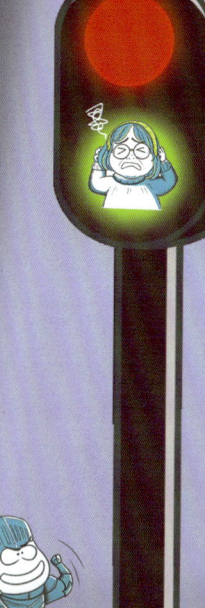

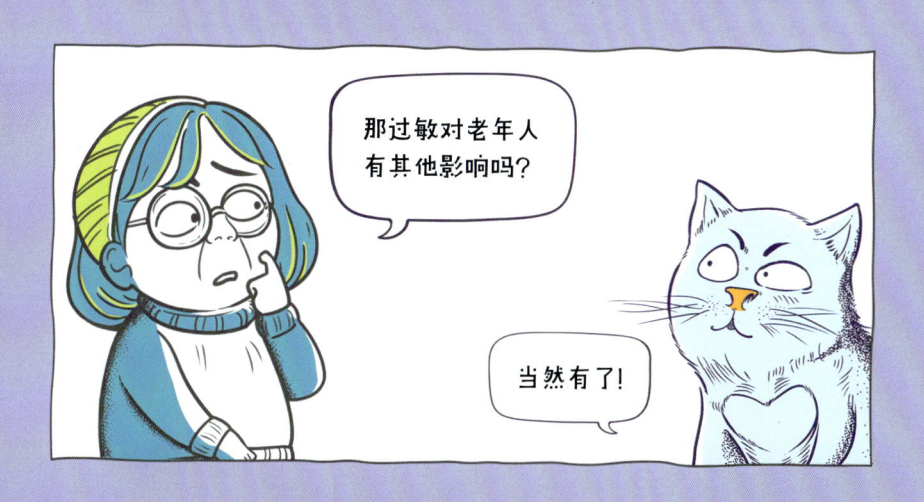

畅行无阻!

那过敏对老年人有其他影响吗?

当然有了!

过敏对老年人的其他影响

除本身的症状以外,过敏还会在以下方面影响老年人的生活质量。

影响老年人的记忆力

过敏性鼻炎、哮喘等如果长期得不到良好的控制,就会影响脑部供氧,导致记忆力下降。

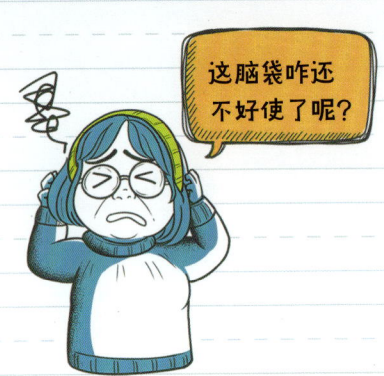

这脑袋咋还不好使了呢?

加重老年人的基础病

如果老年人患有心脑血管疾病,那么过敏性鼻炎、哮喘导致的缺氧会增加心脏的负担,使病情加重。

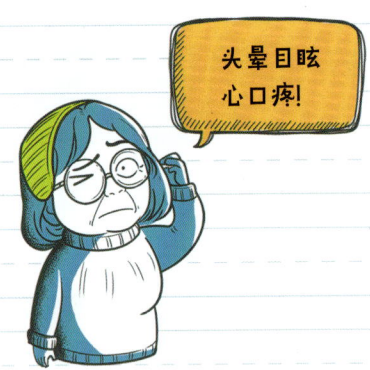

头晕目眩心口疼!

多种药物带来的副作用

举个例子:治疗过敏的糖皮质激素会使血压升高,如果和降压药同时服用,则会影响降压药的效果。

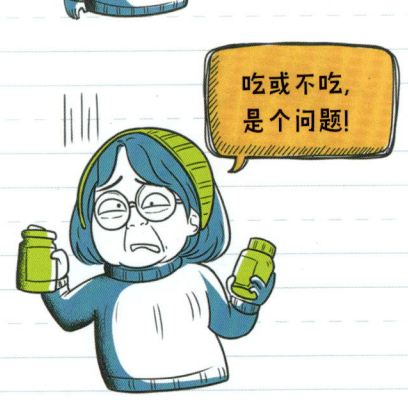

吃或不吃,是个问题!

得了过敏，我都不能安度晚年了！

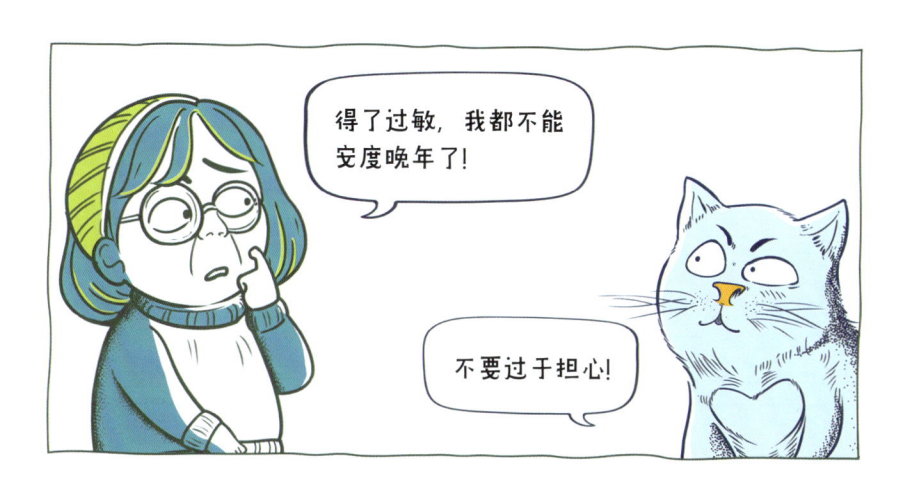

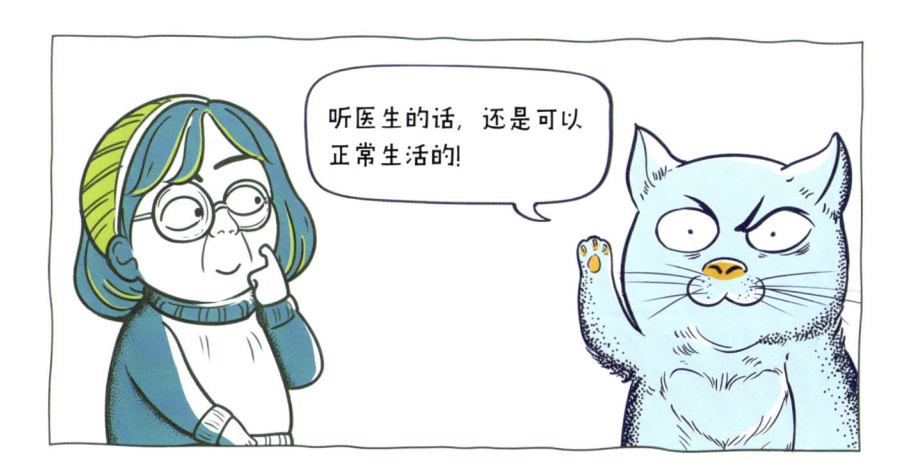

不要过于担心！

听医生的话，还是可以正常生活的！

7 孕妇和老年人的过敏

老年人如何抗过敏？

为了减轻过敏对老年人的影响，让他们能安度晚年，可以按照下面说的做。

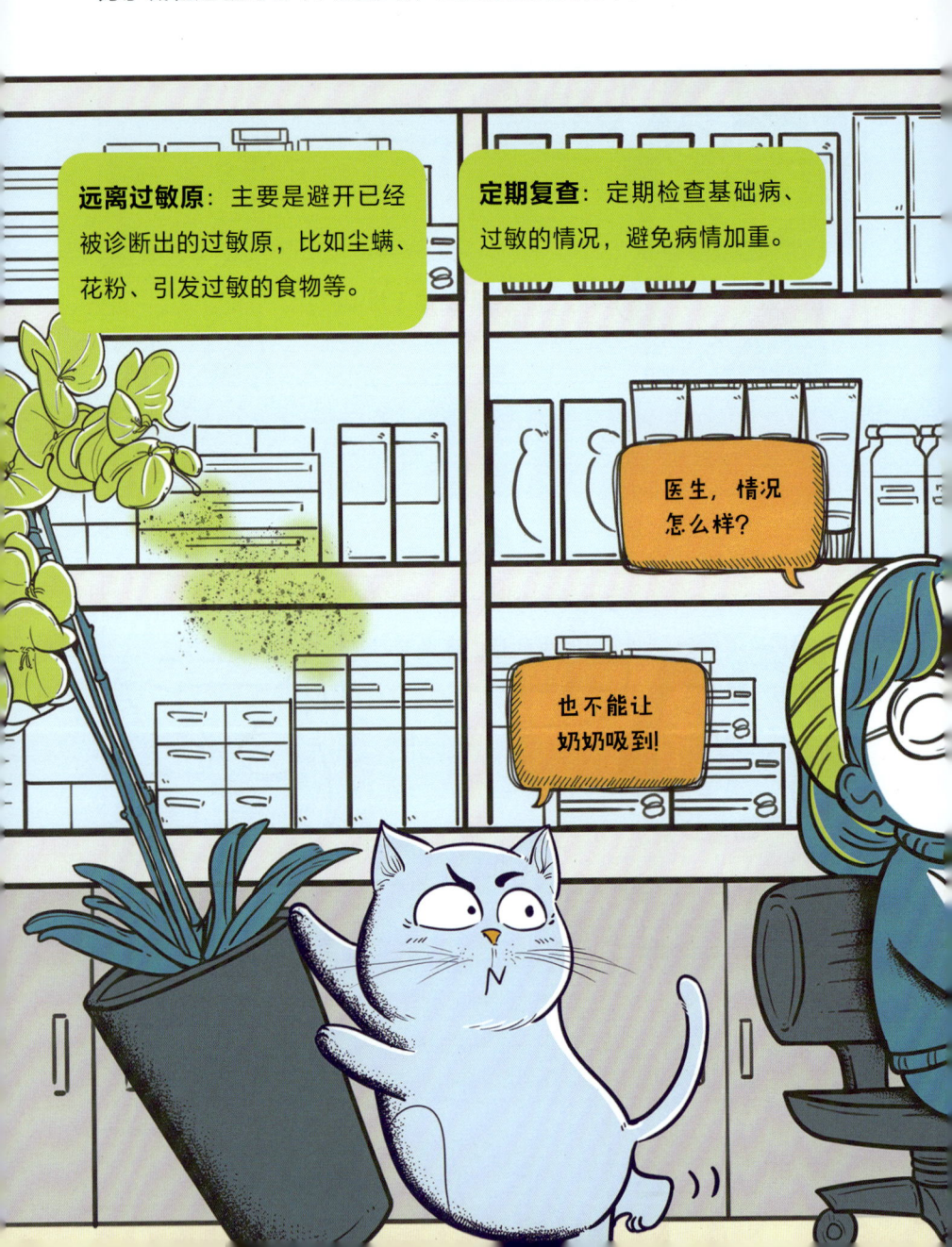

远离过敏原：主要是避开已经被诊断出的过敏原，比如尘螨、花粉、引发过敏的食物等。

定期复查：定期检查基础病、过敏的情况，避免病情加重。

医生，情况怎么样？

也不能让奶奶吸到!

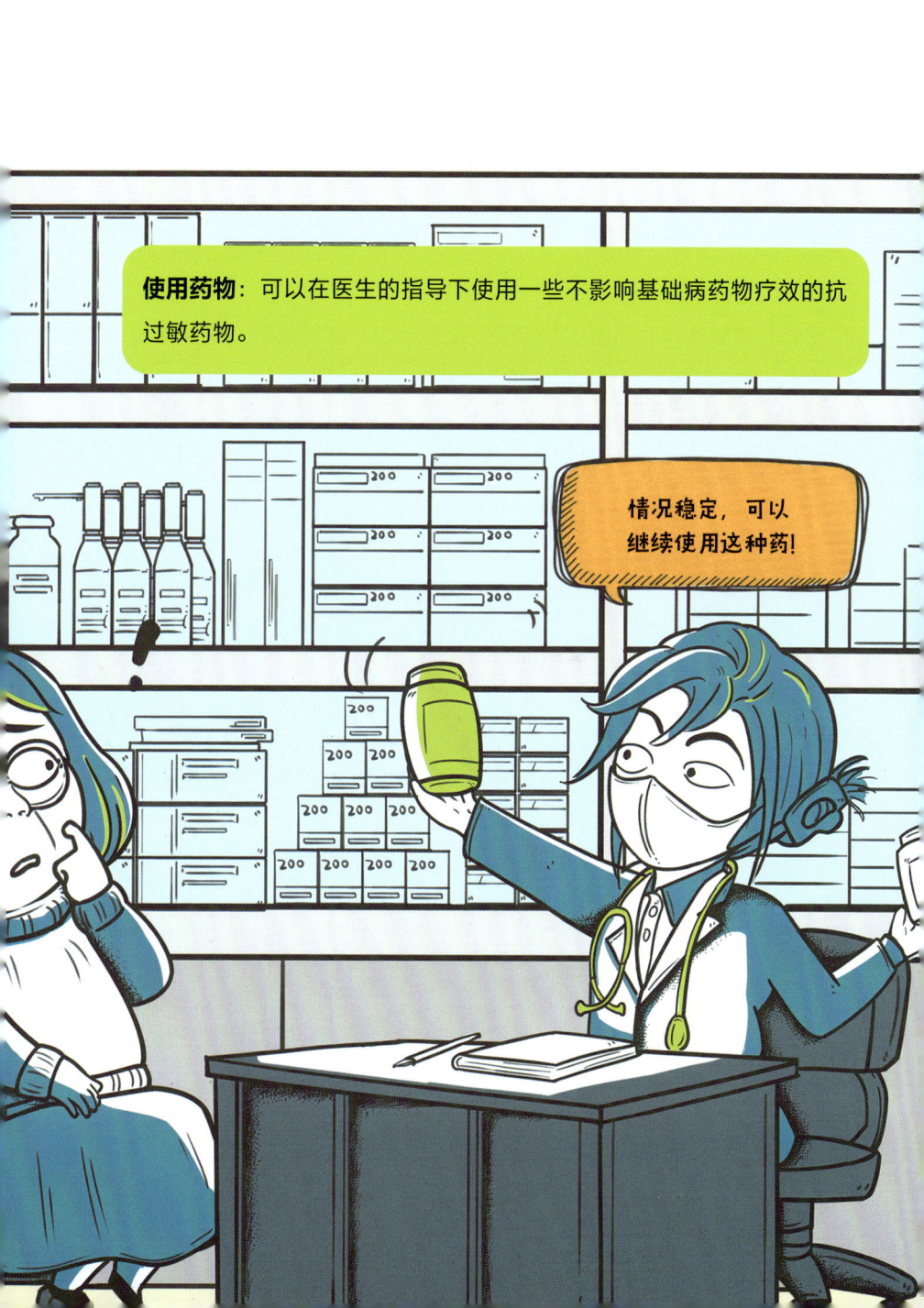

使用药物：可以在医生的指导下使用一些不影响基础病药物疗效的抗过敏药物。

> 情况稳定，可以继续使用这种药！

结语

孕妇和老年人都处在人生的特殊时期,一旦过敏性疾病发作,总是格外让人揪心、操心、不放心。

这时尤其要紧紧跟随医生的脚步,及时治疗,坚持预防,这样才能在这两个特殊时期也拥有安稳的生活。

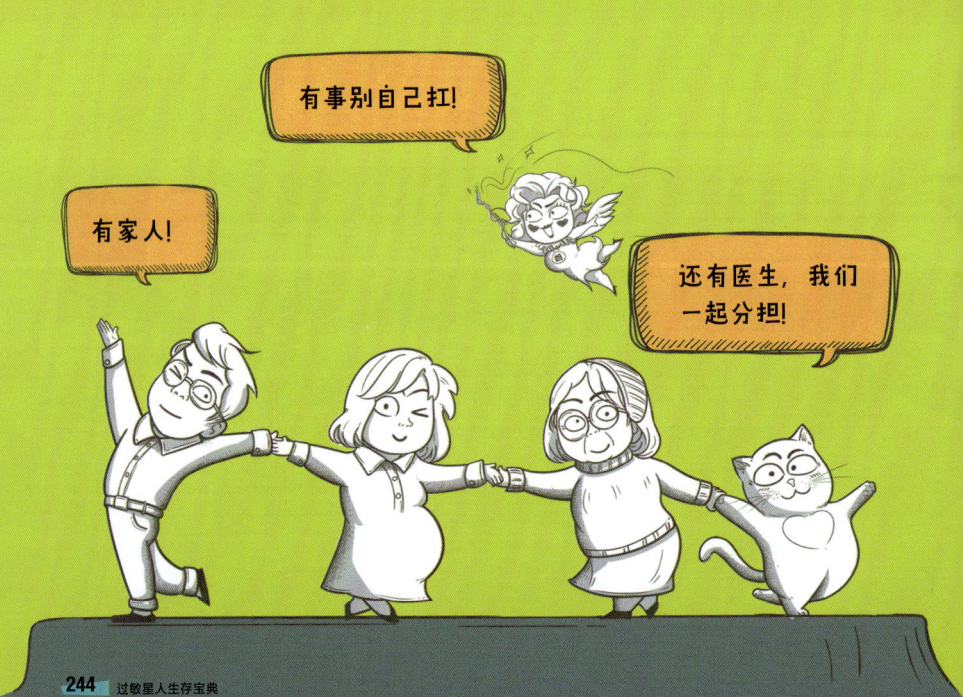

有事别自己扛!

有家人!

还有医生,我们一起分担!